A DIETA PERSONALIZADA

A DIETA PERSONALIZADA
O PROGRAMA PIONEIRO PARA PERDA DE PESO E PREVENÇÃO DE DOENÇAS

Dr. Eran Segal e Dr. Eran Elinav
com a participação de Eve Adamson

TRADUÇÃO MARIA DO CARMO ZANINI

martins fontes
selo martins

© 2019 Martins Editora Livraria Ltda., São Paulo, para a presente edição.
The Personalized Diet, © 2018 by Eran Segal, PhD and Eran Elinav, MD, PhD.
Esta obra foi originalmente publicada em inglês sob o título
*The Personalized Diet: The Pioneering Program to Lose Weight
and Prevent Disease* por Hachette Book Group, Inc.

Publisher	Evandro Mendonça Martins Fontes
Coordenação editorial	Vanessa Faleck
Produção editorial	Carolina Cordeiro Lopes
Preparação	Júlia Ciasca Brandão
Revisão	Renata Sangeon
	Bárbara Parente
Diagramação	Renato Carbone

Dados Internacionais de Catalogação na Publicação (CIP)
Andreia de Almeida CRB-8/7889

Segal, Eran
 A dieta personalizada / Eran Segal e Eran Elinav ; tradução de Maria do Carmo Zanini. – São Paulo : Martins Fontes – selo Martins, 2019.
 368 p.

 978-85-8063-364-1
 Título original: The Personalized Diet

 1. Nutrição 2. Dieta de emagrecimento 3. Emagrecimento I. Título II. Elinav, Eran II. Zanini, Maria do Carmo

19-0813 CDD 613.25

Índice para catálogo sistemático:
1. Nutrição : Perda de peso

Todos os direitos desta edição reservados à
Martins Editora Livraria Ltda.
Av. Dr. Arnaldo, 2076
01255-000 São Paulo SP Brasil
Tel.: (11) 3116 0000
info@emartinsfontes.com.br
www.emartinsfontes.com.br

Não se deve seguir regime algum, nem mesmo este, sem antes consultar um profissional de saúde. Se você tiver alguma condição especial que exija cuidados, consulte regularmente seu profissional de saúde em relação a possíveis alterações do programa alimentar apresentado neste livro.

Aos nossos professores, colegas e alunos, por fazerem de nossa busca conjunta pela verdade uma experiência agradável e comovente.

SUMÁRIO

Agradecimentos   xi

INTRODUÇÃO | Bem-vindo ao futuro das dietas   1

PARTE I
Uma Epidemia do Século XXI e a Solução da Nutrição Personalizada

CAPÍTULO 1 | O caso do pão   35

CAPÍTULO 2 | Problemas (de saúde) modernos   57

CAPÍTULO 3 | A supervia da desinformação   83

CAPÍTULO 4 | Tudo que você acha que sabe sobre nutrição talvez esteja errado   95

CAPÍTULO 5 | O universo nos seus intestinos... e por que ele é importante   129

CAPÍTULO 6 | Glicemia: a resposta suprema do seu
corpo à comida   175

CAPÍTULO 7 | Projeto de Nutrição Personalizada   205

PARTE II

Programa alimentar personalizado

CAPÍTULO 8 | Como testar sua resposta glicêmica   237

CAPÍTULO 9 | Ajustando com precisão a sua dieta
personalizada   273

CAPÍTULO 10 | Seu organizador da dieta personalizada   295

CAPÍTULO 11 | O futuro das dietas   303

Notas   311

Índice   337

Autores   349

AGRADECIMENTOS

A dieta personalizada é o clímax de dois anos de vasto empenho. Este livro traduz um grande conjunto de resultados e descobertas derivado de anos de árdua pesquisa científica realizada em nossos dois laboratórios em uma história que os não cientistas terão facilidade para compreender, e resvala nos fundamentos de nossas próprias vidas: nossa dieta, saúde, o risco de ficar obeso e desenvolver diabetes e muitas outras "doenças modernas", e as bactérias misteriosas que vivem dentro de nós e convivem conosco, fazendo de nós quem somos.

Somos gratos a nosso agente literário, Alex Glass, por reconhecer que esta história deveria ser levada ao grande público e por nos iniciar, auxiliar e orientar em todo o processo. Devemos muito a Eve Adamson, que passou inúmeras horas trocando ideias, escrevendo e editando conosco, numa tentativa de fazer a ponte entre a ciência e o conhecimento público, para tornar este livro acessível a todos. Não teríamos conseguido sem você! Agradecemos a nossa editora original, a Grand Central Publishing, por acreditar em nós e acompanhar a versão bruta da ideia, passo a passo, por toda a jornada da criação de um livro. Nesse ponto, agradecemos especialmente a Sarah Pelz e a Sheila Curry Oakes por suas ideias e por nos ajudar a preparar este livro.

Somos gratos ao Instituto Weizmann de Ciências de Israel por nos conceder plena liberdade acadêmica para conduzir uma pesquisa movida apenas por nossa curiosidade em explorar o desconhecido da maneira que considerávamos a mais interessante. É esse ambiente ilimitado e sem restrições que dá a um cientista da computação e a um imunologista a liberdade de decidir estudar a nutrição. A infraestrutura de ponta e o apoio do nosso instituto nos permite sondar os verdadeiros segredos da vida.

Nosso mais profundo obrigado aos diversos alunos, pós-doutorandos, pesquisadores associados, técnicos e outros integrantes dos laboratórios Segal e Elinav que, vindos do mundo todo, se uniram a esta jornada de estudos sobre nutrição e microbioma, e como ambos interagem com o corpo humano para promover a saúde ou o risco de desenvolver uma doença. Desde as secretárias aos estudantes estagiários, passando pelos operadores das autoclaves e o quadro de cientistas, todos vocês são parte de nossa equipe. A criatividade, o ímpeto, a inteligência, a diligência, a motivação e o empenho sem fim de vocês são o que nos faz seguir em nossa demanda para curar as doenças humanas. Temos a sorte de trabalhar com uma equipe de pessoas tão talentosas como vocês. As histórias contidas neste livro também são suas.

Eu (Eran Segal) gostaria de agradecer a Eran Elinav por ser um colaborador e amigo tão próximo e simplesmente por estar presente dia e noite para prestar consultoria e me aconselhar nas pequenas coisas e nas grandes também. As habilidades e os conhecimentos diversos e complementares que você sempre traz consigo me enriquecem com um ponto de vista novo e diferente, o que melhora bastante o resultado final e torna agradável o caminho para se chegar lá.

Eu (Eran Elinav) gostaria de agradecer a meu comparsa no crime, Eran Segal, por ser um colaborador científico de longa data, um colega e, não menos importante, um amigo. Você tem uma formação diferente e fala uma linguagem científica diversa da minha, mas faz de nossa interação uma experiência pessoal e intelectual satisfatória e alegre.

Nós dois gostaríamos de agradecer a nosso amigo mútuo, o professor doutor Eran Hornstein (um terceiro Eran!), por reconhecer os interesses científicos que compartilhávamos e nos apresentar um ao outro numa tarde gelada em New Haven, EUA, em 2012: o começo do que continua a ser uma parceria longa e frutífera.

E, por último, mas não menos importante, somos profundamente gratos a nossas queridas famílias. Nossos pais, Rachel e Yoffi Segal, Rivka e Yankale Elinav; nossas esposas, Keren Segal e Hila Elinav; e nossos filhos, Shira, Yoav e Tamar Segal, Shira, Omri e Inbal Elinav. Faz tantos anos que nos vemos tão pouco e, com a produção deste livro, nos vimos menos ainda. Mas o amor, a parceria e o apoio constante de vocês são o que nos fazem funcionar direito (e nossos microbiomas também). Keren: sua paixão pela nutrição nas últimas duas décadas, algo que cheguei a ignorar um dia, finalmente me contagiou e se tornou uma parte importante do meu mundo. Agradeço tanto por isso quanto pelas intermináveis discussões e conselhos que você me deu sobre o assunto. Hila: sua sabedoria, bom senso, saudável ceticismo e (por ser especialista em doenças infecciosas) seu conhecimento infinito dos micróbios sempre me ajudam. Nunca deixaremos de discutir o papel dos micróbios e das excreções humanas (sim, durante o jantar; sim, na frente das crianças) e rir enquanto fazemos isso. Keren e Hila, nunca teríamos conseguido sem vocês duas.

A DIETA PERSONALIZADA

INTRODUÇÃO

Bem-vindo ao futuro das dietas

Imagine que não exista um alimento específico que faça bem ou mal para todo mundo: chocolate, couve, cookies, uma bela salada, banana ou café, nada disso. Imagine que algo que você adora comer – algo que, na sua cabeça, seria uma opção alimentar terrível (mas uma tentação constante, como, por exemplo, um bife gordo e suculento ou uma taça de sorvete de menta e chocolate) – possa ser consumido sem drama e não tenha efeito negativo algum na sua saúde. E se um alimento que você detesta – algo que você se obriga a ingerir por achar que fará bem e ajudará você a perder peso ou evitar problemas de saúde, algo como biscoito de arroz ou peixe cozido no vapor – for exatamente a coisa errada a comer no seu caso? E se disséssemos que comer massas para carregar carboidratos antes de praticar um esporte de resistência talvez seja ruim para você e vá diminuir sua velocidade, que o refrigerante dietético talvez esteja contribuindo diretamente para seu ganho de peso ou que os sushis talvez estejam elevando a tal ponto o teor de açúcar no sangue que seu risco de desenvolver diabetes só aumenta?

Imagine não ter mais que sofrer com dietas excruciantes que restringem alimentos em demasia. Imagine nunca mais ter de passar por mais uma desintoxicação, mais uma "fase de indução", mais um jejum, mais uma dieta de fome. Imagine a possibilidade de voltar a ingerir carboidratos, gorduras ou carnes, se é com isso que você sonhava. E imagine não ter mais de prestar atenção à torrente sem fim de informações alimentares confusas e contraditórias que dizem a você o que comer ou o que não comer para perder peso ou combater doenças crônicas. Imagine que a ciência finalmente começou a arranhar o verniz da complicada questão do que seria a melhor dieta e que você não tem mais de se preocupar com o que seria certo comer, porque finalmente entende que não existe uma única filosofia alimentar correta que funcione para todas as pessoas. E se cada pessoa precisar de um regime diferente talhado para sua constituição física? E se a ciência estiver apenas começando a descobrir uma metodologia para que o indivíduo possa determinar exatamente qual deveria ser sua dieta? E se você finalmente compreendesse como e por que deve (e pode) personalizar uma nutrição otimizada?

E se você pudesse usar essas informações agora mesmo em proveito da sua saúde e do seu esforço para perder peso?

Somos os doutores Eran Segal e Eran Elinav, pesquisadores e colegas no Instituto Weizmann de Ciências de Israel, uma instituição de pesquisa multidisciplinar e de renome internacional, dedicada a promover o progresso da ciência para o bem da humanidade. Somos colaboradores num esforço de pesquisa ambicioso e de grande alcance chamado Projeto de Nutrição Personalizada, que acreditamos ter o potencial de mudar os fundamentos da ciência da nutrição.

Em *A dieta personalizada* explicaremos como chegamos a nossas conclusões; forneceremos os verdadeiros dados científicos brutos por trás das afirmações surpreendentes que hoje somos capazes de fazer; e mostraremos como você pode aproveitar essas mudanças já, em sua vida e em prol da sua saúde, aplicando nossa perspectiva de nutrição personalizada à maneira como você come e às decisões que toma em relação a seu estilo de vida. A compreensão à qual chegamos em nossos estudos, baseados em novos dados coletados em larga escala, podem transformar sua vida, pois podem fazer com que você enxergue suas escolhas alimentares de uma maneira completamente diferente. É bem provável que vários alimentos que você adora e que imagina que não deva comer nada tenham de nocivos no seu caso. É possível que muitos alimentos que você julgava saudáveis não façam bem para você. E especificamente para você. Como saber ao certo? Esse é o futuro das dietas. O que descobrimos em nossa pesquisa inovadora e divulgada internacionalmente pode mudar sua saúde, peso, disposição e a qualidade do seu sono. De fato, pode mudar sua vida.

A maioria das pessoas quer perder peso, ser mais saudável, sentir-se melhor e, em geral, controlar o apetite e diminuir o risco de desenvolver doenças crônicas. É por isso que os cientistas e as instituições de pesquisa já gastaram inúmeras horas e incontáveis bilhões pesquisando e publicando resultados para responder a uma pergunta simples: *qual é a melhor dieta para os seres humanos?*

Pode ser que você pense que já sabe a resposta. Pode ser que já esteja no time do baixo carboidrato, ou no time dos veganos, ou no da dieta mediterrânea, ou talvez já tenha trabalhado com um dietista e essa pessoa tenha lhe dito o que comer. Em todo caso, talvez você tenha certeza de que a ciência sabe o que diz. Afinal, a pergunta parece simples e direta. Com todos os progressos científicos que fizemos nos últimos séculos, sem dúvida já sabemos a resposta para essa pergunta aparentemente insignificante.

A verdade é que, embora existam muitos livros, artigos e *sites* convincentes, escritos por pessoas que afirmam saber a resposta, sendo que muitos deles citam dezenas e, por vezes, centenas de estudos científicos para comprovar suas teorias, não existe uma resposta definitiva. Alguns daqueles que respaldam uma, e não outra dieta, são médicos ou dietistas, nutricionistas ou instrutores de atividades físicas, e outros são pessoas que conseguiram perder um bocado de peso e querem dividir com o público como o fizeram. Todos afirmam saber o que *de fato* funciona, alegam conhecer a verdade *absoluta*. Não é à toa que tanta gente procure avidamente esse tipo de informação, chegando até mesmo a mudar de opinião e estratégia de acordo com o texto mais recente que leram. Quando uma dieta ou filosofia não funciona, essas pessoas passam para outra, e para outra, imaginando-se perspicazes por dar ouvidos aos especialistas.

O problema é que esses livros, artigos e *sites* parecem defender informações completamente diversas e, muitas vezes, contraditórias. Até mesmo a pesquisa bem fundamentada num princípio ou numa estratégia nutricional quase sempre pode ser refutada sem dificuldade por uma pesquisa diferente baseada em outro princípio ou outra estratégia. Numerosos estudos respaldam ou se opõem a toda e qualquer intervenção alimentar disponível.

Portanto, qual seria a verdadeira resposta à pergunta sobre a melhor dieta? Talvez a ciência já tivesse descoberto uma resposta irrefutável a esta altura, não fosse um fato cada vez mais inevitável que a ciência só agora começa a desvelar: não há resposta para a pergunta sobre a dieta perfeita porque *essa é a pergunta errada*.

Mas, antes de passarmos à pergunta correta – a que realmente importa, aquela que de fato tem uma resposta capaz de mudar sua vida –, gostaríamos de nos apresentar.

A HISTÓRIA DO DOUTOR SEGAL

Antes de conceber a ideia de nutrição personalizada, eu era cientista e maratonista, casado com uma dietista clínica. Graças à profissão de minha esposa, eu tinha uma certeza razoável de que já sabia me alimentar de maneira saudável e achava tomar boas decisões nas minhas refeições. Mas, há alguns anos, passei a me interessar por maneiras de melhorar meu desempenho atlético e, no meu tempo livre, comecei a pesquisar a fisiologia do esporte. Isso me levou a pensar em como a dieta poderia aumentar meu desempenho. Comecei a me perguntar se ajustes na minha alimentação poderiam me dar mais energia para sustentar minhas corridas de longo percurso ou para aumentar minha velocidade. Se conseguisse encontrar indícios fortes de que uma mudança na alimentação poderia aumentar minha velocidade e resistência, eu estava disposto a experimentá-la.

Por ser cientista, não me interesso muito pelos livros populares que falam de dietas e exercícios da moda; portanto, voltei-me para os livros de inclinação mais científica, com alegações fundamentadas em pesquisas consistentes. Eu queria saber o que a ciência tinha a dizer de verdade sobre um regime voltado para o desempenho esportivo e, mais especificamente, para a minha performance. Respeito a ciência e, portanto, estava convicto de que esta me diria a verdade. Embarquei nesse novo projeto pessoal com empenho e expectativa, esperando encontrar algo interessante e proveitoso para minha vida.

No entanto, quanto mais investigava a questão de como a dieta pode ajudar ou atrapalhar o desempenho atlético, mais eu percebia que a orientação alimentar largamente disponível aos atletas (e ao resto de nós) era muitas vezes contraditória. Em alguns casos, chegava a ser suspeita e imprecisa. Fui pesquisando mais a fundo e descobrindo, para minha surpresa, que a ciência na qual essa orientação supostamente se baseava nem sempre era criteriosa, que envolvia estudos muito limitados e amostragem pequena, que fora mal interpretada por autores e jornalistas ou estava defasada. O que a princípio pareciam ser dados científicos concretos, em muitos casos se revelaram, quando examinados com mais atenção, nada científicos. Para mim, mais espantoso ainda foi descobrir que a orientação alimentar que eu sempre seguira (quase religiosamente, pois eu tinha a certeza de que tinha bases científicas) não tinha fundamento científico algum. Como assim? Como era possível que eu tivesse deixado passar tal coisa? Como era possível que os cursos profissionais sobre nutrição, as diretrizes governamentais sobre dietas e a orientação nutricional da ciência do exercício se baseassem no que – cada vez mais, no meu entender – parecia ser nada? Eu havia tomado como certo que a orientação alimentar era verdadeira, ou seja, que se fundamentava em princípios científicos. Quanto mais eu lia, mais eu percebia que não era assim.

Muitas das contradições e interpretações errôneas, e particularmente o que eu entendia como pouco científico, tinha a ver com os carboidratos. São os açúcares, amidos e as fibras alimentares que o corpo reduz, em graus variados, à glicose que sustenta as células. Os atletas se preocupam bastante com os carboidratos. Muitos de nós "carregam nos carboidratos" na véspera de um grande evento esportivo – como uma maratona, por exemplo – e não ligam muito para esse consumo exagerado, porque aprenderam que os carboidratos são sinônimo de energia. As pessoas que fazem regime costumam se concentrar nos carboidratos também, seja aumentando seu consumo para que substituam as gorduras (como é o caso de vários regimes vegetarianos ou de baixa gordura), seja eliminando-os da dieta, por acreditarem que são os responsáveis pelo ganho de peso e por problemas de saúde (como é o caso das diversas versões das dietas de baixo carboidrato). Quanto mais eu investigava, mais eu notava que havia indícios abundantes tanto a favor quanto contra os carboidratos, além de várias maneiras de abordá-los, inclusive aquelas que os consideravam todos iguais e outras que consideravam que alguns deles fossem "bons" e outros "ruins". O que um cientista deveria concluir diante de todas essas informações aparentemente bem pesquisadas e cientificamente embasadas, mas conflitantes?

Mas meu principal interesse, por razões pessoais, era como os carboidratos afetavam o exercício físico e, por isso, decidi me concentrar nesse aspecto. Por exemplo, li um estudo (foi tempos atrás e não me lembro da referência) no qual as pessoas ingeriam tâmaras, que contêm carboidratos de fácil (ou "simples") digestão, trinta a sessenta minutos antes de correr ou fazer atividade física intensa. O efeito de comer essas tâmaras, a princípio, pareceu inconclusivo: algumas pessoas ganharam energia e tiveram desempenho melhor durante os exercícios, mas outras se sentiram tão exaustas que, alguns minutos depois de começado o teste, não tinham mais energia e foram obrigadas a parar. Eu lembro que me detive para pensar nisso. Por que as pessoas responderiam de maneiras tão diferentes ao mesmo alimento se faziam a mesma atividade aproximadamente com a mesma intensidade? Eu me perguntei se poderia ter relação com diferenças individuais na resposta glicêmica às tâmaras, porque uma queda brusca no nível de açúcar no sangue está associada a níveis baixos de energia. Se comer as tâmaras fizesse com que uma pessoa tivesse uma elevação moderada da glicemia, então isso de fato poderia supri-la com energia suficiente durante o exercício árduo. Mas se outra pessoa tivesse um pico de glicemia seguido por uma queda brusca, isso poderia levar à exaustão. Pensei em como isso se manifestava na minha vida. Às vezes eu me sentia cheio de energia ao ingerir carboidratos e, em outras ocasiões, experimentava justamente o oposto. Talvez você tenha reparado em algo parecido: alguns alimentos ricos em carboidratos deixam você cheio de energia enquanto outros parecem exaurir suas forças? Quanto mais pensava nisso, mais eu percebia que alguns dos alimentos que pareciam me fornecer mais energia *nem sempre eram ricos em carboidratos*. Às vezes eram alimentos mais ricos em proteínas e/ou gorduras. Interessante.

Decidi que era hora de fazer um experimento comigo mesmo. A primeira coisa que tentei foi mudar aquilo que comia antes de minhas corridas de longa distância (aproximadamente trinta quilômetros). Eu queria ver o que aconteceria se, em vez de carregar carboidratos, eu ingerisse proteínas e gorduras. O motivo para ter feito esse experimento em particular era o fato de ouvir falar cada vez mais de "atletas de baixo carboidrato" que se diziam capazes de queimar gorduras em vez de carboidratos para obter energia e que essa opção era até mesmo mais eficiente. Parecia estranho, mas minha curiosidade era grande o bastante para me fazer tentar. Queria saber como isso poderia afetar minha fome e motivação, além do meu desempenho. Hesitei um pouco em fazer isso porque sempre havia carregado nos carboidratos antes da atividade física, comendo três ou quatro pratos grandes de massa na véspera de uma corrida e ingerindo tâmaras ou barras de cereais na manhã seguinte, trinta a sessenta minutos antes de correr. Eu quase sempre sentia uma fome absurda quinze a trinta minutos depois da corrida, mas eu imaginava que era consequência de ter acabado de queimar todo aquele carboidrato benéfico, e eu estava pronto para consumir mais. Depois de uma corrida, eu sempre ingeria alimentos ainda mais ricos em carboidratos, achando que atendia às necessidades do meu corpo. Sempre acreditara que era necessário fazer isso para ter energia suficiente para percorrer uma distância tão grande, mas e se eu estivesse enganado (e todos os outros atletas, treinadores e profissionais do exercício também)?

Daí, certa noite, em vez de carregar nos carboidratos, comi uma bela salada com um bocado de gorduras, como tahine, abacate e nozes. De manhã, saí para correr os meus trinta quilômetros sem ingerir nada (contrariando muitos treinadores profissionais).

Fiquei surpreso com o efeito positivo que essa dieta teve tanto na minha disposição quanto no meu desempenho! Durante a corrida, tive tanta energia, se não mais, quanto teria se tivesse carregado nos carboidratos. Além disso, minha fome voraz logo após a corrida desapareceu por completo. Depois de correr, eu mal podia acreditar que não sentia fome alguma. Supus que meu corpo devia ter passado a queimar gorduras no lugar dos carboidratos e que isso devia ser a causa dessas alterações significativas na minha disposição e grau de fome.

Aí levei em consideração o que sabia a respeito do funcionamento do corpo humano. Quando ingerimos carboidratos, armazenamos parte dessa energia em nosso fígado, na forma de glicogênio, para usá-la durante o esforço físico. No entanto, conseguimos armazenar apenas 2,5 a 3 mil quilocalorias (o que costumamos chamar de calorias) em glicogênio. Numa corrida de trinta quilômetros, é fácil queimar 2,5 mil calorias ou mais e, portanto, se nosso combustível for o glicogênio, nota-se como essas reservas podem se exaurir rapidamente, algo que certamente poderia desencadear fadiga e fome pós-corrida.

Até mesmo pessoas magras têm aproximadamente 60 mil Kcal (calorias) de gordura disponível para converter em energia. Trata-se de um depósito de energia bem maior e, portanto, faz sentido que queimar gordura, e não carboidratos, seja mais eficiente no caso do esforço prolongado. Se exaurirmos 2,5 mil Kcal de gordura, consumiremos apenas uma pequena porcentagem das reservas de energia disponíveis na gordura e a necessidade de reabastecer parecerá (e será) menos urgente.

Tudo isso fazia sentido para mim. Obrigar meu corpo a queimar gordura durante a corrida, e não glicogênio, talvez fosse a resposta que eu tanto procurava. Já que sou atleta de resistência, me senti como se tivesse inventado a roda. Continuei a ingerir poucos carboidratos no dia a dia e reparei que tinha mais energia, mesmo quando não estava me exercitando. Foi um benefício inesperado. Também perdi parte do peso extra e, melhor ainda, meu desempenho como atleta aumentou tanto que alcancei minha meta de correr uma maratona em menos de três horas: em 2013, terminei a Maratona de Paris em 2h58min! Aí, em 2017, voltei a romper a barreira das três horas ao correr uma maratona em Viena.

Seguindo com minha vida e atividades esportivas, não pude deixar de notar que havia alguns atletas bem-sucedidos – além de amigos e colegas – que não se alimentavam como eu. Apesar de eu pregar o regime de baixo carboidrato, alguns deles eram fiéis à sua dieta rica em carboidratos e pareciam se sair muito bem, obrigado... Chegavam a ter um desempenho fantástico, inclusive alguns veganos que tinham ótimo aproveitamento depois de carregar nos carboidratos. Talvez a minha roda não fosse universal. Talvez fosse pessoal. Talvez nem todo mundo reagisse a esse tipo de ajuste alimentar da maneira que eu reagia. Talvez eu tivesse descoberto a *dieta Eran Segal* ideal, mas era possível que eu ainda não tivesse descoberto a *dieta universal* ideal. Baseando-me em minhas observações até ali, não havia como ter certeza.

Comecei a pensar mais seriamente nos carboidratos. Seriam eles, como eu acreditara antes, a fonte de energia principal e mais desejável para o atleta – o melhor combustível global para o corpo e o cérebro – ou estaria a dieta baseada em carboidratos (mesmo os mais complexos, que eu sempre havia considerado tão valiosos, como a aveia, as massas e os pães integrais) inibindo meu desempenho esportivo, disposição, ganho de massa muscular e função cerebral?

Ainda me prendia à concepção de que uma dieta baseada em carboidratos complexos como principal fonte de energia era boa, neutra ou ruim para o corpo humano. Mas continuava voltando aos resultados contraditórios da tal pesquisa. Não seria possível que os carboidratos fossem bons e ruins ao mesmo tempo.

Ou seria?

Foi aí que pensei: *Por que algumas pessoas parecem ter sucesso com dietas ricas em carboidratos, ao passo que outras ganham peso extra rapidamente ou têm pouca disposição? Por que algumas pessoas que comeram as tâmaras ganharam energia e outras ficaram exaustas?* Eu conhecia pessoas que, por exemplo, eram vegetarianas e comiam apenas frutas, hortaliças e alimentos de origem vegetal, como vagens e arroz integral. Viviam principalmente de alimentos ricos em carboidratos, com níveis relativamente baixos de proteína e gordura. Algumas delas pareciam ter sucesso, outras alegavam ter revertido doenças cardíacas, e outras ainda tinham força e musculatura significativas. Já outras não pareciam muito saudáveis e estavam sempre cansadas e sem cor.

Por outro lado, eu também conhecia algumas pessoas que seguiam a dieta de baixo carboidrato, não consumiam alimentos integrais nem vagens e dificilmente comiam frutas. Viviam de verduras, carnes, nozes e sementes, e acrescentavam gorduras como azeite de oliva, óleo de coco e até mesmo banha de porco. Muitas eram atletas de vigor excepcional, com uma resistência excelente, e muitas eram bem magras. Outras ganhavam peso extra e corriam sérios riscos por causa do colesterol elevado.

Como era possível? Algumas dessas pessoas estavam mentindo sobre o que comiam – a vegana que trapaceava ao comer carne às escondidas ou o fã da dieta paleolítica que trapaceava surrupiando cookies e torradas na calada da noite – *ou* algumas delas simplesmente não estavam respondendo de maneira positiva, num nível muito pessoal, à filosofia alimentar que haviam adotado. Eu não achava que as pessoas que eu conhecia estavam mentindo. Muitas delas eram pessoas inteligentes e bem informadas sobre questões nutricionais, e era provável que estivessem escolhendo fontes boas, de alta qualidade e alto teor nutritivo de carboidratos, proteínas e/ou gorduras.

O que mais poderia ser?

Talvez, como eu começava a suspeitar, não fosse só a comida. Talvez também tivesse a ver com a pessoa que ingeria a comida. Isso

me levou a uma linha de raciocínio completamente diferente quando passei a me perguntar:
Quais são os efeitos de alimentos diversos em pessoas diferentes?

Essa, sim, era uma pergunta interessante e bem mais complicada do que eu havia cogitado inicialmente ao procurar os melhores alimentos para o meu desempenho esportivo. Quando comecei a me dedicar a essa nova pergunta, contemplei quantos fatores poderiam afetar a maneira como uma pessoa reagia à comida. Por exemplo:

- Meu campo de pesquisa como cientista era o estudo do genoma humano – o mapa genético do ser humano –, portanto, eu já sabia que diferenças genéticas podem afetar a maneira como as pessoas respondem à alimentação. Por exemplo, algumas pessoas não têm os trechos de DNA que produzem as enzimas específicas para digerir certos alimentos, como o leite. Talvez existissem muitas outras condições genéticas relacionadas à digestão dos alimentos que ainda não compreendíamos. Era isso que eu observava nas pessoas que tinham ou não sucesso com diversas dietas?
- Também andara lendo a respeito do campo emergente da ciência que estuda o microbioma, o conjunto de milhares de bactérias diferentes que todos nós temos em nosso sistema gastrointestinal. Eu sabia que as novas tecnologias de sequenciamento haviam aberto novas possibilidades de explorar a influência desses micróbios na digestão e no metabolismo (a maneira como o corpo extrai energia dos alimentos). Eu me perguntava se conjuntos diferentes de micróbios intestinais também poderiam afetar como alguém talvez reagisse a vários tipos de dietas ou até mesmo a alimentos específicos. Também parecia ser um campo de estudo novo, fascinante e promissor.

- E o estilo de vida? O nível de atividade física poderia influenciar a reação do corpo à comida? E os padrões de sono, os níveis de estresse, o grau de ocupação da mente? Processos de condições preexistentes, idade, peso e a altura ou a dieta de alguém durante a infância teriam algum efeito?

Se o elemento imprevisível fosse o indivíduo, e não a comida, então talvez responder à pergunta "como uma pessoa reage a um alimento?" fosse algo complicado demais. Portanto, como poderia descobrir o que comer para ser um maratonista melhor? Quanto mais voltava aos meus motivos pessoais e iniciais para investigar essas questões, mais sentia o cientista dentro de mim intrigado e interessado.

Contudo, quanto mais eu lia, mais percebia que não havia dados suficientes sobre o tema. Sabia que uma abordagem baseada em dados, sem preconceito nem viés, era a única resposta às minhas perguntas. Se quisesse realmente descobrir mais, e ninguém ainda tinha a resposta, talvez tivesse que cuidar disso eu mesmo. Precisava encontrar algo que mensurasse a resposta individual à comida, que incluísse e abrangesse a genética do indivíduo, seus microbiomas e parâmetros clínicos, como exames de sangue, peso e idade, e fatores de estilo de vida, como atividade física, sono e estresse. Era um bocado de coisa para levar em consideração. Um experimento como esse seria mesmo possível?

Graças à minha formação em ciência da computação, fazia sentido abordar o problema usando aprendizado de máquina e algoritmos. Nessas disciplinas pegamos essencialmente grandes quantidades de dados e tentamos fazer com que os computadores identifiquem padrões e regras. O interessante é que, ao receber grandes quantidades de dados, esses algoritmos são capazes de identificar padrões que as pessoas não conseguiriam encontrar, pois não temos como processar tantas informações. É devido à capacidade do computador, superior à nossa, de enxergar padrões e deduzir regras que hoje os computadores jogam xadrez e *go*, o jogo de tabuleiro chinês, melhor do que as pessoas.

Nunca tinha visto essa abordagem baseada em dados aplicada à pesquisa em nutrição, mas pensei: *Por que não? A nutrição é um assunto complicado, com muitas variáveis. Haveria maneira melhor de botar ordem na bagunça do que um grande volume de dados e um algoritmo de computador?* Pensei que talvez fosse a maneira ideal de encaixar os dados corretos nos pontos certos para descobrir de uma vez por todas quais alimentos aumentariam ou não o desempenho do atleta, melhorariam a saúde e ajudariam qualquer pessoa a controlar o peso. Não fazia ideia de quais informações uma abordagem como essa produziria, mas já estava ansioso para descobri-las quando conheci o doutor Eran Elinav.

A HISTÓRIA DO DOUTOR ELINAV

Entrei no mundo da nutrição personalizada por um ponto completamente diferente que meu colega, o doutor Segal. Até onde consigo me lembrar, a complexidade das máquinas sempre me intrigou. Ainda menino, abri um dia o rádio transistorizado do meu avô e o desmontei sem pedir permissão. Fiz a mesma coisa com o toca-discos dos meus pais e descobri um sem-número de componentes metálicos de formatos estranhos e cores maravilhosas, entremeados aos fios. Estava admirado e encantado com a complexidade criada por seres humanos como eu. Claro que, depois de desmantelar e tentar reconstruir vários aparelhos, ainda sobravam algumas pecinhas que havia esquecido de incluir na remontagem.

Contudo, na minha estimativa, nenhuma máquina se comparava ao misterioso corpo humano. Mesmo na infância, pensava no corpo como a máquina de complexidade suprema que, pelo jeito, encerrava infinitas peças secretas que meus olhos não enxergavam, mas eram facilmente perceptíveis: as batidas do meu coração; o chiado que meus pulmões produziam quando ficava resfriado; até mesmo os sentimentos, sonhos e sensações que brotavam do meu cérebro e sistema nervoso. O corpo era uma máquina que eu não podia desmantelar, obviamente (não antes de cursar medicina, pelo menos), mas ocupava boa parte dos meus pensamentos e da minha imaginação. Quando achei a velha enciclopédia do corpo humano dos meus avós, foi só alegria. Passei horas folheando as páginas, fitando os órgãos, as trompas e estruturas de várias cores e formas que se encaixavam perfeitamente. Os corpos eram ainda mais complexos do que eu fazia ideia. Eu me perguntava se um dia conseguiria de fato compreendê-los.

Não foi surpresa alguma, nem para mim nem para as pessoas ao meu redor, a biologia ter se tornado minha paixão e foco de meus estudos. Depois de servir quatro anos como militar a bordo de um submarino (outra máquina fascinante), entrei para a Escola de Medicina da Universidade Hebraica de Jerusalém e, por fim, encontrei um lugar onde poderia obter respostas para muitos anos de indagações a respeito das funções e dos intricados segredos do corpo humano. Abracei os estudos, consumindo avidamente os milhares de pormenores anatômicos que conseguia, enfim, ver em primeira mão nas aulas de dissecção, as intermináveis estruturas celulares que descobri ao microscópio óptico em minhas aulas de histologia, e um sem-número de termos médicos de estranha sonoridade que me foram revelados nas aulas de patologia. A máquina humana ia aos poucos se desvelando diante de meus olhos.

Descobri, porém, que quanto mais eu aprendia, menos nítido o quadro se tornava. Quanto mais de perto examinava as complexidades do corpo humano, mais indistintas e pontilhadas ficavam as regras de seu funcionamento. Quanto mais respostas recebia, mais perguntas me ocorriam. Tinha a impressão de que estava deixando passar alguma coisa. Quando desmontamos um toca-discos, chega um momento em que o compreendemos inteiramente. Por que o corpo humano ainda era tão difícil de entender?

Minhas disciplinas prediletas eram as de microbiologia. Meus professores de microbiologia e doenças infecciosas me revelaram um mundo cheio de inimigos ocultos. Não enxergamos os vírus e as bactérias, mas eles podem subjugar um ser humano, algumas vezes em questão de dias. Um mundo vivo de criaturas diminutas, invisíveis, de formatos e nomes estranhos – organizadas em famílias e grupos; entre eles, bactérias, vírus, fungos e arqueobactérias (micróbios sem células nucleadas) – entrava em foco diante dos meus olhos. Era uma anatomia em outro patamar! E era um mundo emocionante: hostil, mortífero e obscuro. Meus professores eram a cavalaria que partia para a luta nessa guerra invisível contra nossos adversários supremos, ensinando a nós, os estudantes de medicina, a empunhar um sofisticado armamento antibiótico contra nossos inimigos, mesmo que os oponentes desenvolvessem resistência e ressurgissem mais fortes e letais do que antes.

Em seguida, passei pelo ciclo clínico e coloquei em prática todas aquelas horas de estudo, memorização e treinamento. Nesses duros anos como interno e residente de medicina interna, e como aluno de especialização em gastroenterologia, tive uma revelação: ainda mais complexos que os segredos do corpo humano são os princípios de sua luta interna contra a disfunção.

Nessa época, fui exposto ao mais absoluto sofrimento humano. Particularmente aflitiva era uma série de doenças chamadas coletivamente de *síndrome metabólica*, que incluía obesidade grave, diabetes tipo 2, hiperlipidemia, esteatose hepática e diversas complicações derivadas de todos esses problemas. Lidei com amputações e a cegueira associadas ao diabetes, insuficiência renal e a concomitante necessidade de sessões diárias de hemodiálise, ataques cardíacos, insuficiência cardíaca, acidentes vasculares cerebrais e morte súbita. A absoluta maioria dos pacientes que recebíamos no departamento de medicina interna onde eu trabalhava sofria dessa síndrome comum, e as doenças associadas a ela muitas vezes provocavam debilidade grave e, em alguns casos, a morte. A necessidade de ministrar a ressuscitação cardiopulmonar para salvar uma vida era quase rotina para mim. Jamais teria imaginado tamanho sofrimento se não o tivesse presenciado. O que estava acontecendo com as pessoas? E, no entanto, fiquei surpreso e preocupado ao saber que os tratamentos que oferecíamos a tantos pacientes, os quais agonizavam nitidamente, concentravam-se em tratar suas diversas complicações, e não em fazer algo que afetasse o desenvolvimento da doença original. Meus colegas e eu ficávamos cada vez mais frustrados com nossa incapacidade de fazer algo a respeito dessa epidemia generalizada e suas terríveis consequências. Estávamos apenas limpando a bagunça depois do ocorrido, em vez de prevenir o desastre antes que acontecesse.

Devido a essa enorme sensação de fracasso por não poder ajudar meus pacientes, resolvi mudar de rumo, apesar de tantos anos de estudo e especialização. Se quisesse ajudar as pessoas a não chegar a tais extremos de disfunção, precisava me aprofundar mais na biologia humana, mais do que o estudo e a prática da medicina permitiriam. Eu já era um médico formado, mas decidi me matricular como aluno de graduação no Instituto Weizmann de Ciências, a instituição acadêmica mais prestigiada de Israel e um centro de pesquisa básica de renome mundial. Eu queria recomeçar.

Ali, no laboratório do professor doutor Zelig Eshhar, um cientista de renome internacional e inventor de uma nova e promissora imunoterapia para o câncer, termos como *cuidados ao paciente*, *cálculos de fluidoterapia* e *dosagem de medicamentos* agora davam lugar a novos termos, como DNA, *epigenética, citocinas* e *quimiocinas*. Esse mundo novo me intrigava e espantava, mas me empolguei com o que via como o potencial de entender melhor muitas das doenças "incuráveis" que havia encontrado como médico. No Weizmann, em vez de pacientes humanos, eu trabalhava com tubos de ensaio, microscópios e modelos animais. Aos poucos, fui aprendendo a combinar meu raciocínio clínico voltado para a solução de problemas com a intensa curiosidade mecanicista e a motivação de alguém que se dedica à ciência básica. Eu tinha cada vez mais certeza de que minha "caixa de ferramentas" se ampliava e que eu estava chegando a um novo patamar de maturidade profissional.

Decidi mergulhar mais fundo na ciência e aceitei uma vaga de pós-doutorado na Universidade de Yale, no laboratório do professor doutor Richard Flavell, um dos maiores imunologistas e biólogos celulares do mundo, onde me vi diante de uma nova revolução na ciência e na medicina na qual eu e minha carreira profissional acabaríamos mergulhando nos anos ainda por vir: o estudo dos micróbios.

Foi nesse momento que comecei a pensar em minhas possíveis contribuições futuras para a ciência e a medicina. A quais indagações e temas eu me dedicaria como futuro pesquisador independente? Durante anos, meus professores, colegas e eu havíamos considerado os micróbios os inimigos supremos da saúde humana e a causa invisível da maioria das doenças, ou então resíduos irrelevantes para nossa fisiologia. Agora eu aprendia que esses micróbios internos faziam muito, muito mais. Era uma fronteira nova e empolgante na ciência e na medicina, e lá estava eu, na linha de frente. Tecnologias novas, antes consideradas ficção científica, nos permitiam investigar a natureza de trilhões de micróbios que vivem no corpo de todos os seres humanos.

Estava intrigado com o trabalho de pioneiros como Jeffrey Gordon e Rob Knight, que desenvolveram meios de relacionar esse mundo microbiótico no interior de outro mundo, hoje chamado de *microbioma*, a quase todos os aspectos da existência humana. Comecei a reconhecer que o microbioma é uma fonte significativa de saúde, o que inclui a prevenção ou a cura de doenças. Aprendi que o microbioma era indispensável para a digestão dos alimentos e a extração de nutrientes, era uma parte instrumental do sistema imune humano e afetava muitos outros sistemas biológicos. O corpo humano é absurdamente complexo e, quando vi que dentro do corpo havia um universo inteiro de micróbios, decidi que esse passaria a ser meu mundo, minha missão e a raiz de minhas contribuições para a ciência. Eu queria ser um explorador desse universo recém-descoberto, em busca de respostas para solucionar nossos problemas de saúde mais comuns e debilitantes.

Por fim, era hora de criar meu próprio grupo de pesquisa. Tive a sorte de receber a oferta para assumir uma posição independente na instituição onde me formei, o Instituto Weizmann de Ciências. Era hora de voltar para casa. Formei o primeiro laboratório de pesquisa inteiramente devotado ao microbioma no instituto e em Israel, criei a infraestrutura sem igual e decisiva para essa pesquisa interdisciplinar e recrutei um grupo de alunos e pós-doutorandos inteligentes, ambiciosos e extremamente motivados do mundo todo, que se uniram a mim nessa jornada que definiria minha identidade e minha carreira nos anos ainda por vir. Nosso objetivo: entender como nossas interações com os micróbios internos afetam nossa saúde e o risco de desenvolver doenças.

Foi durante minha transição de volta ao Instituto Weizmann, numa viagem de despedida a Manhattan e num dia chuvoso, que mantive por telefone uma daquelas conversas capazes de mudar uma vida. Um amigo, o professor doutor Eran Hornstein, biólogo molecular do Instituto Weizmann, sugeriu que eu fosse apresentado a um futuro colega, o professor doutor Eran Segal, matemático e bioinformata, também do Weizmann. O professor Hornstein disse: "Confie em mim, ele é um grande sujeito e tem interesses muito parecidos com os seus". Confiando na intuição do meu amigo, combinei uma conversa telefônica com o doutor Eran Segal para discutir interesses comuns, indagações e projetos que pudéssemos pesquisar quando eu chegasse a Israel.

Meu amigo estava certo: quanto mais o doutor Segal e eu conversávamos, mais nossos pontos comuns apareciam. Embora nossas personalidades fossem bem diferentes, descobrimos que nossas especializações, experiências de vida e maneiras de resolver problemas eram decididamente complementares. Encarávamos as perguntas científicas de ângulos diferentes, usávamos técnicas distintas e tínhamos pontos de vista diferentes, mas estávamos ambos interessados nas mesmas questões: como a nutrição humana, a exposição ao ambiente, a genética e a função imune afetam o microbioma interno e como essas relações misteriosas, mal compreendidas e vastamente importantes entre as pessoas e seus micróbios afetam o andamento da saúde e das doenças. Naquele dia chuvoso em Nova York, formou-se uma parceria.

NOSSA PESQUISA PROGRIDE

Como nós dois estávamos muito interessados em nutrição e metabolismo e já que nossas áreas de conhecimento eram complementares, concebemos (quase desde a primeira reunião) a ideia de um estudo maciço sobre nutrição personalizada. Estávamos convictos de que a nutrição deveria ser, muito provavelmente, personalizada de acordo com a constituição individual de cada pessoa, que incluiria sua genética e seu microbioma, mas ainda não sabíamos como. Concebemos uma pesquisa de nutrição pessoal de grandes proporções e alcance, abrangendo inúmeras variáveis e controlando cada uma delas para descobrirmos por que pessoas diferentes respondem de maneira distinta aos mesmos alimentos. Sabíamos que seria complicado projetar algo assim, mas todas as boas pesquisas em nutrição precisam disso. Dedicamos um bom tempo às especificidades. Quais perguntas faríamos? Que parâmetros de saúde levaríamos em consideração? Queríamos mensurar um efeito importante: a perda de peso logo após um regime parecia uma escolha óbvia. No entanto, percebemos que um estudo que se concentrasse na perda de peso como meta principal para avaliar os efeitos de uma nutrição personalizada apresentava alguns problemas:

1. O peso leva semanas e meses para sofrer alterações.
2. O peso é só uma medida, o que pode deixar passar outras avaliações importantes da resposta à alimentação.
3. O peso é afetado por vários outros fatores além dos efeitos dos alimentos prescritos no regime, como o cumprimento da dieta, os níveis de atividade física e estresse, entre outros.

Ao fazermos dieta, é muito difícil isolar os motivos exatos para termos perdido ou não peso. Foi o acréscimo de certos alimentos ou a ausência de outros? Ou foi por causa de outras alterações no estilo de vida ou a combinação de todas essas coisas? Quais fatores afetaram a perda de peso e quais foram irrelevantes, pois talvez tenham sido acrescentados ou subtraídos desnecessariamente? Cientistas como nós gostam de planejar a pesquisa para que possam isolar o efeito de variáveis individuais sobre o resultado investigado. Precisávamos de algo que estivesse relacionado mais diretamente ao alimento consumido, com uma resposta mais imediata, mas também mensurável e quantificável. Queríamos um fator que fosse relevante para a perda de peso, mas também para as doenças metabólicas (relacionadas à dieta). Era preciso que o fator pudesse ser medido com facilidade e precisão em todos os indivíduos de um grande grupo experimental. Todos esses parâmetros nos levaram a considerar a glicemia ou, mais exatamente, a glicemia pós-refeição. A isso denominamos resposta glicêmica pós-prandial ou, em linguagem não técnica, a resposta do nível de açúcar no sangue após uma refeição.

Comparação do peso e da glicemia pós-refeição como indicadores de uma nutrição saudável

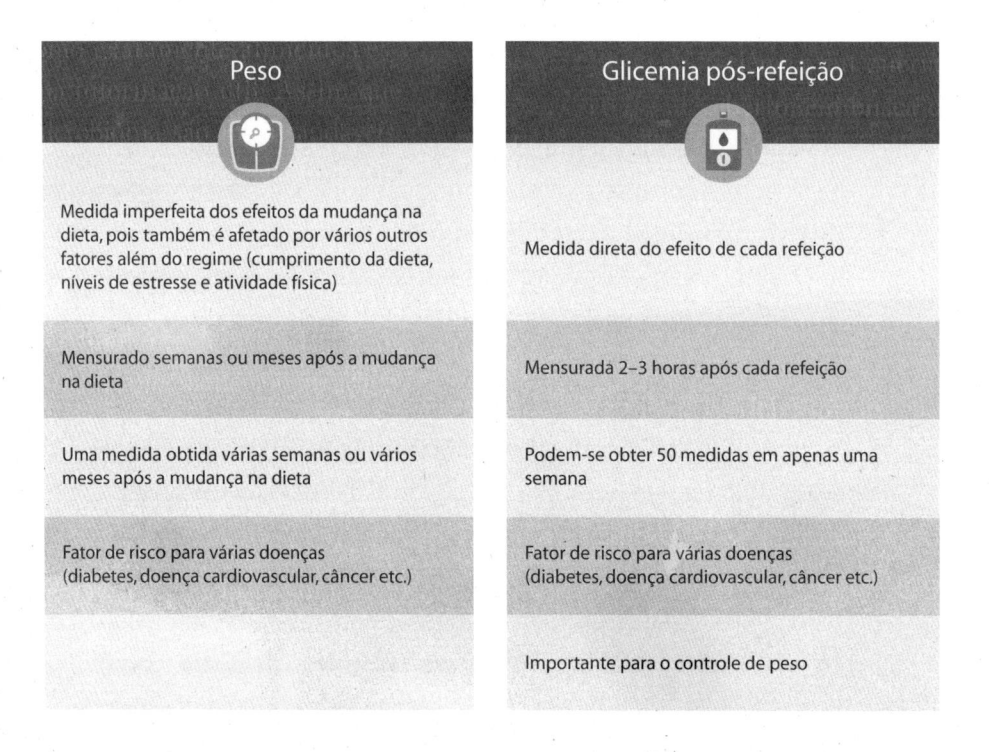

Peso	Glicemia pós-refeição
Medida imperfeita dos efeitos da mudança na dieta, pois também é afetado por vários outros fatores além do regime (cumprimento da dieta, níveis de estresse e atividade física)	Medida direta do efeito de cada refeição
Mensurado semanas ou meses após a mudança na dieta	Mensurada 2-3 horas após cada refeição
Uma medida obtida várias semanas ou vários meses após a mudança na dieta	Podem-se obter 50 medidas em apenas uma semana
Fator de risco para várias doenças (diabetes, doença cardiovascular, câncer etc.)	Fator de risco para várias doenças (diabetes, doença cardiovascular, câncer etc.)
	Importante para o controle de peso

Uma das razões pelas quais gostamos da ideia de medir o açúcar no sangue após uma refeição estava no fato de que picos elevados de glicemia pós-prandial provocam tanto o ganho de peso quanto a fome. Depois de comermos, nosso corpo digere os carboidratos nos alimentos, reduzindo-os a açúcares simples, e os libera na corrente sanguínea. Daí em diante, com a ajuda da insulina, a glicose entra nas células e no fígado, onde é empregada na síntese de glicogênio, que mais tarde será usado como energia. Mas a insulina também sinaliza às células para que convertam o excesso de açúcar em gordura e a armazenem. Esse armazenamento adicional de açúcar é a principal causa do ganho de peso. Além disso, se a alimentação provocar a entrada excessiva de glicose no sangue, isso pode fazer com que o corpo reaja produzindo um excesso de insulina, o que pode reduzir em demasia os níveis de glicose, até mesmo para um patamar inferior ao que se tinha antes da alimentação. Isso nos deixa com fome e nos impele a comer mais, muito embora já tenhamos nos alimentado o suficiente (ou mais que o suficiente) para atender às nossas necessidades energéticas.

Também sabíamos que picos pronunciados de glicemia após as refeições eram um fator de risco de diabetes, obesidade, doença cardiovascular e outros transtornos metabólicos. Um estudo recente (dentre muitos) que acompanhou 2 mil pessoas durante mais de trinta anos descobriu que as respostas glicêmicas pós-prandiais mais altas previam uma taxa global de mortalidade mais elevada no decorrer da pesquisa[1].

Por último – e trata-se de algo importante –, avanços tecnológicos recentes nos permitiam medir o nível de glicose no sangue de maneira contínua durante uma semana inteira. Já que, em média, as pessoas fazem aproximadamente cinquenta refeições por semana, essa tecnologia nos dava a oportunidade de quantificar cinquenta respostas glicêmicas em uma semana, o que mediria diretamente o efeito de cada refeição, em comparação com a prática mais comum de medir uma vez o açúcar no sangue de uma pessoa – por exemplo, logo de manhã após uma noite em jejum – como resultado de sua dieta geral. (Observe que essa tecnologia não está disponível em larga escala nem é financeiramente viável para todo mundo, mas, no programa alimentar apresentado neste livro, mostraremos como você pode auferir sua glicemia pós-refeição sem precisar usar um monitor contínuo de glicose.)

Naturalmente, sabíamos que havia vários fatores que afetavam o peso e a saúde além do nível de glicose no sangue, mas também sabíamos que esse era um fator importante, e usá-lo como medida para determinar a resposta à alimentação parecia promissor e, potencialmente, informativo.

Encontrado o indicador que usaríamos, havia vários pormenores decisivos a considerar e a construção da infraestrutura necessária levaria alguns anos. Tivemos a sorte de contar com doutorandos brilhantes e pesquisadores associados para conduzir a pesquisa. Também contratamos gente para cuidar da logística, que incluía convidar pessoas para participar do estudo, recebê-las e colher seu sangue. Explicamos como usar nosso aplicativo, como registrar as refeições e coletar as amostras, e contratamos programadores para criar os aplicativos para dispositivos móveis que os participantes do experimento usariam para registrar o que comiam.

Também precisávamos encontrar pessoas dispostas a participar dos estudos. Mencionamos informalmente o projeto para amigos, e muitos ficaram intrigados com nossos planos e se interessaram pelo resultado. Alguns se mostraram ligeiramente céticos, mas percebemos que o interesse foi maior que o ceticismo. O Instituto Weizmann também se interessou por nosso projeto e, sendo assim, montamos um seminário para explicar nossa pesquisa, sem deixar de fora nossas metas e motivações. Divulgamos o seminário mandando mensagens eletrônicas para o instituto, torcendo para conseguirmos algum público. O auditório tinha trezentos lugares, mas as pessoas se inscreveram com tamanha rapidez, que tivemos de encerrar as inscrições, algo que não esperávamos fazer. Depois do seminário, aproximadamente cem pessoas se inscreveram em nosso site para participar do estudo e, depois de tomarem parte, a notícia sobre nossa pesquisa se espalhou rapidamente, sem divulgação alguma. Enviamos convites, mas tantas pessoas comentaram o estudo com amigos e familiares que, quando nos demos conta, já tínhamos mil recrutas. No decorrer de toda a pesquisa, as pessoas continuaram se inscrevendo no site e, lá pelo fim do estudo, tínhamos 5 mil inscritos e interessados em participar.

Essa receptividade é muito incomum num ensaio clínico. Em geral, os pesquisadores se esforçam bastante para recrutar participantes e muitas vezes são obrigados a oferecer dinheiro como incentivo. Desde a concepção, não queríamos pagar as pessoas, pois não queríamos que o dinheiro fosse a motivação. Francamente, ficamos bastante surpresos com a receptividade: descobrimos que as pessoas estavam ansiosíssimas para aprender mais a respeito de si mesmas. A natureza de nosso estudo exigia várias mensurações e muitos exames laboratoriais, e os participantes ficaram fascinados com a possibilidade de desvelar esses aspectos ocultos dos próprios corpos e de sua saúde. Ficamos encantados em saber que o interesse era generalizado e genuíno.

Mais adiante neste livro, explicaremos como montamos a pesquisa, o tipo de resultados que obtivemos e como o aplicativo que usamos pode ajudar você, mas, por ora, vamos nos adiantar um pouco. Completado o estudo, publicamos os resultados num artigo do *Cell* (um dos periódicos científicos mais prestigiados do mundo), que arranjou uma coletiva de imprensa virtual, convidando jornalistas a participar. Os editores do periódico desconfiavam que o interesse pela pesquisa seria grande, mas, embora nossos trabalhos anteriores tenham recebido uma ampla cobertura internacional, nada poderia nos ter preparado para a resposta a esse artigo.

Horas depois de o artigo ter sido disponibilizado para o público internacional, reportagens a respeito dele começaram a aparecer *online* e na imprensa em papel. Menos de um dia depois, mais de cem artigos haviam sido publicados no mundo todo, relatando nossos resultados e especulando em cima deles. Uma equipe da BBC passou uma semana em Israel nos filmando. Submetemos a repórter e um técnico da equipe aos mesmos exames que oferecíamos aos participantes do nosso estudo e fizemos recomendações alimentares personalizadas, baseadas em seus resultados. Nossas recomendações surpreenderam a repórter da BBC, mas ela ficou ainda mais surpresa ao perder peso de maneira significativa depois de seguir nossas recomendações personalizadas. Os resultados foram ao ar no Reino Unido em horário nobre. No momento em que escrevemos esta introdução, mais de mil matérias apareceram em meios de comunicação do mundo todo, entre eles CNN, revista *Time*, *The New York Times*, *Forbes*, CBS News, *The Atlantic* e *The Independent*, bem como nos periódicos científicos de maior prestígio, como *Science*, *Nature* e *Cell*.

Essa avalanche de publicidade que causou tamanho alvoroço nos grandes meios de comunicação em todo o mundo não foi por acaso. Foi uma resposta significativa e entusiástica ao fato de que agora havíamos demonstrado de maneira clara e definitiva, e pela primeira vez recorrendo a um grande número de pessoas, que *cada um reage de maneira diferente aos mesmos alimentos*. Mais especificamente, mostramos que os alimentos que levam a uma resposta saudável em algumas pessoas produzem efeitos físicos e metabólicos nocivos em outras. Nosso estudo permitiu:

1. descobrir como exatamente as pessoas reagem de maneira individual aos mesmos alimentos;
2. desenvolver um algoritmo que prevê com precisão a resposta pessoal de cada indivíduo a determinados alimentos, com base em seus exames de sangue e microbioma, mesmo antes de a pessoa experimentar esses alimentos; e

3. usar nosso algoritmo para oferecer dietas personalizadas às pessoas, muitas das quais eram pré-diabéticas; as dietas diferiam de acordo com o indivíduo e, na maioria dos casos, quando seguidas corretamente, acabavam normalizando a glicemia das que usaram o algoritmo.

Isso mudou tudo que julgávamos saber a respeito de nutrição, e as implicações de nossas descobertas são vastas, além de fornecer fortes indícios de que os conselhos alimentares genéricos serão sempre limitados, pois só levam em consideração a comida, e não a pessoa que a ingere.

Acreditamos que isso abra uma nova fronteira científica e que um novo paradigma nutricional se faz necessário: o foco na nutrição *personalizada*, talhada especificamente para cada indivíduo, e não para todo mundo. Agora, pela primeira vez, esse conceito tem o respaldo de uma pesquisa ampla e rigorosa. Não é mais uma teoria, nem algo que tenhamos observado, mas não conseguíamos provar, e isso é importante porque agora esse conceito finalmente pode ser introduzido na prática e na política nutricional.

Esta é a nova fronteira da ciência da nutrição e queremos você na linha de frente.

O QUE NOSSA PESQUISA SIGNIFICA PARA VOCÊ

Naturalmente, nós nos empolgamos com a pesquisa científica; afinal, somos cientistas. E a ideia de que nossa pesquisa poderia influenciar a nutrição como ciência e política pública nos deixa empolgados. Mas o que isso tem a ver com você?

Levar nossa pesquisa a você de maneira que possa usá-la em seu benefício é o objetivo desta obra. Pelo prisma de nossa própria pesquisa, mostraremos como e por que as atuais orientações alimentares, bem como os livros e as informações sobre dieta disponíveis no momento, não têm como estar corretas, e por que você, enquanto indivíduo, talvez não possa contar com essas informações para cuidar de sua saúde e manter a dieta. Explicaremos como a ciência por trás dessas recomendações não consegue fornecer informações proveitosas e porque, na verdade, *não há como existir* uma dieta nem orientações adequadas a todo mundo. E forneceremos um sistema que você poderá usar para determinar exatamente quais alimentos *você* pode comer e quais provavelmente estão dificultando sua perda de peso ou a manutenção de sua saúde. As informações que você está prestes a obter funcionarão com qualquer filosofia alimentar que você já pratica. Siga você uma dieta onívora ou paleolítica, de baixo carboidrato, de baixa gordura ou vegana, estas informações vão personalizar seu programa alimentar de tal maneira que este só será relevante para você mesmo, e ninguém mais. Quais carboidratos são bons para você? Quais não são? Você logo saberá, exatamente como nós agora sabemos depois de praticarmos esse programa nós mesmos. Por exemplo, depois de fazer os testes, o doutor Segal descobriu que, apesar de um estilo de vida com baixo carboidrato lhe fazer bem, havia certos carboidratos, como os do sorvete, por exemplo, que não o prejudicavam e podiam ser incorporados à sua dieta sem que ele ganhasse peso ou seu desempenho atlético sofresse com isso. O doutor Elinav hoje precisa evitar o pão, mas pode comer quantos sushis quiser sem fazer sua glicemia disparar. Você pode tomar sorvete impunemente? É melhor não comer banana? Ainda pode curtir chá com torradas e manteiga? Logo você saberá.

Acreditamos que *A dieta personalizada* seja uma nova maneira de considerar, valorizar e aproveitar os alimentos e que forneça um novo conjunto de ferramentas para que possamos comer com o intuito de perder peso e manter a boa saúde. A comida e grupos inteiros de alimentos não são mais "bons" ou "ruins" para todos: aquele croissant acompanhado de uma xícara de café que você adora pode ser o desjejum perfeito para você, mas o arroz integral com legumes refogados talvez seja sua ruína. Pode ser que o filé gordo não lhe faça mal algum, mas não se pode dizer o mesmo dos tomates na sua salada. É possível que *você* se surpreenda com o que deve ou não comer. Pode ser que você também entenda por que determinada dieta que já tentou antes funcionou para um conhecido seu, mas não para você. Pode ser também que você fique aliviado ao saber que não ter conseguido perder peso até agora não é sua culpa, e sim um problema das informações equivocadas que recebeu.

A dieta personalizada é uma ciência acessível, uma nova maneira de pensar sobre a orientação nutricional, e oferece ferramentas práticas que você pode usar para determinar seu próprio progresso, para que possa começar a criar um programa alimentar individual, exclusivo e capaz de lhe devolver a saúde e o peso normal.

Neste livro, você aprenderá:

- **A ciência por trás da atual crise de saúde enfrentada pelos países desenvolvidos.** Mostraremos o que está acontecendo, provaremos que *está* acontecendo e mostraremos como isso afeta você e sua família.
- **O que você pensava saber e por que está errado.** Muitas crendices comuns a respeito da nutrição e da alimentação saudável não têm bases científicas e são nocivas a muitas pessoas. Explicaremos como isso é possível e quais são os equívocos mais comuns.
- **Qual é a importância do seu microbioma.** E é de fato importante. Explicaremos exatamente o que é esse ecossistema interno e por que ele é tão importante para sua saúde, seu peso e bem-estar.

- **Como funciona a glicemia.** O açúcar no seu sangue e a insulina formam um sistema complexo que responde a cada alimento que você decide comer e às atividades associadas a seu estilo de vida, como exercício e estresse. Esse sistema é responsável por manter um nível estável de açúcar no sangue, que é crucial para a perda de peso e a boa saúde metabólica. Explicaremos como a glicemia funciona, por que ignorá-la pode levar a doenças crônicas e como se pode aproveitá-la para melhorar a saúde.
- **Como personalizar suas refeições.** Aprenda a medir diretamente sua glicemia para determinar sua resposta pessoal aos alimentos prediletos, usando um simples kit de exame de sangue disponível em drogarias e *online*. Você terá um sistema de monitoramento, acesso a nosso aplicativo gratuito para dispositivos móveis e a ajuda necessária para analisar seus resultados, para que possa entender exatamente o que estes estão dizendo a respeito dos alimentos que são apropriados ou inadequados para você.
- **Como manipular a glicemia com truques alimentares e mudanças no estilo de vida.** Assim que souber como você reage a certos alimentos, você talvez consiga modificar sua resposta glicêmica com as dicas de alimentação e estilo de vida que compartilharemos com você. Voltar a ter o prazer de comer pão pode ser tão simples quanto mudar a hora do dia em que você o ingere, ou comer uma quantidade menor ou comê-lo com manteiga.
- **Como criar sua dieta personalizada.** Baseando-se em tudo que descobrirá com seus exames glicêmicos e com o que aprenderá neste livro, você poderá desenvolver uma estratégia de nutrição específica e direcionada, exclusiva para seu corpo, suas preferências e estilo de vida. Não será um regime,

no sentido de contar calorias e passar fome. Nada disso. Será uma maneira sensata de comer de acordo com suas respostas individuais aos alimentos. É você quem conta agora. É um alívio deixar todo esse dogma alimentar para trás, onde é o lugar dele, e encontrar o próprio caminho para o peso ideal e a boa saúde. Liberdade!

Ainda há muito a aprender neste novo e empolgante campo da nutrição personalizada. Apesar de ainda não termos todas as respostas – acabamos de começar a explorar essa nova fronteira –, este é o futuro da perda de peso e de uma saúde melhor. As pesquisas nutricionais mais recentes se concentram hoje nas dietas personalizadas, e aqueles que estão preparados para adotar esse conceito estarão na vanguarda de uma compreensão totalmente nova da alimentação.

E, já que somos cientistas, você pode ficar tranquilo, porque as informações neste livro se baseiam em ciência concreta, e não em platitudes científicas, muito menos em uma ciência malfeita, e sim em uma pesquisa bem montada que tem um argumento legítimo sobre nutrição para apresentar. Ao contrário de alguns livros sobre dietas que você talvez tenha lido, não opinaremos a respeito de nada que não tenhamos como respaldar com provas. Se não tivermos estudado o tema e se não tivermos opiniões bem informadas, não tentaremos adivinhar a resposta. Nosso interesse é o que a ciência tem a dizer a respeito da nutrição personalizada, e a ciência tem muito a dizer para nos manter todos ocupados e progredindo rumo ao futuro das dietas, onde não existem mais regras, a não ser aquelas que você criará para si mesmo com base nos dados concretos que mostraremos a você como coletar.

Portanto, de volta à pergunta original: "qual é a melhor dieta para os seres humanos?". Acontece que essa pergunta não é mais relevante. A pergunta que vale a pena responder agora é: "qual é a melhor dieta para *você*?". Entendendo como seu corpo responde à comida, você finalmente entenderá como calibrar sua dieta para ter mais disposição e uma saúde melhor, para reduzir o risco de desenvolver doenças e – até que enfim – perder peso da maneira mais fácil que você poderia imaginar.

PARTE I

Uma epidemia do século XXI e a solução da Nutrição Personalizada

CAPÍTULO 1

O caso do pão

Como você decide o que comer todos os dias? Talvez você pense nisso um bocado, ou talvez não, mas você provavelmente tem seus motivos para escolher um alimento, e não outro. Pode ser que tenha a ver com seus gostos pessoais. Você adora cenoura, mas não gosta de brócolis. Aprecia a aveia, mas tem aversão a ovos mexidos. Não consegue parar de comer cookies com gotas de chocolate, mas passa bem longe deles quando levam nozes. Ou pode ser que você decida o que comer preocupado com a saúde. Você tenta seguir as orientações genéricas, comer mais frutas e hortaliças, dar preferência às carnes magras sobre as gordurosas e aos cereais integrais sobre os refinados. Ou talvez você siga um programa alimentar específico porque quer perder peso ou se sentir melhor, ou então imagina que sua dieta ajudará você a superar um problema crônico de saúde. Talvez você siga uma dieta vegana, paleolítica, de baixa gordura ou de baixo carboidrato.

Muitos de nós provavelmente fazemos nossas escolhas baseados em mais do que simples gostos pessoais. Preocupamo-nos bastante com o excesso de peso, problemas de saúde, disposição ou desempenho atlético. Você talvez esteja entre a parcela da população que afirma "comer alimentos saudáveis", como ocorre com 75 por cento dos norte-americanos[1]. Mas será que sua dieta é tão saudável quanto você imagina? Pode ser que esteja seguindo uma dieta pensada especificamente para tratar um problema crônico ou alinhada com sua filosofia alimentar, mas tem certeza de que essa é a melhor dieta possível para você? O que você acharia se lhe disséssemos que comer de forma saudável provavelmente não é o que você imagina?

É bem provável que você nem sempre consiga ter completa certeza de que suas escolhas alimentares farão realmente alguma diferença no seu peso. A comida pode afetar sua disposição, resistência a doenças ou a probabilidade de você desenvolver uma doença relacionada à dieta? Você provavelmente desconfia que sim, mas como saber se está tomando as decisões que terão esses efeitos? Se suas tentativas de fazer dieta não tiveram êxito no passado, pode ser que você nem acredite mais tanto assim no sistema.

Já que pesquisamos a nutrição, ouvimos de muitas pessoas que elas se desiludiram com as dietas que tentaram. Acreditam que nada funcione no caso delas, ou que simplesmente não conseguem manter o regime, ou então passaram a duvidar de toda e qualquer promessa de boa saúde. Se você se identifica com essas pessoas, ficará interessadíssimo no que descobrimos recentemente em nossa pesquisa sobre o que *você* deveria ou poderia comer.

Questões sobre a dieta e seu efeito na saúde tornaram-se a força motriz de uma parte de nossas pesquisas mais inéditas e surpreendentes. Mas, antes de nos adiantarmos e passarmos aos nossos resultados, façamos um pequeno desvio. Vamos falar de pão.

PÃO: PASSADO E PRESENTE

Pode ser que você coma pão todos os dias ou pelo menos algumas vezes por semana. Pode ser que coma porque gosta ou porque acredita que o pão lhe faz bem. Pode ser que coma apesar de achar que o pão lhe faz mal. Pode ser que não coma de jeito nenhum, mas gostaria de poder comê-lo. O pão está fora de moda? Merece voltar à cena? Não importa o que você acha do "esteio da vida", a verdadeira pergunta é: o pão faz bem ou mal *para você* e seria possível um dia saber ao certo a resposta a essa pergunta?

Em primeiro lugar, o pão provavelmente é o alimento mais importante do planeta, portanto, antes de descartá-lo de cara, pense no fato de que durante 10 mil anos os seres humanos moeram grãos e usaram a farinha para fazer pão. Atualmente, bilhões de pessoas no mundo todo consomem algum tipo de pão (por exemplo, pães de forma, pães ázimos, pães sírios, *bagels* etc.), muitas vezes todos os dias[2]. O pão compõe aproximadamente dez por cento das calorias consumidas pelas pessoas[3]. Em algumas regiões do mundo, como no Oriente Médio, o consumo de pão (principalmente o barato pão sírio) pode exceder trinta por cento da ingestão calórica de uma pessoa! Seja qual for sua reação ao pão (se o adora, detesta ou crê que seja um alimento bom ou ruim), não há como negar sua difusão e influência no mundo.

O trigo, o grão mais comumente usado para fazer pão, foi vilipendiado recentemente em alguns livros populares sobre saúde, mas o cultivo do trigo foi um acontecimento crucial na revolução agrícola do Neolítico[4] e, hoje em dia, é o cereal mais cultivado no mundo todo. Somente os Estados Unidos produzem aproximadamente 750 milhões de toneladas de trigo por ano[5].

Não importa o que você pensa ou saiba a respeito do pão, é verdade (como muitos afirmam) que o pão feito há 10 mil ou menos 100 anos é muito diferente do pão manufaturado de hoje. Essas diferenças são fáceis de discernir:

1. Séculos de hibridização tornaram o trigo uma cultura cada vez mais bem-sucedida ao aumentar sua resistência a pragas e condições atmosféricas, mas essas mudanças no trigo também afetaram tudo que fazemos hoje a partir de seus grãos, com destaque para o pão. Além disso, o pão moderno tem mais glúten e amido, uma manipulação deliberada para torná-lo mais propício à panificação.
2. Boa parte do trigo hoje é cultivada usando-se fertilizantes químicos e pesticidas, diferente do que ocorria no passado.
3. Antigamente, o trigo e outros cereais eram moídos de modo a conservar boa parte do farelo e todo o gérmen e, portanto, a farinha usada nos pães continha muito mais nutrientes – entre eles fibras, vitamina B, ferro, magnésio e zinco[6] – do que a farinha extremamente refinada que hoje se costuma usar na panificação.
4. A técnica utilizada para levedar o pão é completamente diferente do que já foi um dia. Hoje, boa parte dos pães leva fermento biológico seco, uma prática que começou apenas há uns 150 anos[7]. É uma maneira muito mais rápida de fermentar o pão em comparação com os métodos tradicionais, que recorriam a culturas silvestres de leveduras (presentes no ar e no ambiente, e não retiradas de uma embalagem) para a fermentação natural, além de bactérias lácticas e acéticas[8]. O resultado era um pão exclusivo do ambiente em que era produzido, com propriedades bacterianas que o pão moderno não tem. A coisa mais próxima que temos hoje em dia é o pão de massa lêveda e fermentação natural, e algumas pesquisas mostraram que o consumo desse tipo de pão facilitava a absorção de minerais pelo corpo[9], o que é interessante, pois também existem pesquisas que mostram que o pão moderno reduz a absorção de minerais[10].

Considerando-se essas diferenças, não chega a surpreender que a suposição comum seja a de que o pão antigo era muito melhor para a saúde, dada sua proporção mais elevada de grãos integrais ricos em vitaminas e leveduras de fermentação natural. Também se supõe que o pão refinado e barato, produzido industrialmente a partir de farinha de trigo refinada e levedado com fermento biológico seco, é inferior em termos nutritivos ao pão integral de massa lêveda produzido artesanalmente.

Também existem aqueles que acreditam que qualquer pão, ou, na verdade, qualquer produto feito de cereais (mas particularmente aqueles que contêm uma proteína comum e de má reputação chamada *glúten*, que pode ser encontrada no trigo, no centeio e na cevada) é prejudicial à saúde.

Mas as pessoas que odeiam o pão não estão vencendo a briga. Mesmo com sua suposta qualidade comprometida e com as dietas da moda que tentam derrubá-lo, o pão continua a ser um alimento popular e difundido. Muitas pessoas que conhecemos comem pão por prazer e com a consciência pesada, mesmo achando que não deviam, simplesmente porque o adoram. Algumas pessoas dizem que, apesar de uma salada ser mais saudável, preferem um sanduíche, ou então acreditam que ovos, frutas ou toucinho formem um desjejum mais nutritivo, mas comem torradas mesmo assim. Outros ainda defendem o pão, mas dizem que, para que seja saudável, deve ser feito com grãos germinados, integrais ou sem glúten, ou então deve ser fermentado de maneira natural.

E aí? Quem está certo? Qual é a verdade? Alguns pães são melhores que outros ou deveríamos todos nos livrar dessa fixação global por pão?

Na condição de cientistas, muitas vezes pensamos em questões como essas e em como poderíamos delinear experimentos para encontrar as respostas. Já conduzimos pesquisas para responder a várias perguntas no campo da nutrição, e você vai ler a respeito delas neste livro, mas uma das mais interessantes tratava do pão. Queríamos saber:

1. O que acontece, em geral, quando as pessoas comem pão?
2. O que acontece quando as pessoas comem pão industrializado e o que acontece com essas mesmas pessoas quando comem quantidades idênticas de pão integral artesanal de massa lêveda?
3. O pão é um alimento saudável ou seu alto teor de carboidratos provoca uma elevação nociva da glicemia, contribuindo para a obesidade e o risco de desenvolver diabetes?

A primeira etapa desse experimento foi levantar os estudos até então disponíveis. Acontece que as conclusões das pesquisas que tratam de muitas dessas perguntas sobre o pão são ambíguas.

O que já sabemos a respeito do pão

Existem alguns estudos sobre o pão, e eles chegaram a algumas conclusões interessantes. Um deles sugeria que o consumo de pão teria reduzido o risco de morte por seja qual fosse a causa durante a pesquisa[11]. Parece uma promessa e tanto: coma pão e viva mais! Mas era apenas um estudo e, portanto, precisávamos investigar um pouco mais.

Outros estudos sugeriam que comer pão pode reduzir o risco de desenvolvimento de uma série de doenças e problemas de saúde, como:

- câncer[12];
- doença cardiovascular[13];
- diabetes melito tipo 2[14]; e
- síndrome metabólica[15].

Também se demonstrava que o pão melhorava:

- o controle glicêmico[16];
- o nível de colesterol[17];
- a pressão sanguínea[18];
- processos inflamatórios[19]; e
- função hepática[20].

Antes de você correr para a cozinha e preparar umas torradas ou chamar o garçom para trazer de volta o banido cesto de pães, vamos examinar essas informações com um olhar mais crítico. Esses estudos variam em relação à qualidade e ao rigor científico. Existem outros estudos que demonstram que o pão tem nenhum ou pouquíssimo efeito positivo ou negativo sobre indicadores clínicos de saúde[21,22,23,24,25], entre eles vários experimentos de larga escala que mostram não haver nenhum efeito benéfico significativo sobre indicadores de doenças[26,27,28,29,30].

E aí? Qual está certo? O pão é benéfico ou não? Passamos a nos concentrar no efeito que o pão poderia ter no microbioma, a comunidade bacteriana que vive no seu intestino, porque sabemos que a condição do microbioma afeta o estado de saúde. Trata-se de uma área de particular interesse para nós (falaremos mais sobre o microbioma no capítulo 5), e queríamos saber o que a pesquisa revelava. Não havia muita coisa disponível, mas um estudo mostrava que, em camundongos, os emulsificadores utilizados para manter leve e fresco o pão branco industrializado e moderno alteravam o microbioma intestinal de tal maneira que chegavam a provocar inflamação e obesidade[31]. Uma pesquisa com camundongos dificilmente é motivo para condenar o pão, e reconhecemos que se tratava de uma área que poderia se beneficiar com novos estudos.

Também encontramos pesquisas específicas sobre o pão de massa lêveda. Afirmava que este não só tinha um efeito positivo sobre a absorção de minerais como também ajudava o corpo a metabolizar melhor a glicose[32]. No geral, porém, tampouco havia muitas informações específicas sobre o pão de massa lêveda[33], e, mesmo que houvesse um volume maior, seriam suspeitas, pois o pão de fermentação natural é extremamente variável, dependendo das bactérias e dos fungos exclusivos do ambiente onde o pão é feito. Seria muito difícil isolar quais propriedades de determinado filão de massa lêveda teriam um efeito bom ou ruim. Mas, de novo, eram poucas as pesquisas. Como é possível sabermos tão pouco a respeito de um alimento tão difundido e querido? Parecia haver espaço no campo para novos jogadores e, por isso, decidimos fazer alguns experimentos em colaboração com nosso colega, o professor doutor Avraham Levy, um especialista em trigo e apaixonado por pães do Instituto Weizmann de Ciências, para ajudar a preencher as lacunas no nosso conhecimento a respeito do pão e seus efeitos sobre a saúde.

Projeto Intervenção dos Pães

Demos à nossa pesquisa o nome de Projeto Intervenção dos Pães. Nosso objetivo era verificar o que o pão faria às pessoas num ambiente controlado e, mais especificamente, verificar como o corpo das pessoas reagiria ao pão branco industrializado em comparação com o pão integral artesanal de massa lêveda. Acreditávamos que, com isso, responderíamos a algumas de nossas perguntas e jogaríamos alguma luz sobre a condição e o valor nutricionais do pão como o alimento mais popular do mundo.

A primeira coisa que fizemos foi escolher vinte pessoas saudáveis: nove homens e onze mulheres entre 27 e 66 anos. Nenhuma delas fazia regime naquele momento, não havia grávidas no grupo, nem pessoas que tomassem medicamentos ou que os tivessem tomado até três meses antes do estudo, e ninguém tinha problemas de saúde significativos, como diabetes, por exemplo.

Em seguida, separamos aleatoriamente os participantes em dois grupos: um grupo comeria o pão branco comercial (do tipo disponível em qualquer supermercado) todos os dias durante uma semana. O outro grupo comeria pão caseiro integral de massa lêveda todos os dias durante uma semana. Nenhum dos grupos comeria outros produtos feitos de trigo além do pão, e ambos comeriam apenas pão no desjejum, acrescentando-o a outras refeições a critério de cada um. Aí os dois grupos fariam uma pausa de duas semanas, quando então comeriam normalmente. Por fim, os grupos trocariam a dieta: o grupo que vinha comendo pão branco passaria a comer pão de massa lêveda por uma semana, e vice-versa. Durante o estudo, faríamos várias mensurações para verificar como as pessoas estavam respondendo química e bioquimicamente ao pão que consumiam. Monitoraríamos sua glicemia, a resposta a processos inflamatórios, a absorção de nutrientes e outros indicadores de saúde.

No caso do pão branco, fornecemos às pessoas do estudo uma marca popular e padrão de pão branco, para garantir que todas comeriam o mesmo pão. Para criar o pão de massa lêveda, contratamos um moleiro experiente para moer grãos duros e frescos de trigo vermelho e peneirar a farinha de modo a remover apenas as maiores partículas de farelo. Também contratamos um padeiro artesanal experiente para preparar o pão usando apenas essa farinha especial, água, sal e "massa velha", sem outros aditivos. A massa foi dividida e moldada, cresceu e foi assada em forno a lenha. A cada dois dias, levávamos esse pão integral de massa lêveda recém-assado aos nossos laboratórios para entregá-los aos participantes do estudo. O aroma era tão tentador que era difícil manter os membros da equipe longe do pão! Vimos que era uma batalha perdida e, por isso, depois da segunda entrega, passamos a encomendar mais pães só para a equipe.

Cada pessoa no estudo comia aproximadamente 142 gramas de massa lêveda ou 113 gramas de pão branco toda manhã (o que se traduzia exatamente em 50 gramas de carboidratos assimiláveis a cada refeição, para equacionar as coisas de modo que isso não se tornasse um complicador). Todos também receberam instruções para acrescentar pão às outras refeições tanto quanto possível. Em metade dos dias da semana, comiam pão puro pela manhã. Na outra metade, comiam pão com manteiga.

A quantidade de pão que demos aos participantes do estudo não era um exagero nem ultrapassava o que algumas pessoas talvez comessem, mas era mais pão do que os indivíduos em questão estavam acostumados a comer: a contribuição calórica média do consumo de pão antes do estudo no grupo experimental era de aproximadamente onze por cento, mas a intervenção elevou essa média a mais de 25 por cento. No entanto, a ingestão total de calorias na dieta individual continuou a mesma em todos os casos.

O que o pão faz às pessoas

Completado o período experimental, tínhamos agora um bocado de dados para analisar. A primeira coisa que investigamos foi como o pão, em geral, independentemente do tipo, afetava os exames de sangue e o microbioma de todos os participantes do estudo. A figura a seguir representa os resultados para o microbioma. Cada agrupamento representa o microbioma de uma pessoa; os grupos se espalham pelo gráfico porque o microbioma de cada indivíduo tem uma configuração única. As bactérias no seu intestino são bem diferentes das bactérias no intestino de outra pessoa, e esta é apenas uma maneira de mostrar isso. Dentro de cada agrupamento, a linha representa como o microbioma de cada pessoa mudou. Como se pode ver,

Esta é uma representação em baixa dimensão da composição do microbioma intestinal de 20 participantes

Os eixos não têm unidade e são arbitrários. Trata-se apenas de uma representação matemática em dois eixos da complexa composição de um microbioma, formado por centenas de espécies diferentes.

Cada elipse exibe quatro amostras (quatro pontos) de cada participante no decorrer da intervenção dos pães, antes e depois de comer o pão número 1 e antes e depois de comer o pão número 2. Observe que todos os pontos dentro de cada elipse (isto é, todas as amostras de cada participante) se agrupam, o que demonstra que as pessoas, em geral, conservaram seu microbioma singular do começo ao fim do estudo e da intervenção alimentar com o pão.

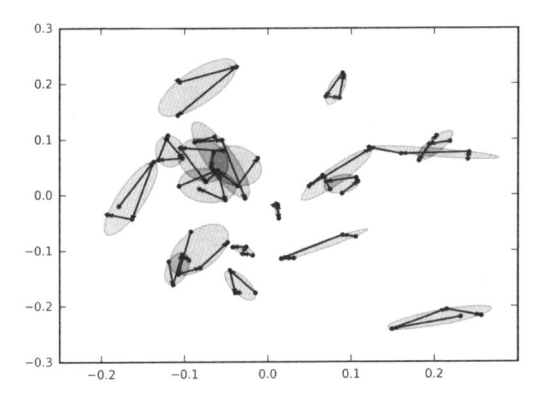

não existe um padrão. O microbioma sem igual de cada pessoa respondeu ao pão de maneira singular; alguns podem ser parecidos, mas não há dois idênticos. Além disso, as alterações no microbioma de cada pessoa se fizeram presentes e eram mensuráveis, mas não chegavam a ser significativas a ponto de mudar a tendência geral do microbioma individual. Em outras palavras, o pão afeta o microbioma, mas não o altera em demasia. Comendo pão, você vai mexer na sua flora intestinal, mas não a ponto de transformá-la na flora de outra pessoa: você manterá seu microbioma pessoal e "característico".

Um padrão que identificamos foi que, baseados nos dados que já tínhamos sobre consumidores de pão de longa data, após uma semana apenas, os microbiomas dos participantes de nosso estudo migraram na direção dos microbiomas das pessoas que já comiam muito pão há um bom tempo. Isso implica que o efeito de alterações de curto prazo na alimentação sobre o microbioma é um bom indicador do efeito que alterações de longo prazo na dieta teriam. Quanto mais tempo você comer assim, mais seu microbioma vai se adaptar nesse sentido e de maneira mais permanente. Mas as mudanças eram boas ou ruins? Isso já não era tão claro.

A principal informação que conseguimos com essa análise foi a confirmação de algo que já sabíamos: podemos modular o microbioma com base no que comemos. Saber como exatamente alimentos específicos alteram o microbioma é uma informação útil. Assim que soubermos quais configurações do microbioma são mais saudáveis, descobriremos como mudar nossos próprios microbiomas numa direção mais saudável usando alimentos específicos. Por sua vez, isso nos permitirá prescrever para nós mesmos dietas capazes de melhorar nossa saúde simplesmente mudando nossos microbiomas. Acreditamos que isso continuará a ser um campo estimulante de pesquisa e novas informações, além de ser um foco importante da personalização.

No entanto, neste momento, no que diz respeito a determinar se o pão, em geral, melhora ou degrada a saúde do microbioma, o veredito ainda não é definitivo. Os resultados foram diversificados demais para permitir conclusões definitivas, mas, como você logo verá, essa variabilidade ainda teria um papel decisivo em nossas conclusões finais.

Pão branco *versus* pão de massa lêveda

O que fizemos em seguida foi analisar os dados que mostravam como as pessoas responderam, comparativamente, ao pão branco industrializado e ao pão integral de massa lêveda. Assim como nós, você provavelmente supõe que comer o pão integral de massa lêveda seja melhor que comer o pão branco para a glicemia, a absorção de minerais, os processos inflamatórios e outros indicadores de saúde.

Nossa suposição estava errada. O resultado mais surpreendente que observamos nessa pesquisa foi que, em média, não havia *diferença significativa* entre o que o pão branco e o pão integral de massa lêveda faziam às pessoas: em *nenhum* dos indicadores clínicos, nem nas características do microbioma que examinamos. Colesterol, glicemia de jejum, pressão sanguínea, peso: nada. Quando analisamos nossos resultados gerais, vimos que eram praticamente idênticos para os dois tipos de pão. *Idênticos.* Nossos resultados experimentais pareciam implicar que não havia diferença entre os tipos de pão, e que não importa qual deles você coma, portanto você pode muito bem comer aquele que mais lhe apetece ou economizar comprando o mais barato.

Essa descoberta, porém, não fazia sentido para nós. Imaginamos que tínhamos deixado passar alguma coisa. Sabíamos que o pão integral continha mais nutrientes, menos produtos químicos e aditivos e mais leveduras benéficas que o pão branco industrializado, de fermentação rápida e cheio de conservantes. Como era possível que isso não se refletisse nos indicadores de saúde? Sabíamos que nosso estudo não acompanhava as pessoas por longos períodos, mas acreditávamos genuinamente que veríamos pelo menos uma leve migração dos indicadores clínicos numa direção benéfica no caso do pão integral de massa lêveda e numa direção nociva no caso do pão branco.

Descobrimos que, de fato, havíamos deixado passar uma coisa! Havíamos analisado as médias, mas as médias não exprimem toda a variação de respostas. Quando examinamos como cada participante respondera, percebemos que as médias mascaravam o caso realmente interessante do pão. De uma pessoa a outra, havia uma diferença profunda entre as reações aos dois tipos de pão, uma diferença que, ao que parecia, era imprevisível e, ainda mais importante, completamente individual. A maneira como uma pessoa reagia comparativamente ao pão branco industrializado e ao pão integral de massa lêveda era muito pessoal e, o que também era interessante, não correspondia a *nenhuma teoria geral da nutrição a respeito do pão*, fossem aquelas que diziam que o pão era bom ou aquelas que diziam que o pão era ruim. Quando a abordagem passava a ser individual, nada disso parecia ter importância.

Analisando os resultados mais de perto, descobrimos – como esperávamos – que algumas pessoas se beneficiavam mais quando comiam o pão integral de massa lêveda e sofriam efeitos mais adversos com o pão branco, mas outras pessoas *respondiam de maneira diametralmente oposta*, beneficiando-se mais com o pão branco e sofrendo efeitos mais adversos com o pão integral de massa lêveda. Algumas respondiam de maneira dramática a um pão ou outro, ou a ambos, ao passo que outras mostravam pouquíssimas diferenças em sua reação a um ou outro. Percebemos que não havia como fazer generalizações!

É sempre desconcertante quando os resultados da pesquisa em nada se parecem com o que você esperava que fossem e, a princípio, não sabíamos ao certo o que fazer com esses dados. No entanto, havia de fato algo que os dados aparentemente aleatórios e difíceis de interpretar respaldavam: nosso conceito inédito e inovador de nutrição personalizada.

O EFEITO PERSONALIZADO

Se a nutrição personalizada for uma realidade, isso quer dizer que um grupo de pessoas pode comer um produto específico e rico em carboidratos como o pão – que o senso comum nos diz que fará certas coisas com o corpo de acordo com o teor de carboidratos, vitaminas e minerais do alimento e a qualidade de seus ingredientes – e reagir de maneiras completamente ímpares. Quando o alimento é consistente e os resultados não – quando uma pessoa tem um pico de glicemia causado por um alimento que, numa outra pessoa, provocou uma resposta muito moderada –, só nos resta uma variável: a pessoa que ingere o alimento.

Isso coloca em dúvida tudo que pensávamos saber sobre a nutrição. Se o teor de carboidratos, vitaminas e minerais, e a qualidade dos ingredientes, não estão necessariamente relacionados a uma resposta consistente e previsível das condições de saúde, então que importância têm essas coisas? Significa que todos podemos comer o que bem entendermos?

A resposta abreviada é não. Só porque não conseguimos prever uma reação, não quer dizer que você, pessoalmente, não vá ter uma reação negativa a certos alimentos e, portanto, comer sem pensar na saúde não vai ajudar você e, na verdade, pode lhe fazer mal. O que descobrimos, porém, foi que seguir o consenso alimentar convencional, para não mencionar a última dieta da moda, *não* é a maneira de levantar quais alimentos são bons e ruins para você. Talvez *você* reagisse positivamente ao pão integral de massa lêveda, ou talvez não, mas, até você descobrir qual seria sua reação, em nada vai ajudar você militar em favor de comê-lo ou não comê-lo. Na melhor das hipóteses, suas chances de acertar na decisão de seguir ou não ideias preconcebidas a respeito de qualquer aspecto de sua dieta seriam de cinquenta por cento. O pão faz mal para você? Talvez faça, e talvez não. Mas você não vai encontrar a resposta nas orientações alimentares de outra pessoa.

O que sabemos até aqui então? Nosso Projeto Intervenção dos Pães confirmou alguns princípios fundamentais para nós, princípios que podem parecer completamente radicais se comparados ao consenso nutricional convencional:

1. O pão não é necessariamente um alimento ruim nem necessariamente um alimento bom.
2. Sem medir de fato os parâmetros do seu corpo, principalmente sua resposta glicêmica, você não tem como saber ao certo como reagirá ao pão.

Mas queríamos saber mais. Queríamos mergulhar de cabeça nos nossos dados e investigar realmente como o pão alterava os indicadores clínicos em cada participante de nosso estudo. Para examinar mais de perto as reações individuais, avaliamos especificamente as respostas glicêmicas. As reações individuais variavam de uma medida para outra, mas a glicemia costuma ser uma maneira excelente de determinar o efeito imediato da comida sobre a saúde, pois sofre alteração logo após a ingestão do alimento e também afeta diversos parâmetros clínicos, além de ser afetada por eles, como idade, peso, risco/evolução de doenças, nível de colesterol, pressão sanguínea e composição do microbioma. Isso faz da glicemia uma boa medida geral da resposta individual. Também sabemos que picos crônicos de glicose no sangue, provocados pela comida, podem prejudicar a saúde e aumentar o risco de obesidade, diabetes e doenças cardíacas, entre outros problemas, o que faz do açúcar no sangue um bom indicador de saúde e do risco de desenvolver doenças. Sabemos que uma glicemia estável, com variações suaves e discretas após uma refeição, pode reduzir o risco de desenvolver doenças crônicas e sua progressão. Mais adiante, mostraremos a você como medir e analisar sua resposta glicêmica à comida de maneira semelhante à que descrevemos nesta seção.

Em geral, como já mencionamos, não houve muita diferença entre os efeitos do pão branco e os do pão integral de massa lêveda sobre a glicemia. Contudo, quando examinamos os resultados mais de perto, vimos que algumas pessoas tinham elevações discretas de açúcar no sangue depois de comer pão, ao passo que outras tinham picos maiores, o que implica que, para algumas pessoas – as do primeiro caso –, é provável que o acréscimo de pão à dieta seja algo perfeitamente tranquilo e inofensivo. Também implica que para aquelas que sofreram picos de glicemia, o pão provavelmente não é uma escolha saudável. Pode ser que isso ainda pareça contraintuitivo para você. Como é possível que o pão faça bem para você, e não para mim? Mesmo assim, esse foi o resultado que obtivemos. Ainda mais interessante foi a diferença entre os pães. Ao compararmos o pão integral de massa lêveda ao pão branco comercial, vimos que, mais uma vez, no que se referia aos picos de glicemia, as diferenças entre as pessoas variavam bastante. Para algumas, o pão branco produzia um pico de glicemia mais alto do que o pão de massa lêveda. Mas, para outras, valia exatamente o contrário. Para ajudar você a visualizar isso, o gráfico a seguir mostra as respostas glicêmicas aos dois tipos de pão de duas pessoas diferentes do estudo. Como pode ver, as reações dessas pessoas foram, essencialmente, contrárias.

Exemplo de dois participantes do nosso estudo que tiveram respostas glicêmicas contrárias ao pão branco e ao pão de massa lêveda
(o participante do gráfico superior tem uma resposta mais elevada ao pão de massa lêveda; o do gráfico inferior, ao pão branco)

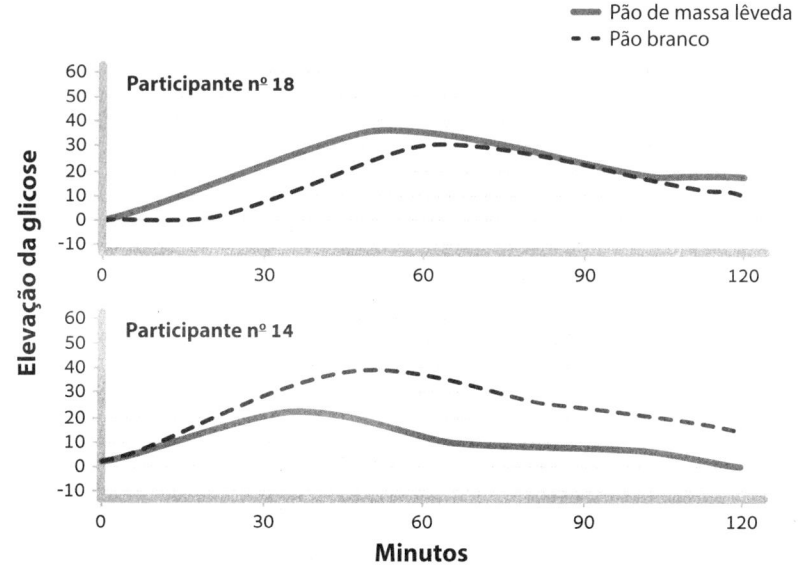

Também observamos outra tendência interessante: quanto mais complexa a refeição, maior era a variação na resposta glicêmica das pessoas. Por exemplo, a variabilidade de uma pessoa para outra no caso do pão branco puro era menor que a variabilidade no caso do pão branco com manteiga. O pão de massa lêveda é mais complexo graças aos grãos integrais e aos fermentos que leva, e isso produziu uma variabilidade ainda maior do que vimos no caso do pão branco com manteiga. Obtivemos a maior variabilidade na resposta glicêmica das pessoas com a opção mais complexa do estudo: pão de massa lêveda com manteiga.

Por último, você se lembra daquela figura apresentada anteriormente que mostrava as configurações singulares do microbioma de nossos participantes e suas respostas individuais ao pão? Essa informação acabou se revelando bem útil, porque nós a usamos para criar um algoritmo capaz de prever, utilizando apenas as amostras do microbioma, como a glicemia de um indivíduo qualquer responderia a cada tipo de pão. Pode ser algo que venha a se tornar muito útil no futuro, à medida que esse tipo de tecnologia se torne mais acessível (falaremos um bocado sobre o microbioma e sua influência no capítulo 5).

A partir dessa pesquisa, podemos formular hipóteses interessantes que são a alma de *A dieta personalizada* e vão nos acompanhar em todas as outras pesquisas e conclusões das quais trataremos neste livro. Alguns dos conceitos mais interessantes que nossa pesquisa sugere são:

- O pão não é necessariamente um alimento saudável para todas as pessoas. Pode provocar picos de glicemia capazes de predispor consumidores frequentes à obesidade, ao diabetes e a outros problemas de saúde.
- O pão não é necessariamente um alimento prejudicial para todas as pessoas. Pode não causar problemas de glicemia e talvez seja uma boa fonte de energia para algumas.

- O pão branco não é necessariamente "ruim" para algumas pessoas, mas pode ser uma decisão alimentar ruim para outras.
- O pão integral de massa lêveda não é necessariamente "bom" para todo mundo, mas pode ser uma opção saudável para alguns. E, acima de tudo, no que diz respeito a este livro e à saúde geral, ao bem-estar, ao controle de peso e à prevenção de doenças do leitor, *não há regra alimentar que se possa aplicar a todas as pessoas*.

Daniel A.

Sou aluno de pós-graduação no Instituto Weizmann de Ciências. O pão é a coisa que mais gosto de comer desde que me conheço por gente. Quando menino, achava irresistível o aroma de pão no forno. Quando me tornei adulto, minha busca por pães de alta qualidade virou um passatempo para mim e minha família. Por ser um "maníaco por saúde", passei a conhecer e frequentar com regularidade as padarias mais caras da minha cidade: costumava comprar pão fresco a caminho de casa, depois de um dia no laboratório. Particularmente, adorava o pão caseiro de trigo integral e evitava o pão branco, industrializado e barato dos supermercados. Não deixava essa coisa entrar em minha casa, porque sabia que era um substituto inferior e nocivo do pão *de verdade*. É uma crença comum entre meus conhecidos. Lembro-me da gritaria na escolinha do meu filho quando a professora serviu pão branco às crianças no almoço.

Quando ouvi falar do Projeto Intervenção dos Pães, eu me inscrevi para participar, convicto de que o pão integral caseiro e saudável mostraria sua superioridade. Durante algumas semanas, recebi o delicioso pão caseiro de massa lêveda, feito com os melhores e mais saudáveis ingredientes que se podiam encontrar. Algumas semanas depois, tive de comer o barato e terrível pão branco. Os sacrifícios que fazemos pela ciência...

Aí chegaram os resultados. Fiquei profundamente surpreso ao ver que minha resposta glicêmica ao pão branco era muito mais baixa que minha resposta ao saudável pão artesanal! Torci para que fosse um erro, mas os resultados foram consistentes durante todos os dias nos quais comi o pão "bom". Não restava dúvida de que fazia subir bastante meu nível de açúcar no sangue, mas isso não acontecia no caso do pão do supermercado. O sortudo do meu colega de laboratório que também participou do experimento teve resultados diametralmente opostos aos meus! Estaria enganado esse tempo todo? Cadê a justiça neste mundo?

É triste, mas, diante dessa informação, acabei reduzindo o que, admito, era um consumo exagerado de pão da minha parte, mas agora tenho uma nova obsessão. Estou fascinado com esse conceito de "nutrição personalizada" e mal posso esperar para descobrir que outras surpresas meu corpo (e sua flora intestinal) vem guardando para mim.

Antes do estudo, acreditávamos que o caráter saudável de um alimento era inerente, mas isso se revelou apenas parcialmente verdadeiro. O que parece ser igualmente importante, se não mais, é que diferenças singulares nas pessoas – estado de saúde, peso, idade e microbioma característico, entre outras coisas – são grandes determinantes da resposta glicêmica a certos alimentos.

Para você, isso talvez signifique que a maneira como encara sua dieta – como escolhe o que comer – poderia **mudar** completamente. Os alimentos que você anda evitando por **achar que** lhe fazem mal podem não ser prejudiciais para você. E os alimentos que você se obriga a comer por achar que lhe fazem bem talvez sejam, na verdade, danosos à sua saúde. Não seria ótimo? Como veremos, isso aconteceu com muitas pessoas em nossos estudos e mudou não só suas dietas, mas também suas estratégias para perder peso, estado de saúde e sua vida.

Bem-vindo a *A dieta personalizada*. Estamos prestes a apresentar a você um novo e radical paradigma nutricional que tem tudo a ver com a maneira como suas decisões alimentares afetam *você*. Tão logo o compreenda e saiba como botá-lo para trabalhar por você, sua dieta talvez nunca mais seja a mesma.

CAPÍTULO 2

Problemas (de saúde) modernos

Sarah e David, um casal em meados dos quarenta anos, são bons amigos nossos. Têm formação superior e conhecem as "regras" de saúde convencionais, porque assinam várias revistas de saúde e assistem a programas de tevê relacionados à saúde. Também discutem dicas e hábitos de alimentação saudável com amigos de formação semelhante, pois esse assunto parece interessar quase todos que eles conhecem. Os dois estão moderadamente acima do peso, mas, até aí, a maioria das pessoas que eles conhecem também está e, portanto, o casal não considera seu peso uma questão de saúde urgente.

Mesmo assim, tentam fazer o possível para perder os quilinhos extras. David tem pressão alta e a médica de Sarah acabou de lhe dizer que ela pode estar a caminho de desenvolver diabetes, portanto eles procuram evitar o excesso de sal, gordura e açúcar. Sentem-se bem, em geral, a não ser por um pouco de fadiga, e, como muitos de seus amigos têm os mesmos problemas, os dois acham que seu atual estilo de vida provavelmente vai mantê-los bem e – torçamos – vivos durante muito tempo.

Geralmente, acordam cedo para ir trabalhar, apesar de algumas vezes ficarem acordados até tarde respondendo a e-mails profissionais ou assistindo a seus programas de tevê prediletos. Sarah prepara uma jarra de café para os dois e tira do armário uma tigela cheia de pacotinhos de adoçante artificial, para o café, porque estão tentando reduzir o consumo de açúcar. Comem granola com leite magro, porque leram que os cereais integrais são bons no café da manhã e é bom evitar as gorduras. Ambos estão convictos de ingerirem quantidades razoavelmente pequenas de calorias e gorduras.

Sarah não deixa o consultório na hora do almoço e manda vir um simples sanduíche de frango grelhado, sem queijo nem maionese, e batatinhas assadas; ao passo que David sai para um almoço de trabalho com os colegas e desfruta de dois sushis, sem shoyu, para não elevar o consumo de sódio, e uma salada temperada, sem gorduras. Os dois tomam refrigerante dietético para reduzir ainda mais as calorias e evitar o açúcar.

Voltam a se encontrar em casa, para o jantar, depois de um longo dia de trabalho. David assa na grelha um pouco de frango, peixe ou, às vezes, hambúrgueres vegetarianos a base de soja, enquanto Sarah prepara uma salada com quinoa e abre uma garrafa de vinho. Após o jantar, eles assistem à tevê durante algumas horas. Sarah tem vontade de tomar sorvete, mas repete para si mesma que é melhor não, e David deseja avidamente um pacote de salgadinhos de batatas fritas, mas não quer agravar o problema de pressão.

David pega no sono diante do aparelho de tevê, mas Sarah fica acordada até tarde, arrumando a casa e respondendo a mais e-mails de trabalho. Ela vai para a cama com fome, mas também se sente virtuosa, pois não cedeu a seus anseios por comida "ruim". Ela espera que, na manhã seguinte, tenha perdido de 500 gramas a um quilo. Decide que vai se pesar assim que acordar, e mais uma vez depois da aula de ioga no dia seguinte.

David acorda no meio da noite, com a tevê ainda ligada e em volume alto. A caminho da cama, entra na cozinha e come algumas fatias de pão sem manteiga ou similares para aplacar a fome, aí fica deitado e desperto na cama mais uma hora, tentando pegar no sono. Pelo menos não se entregou às batatinhas! Acha que amanhã, se não estiver muito cansado, talvez vá à academia.

Sarah e David representam bem o estilo de vida moderno. Têm acesso a uma grande diversidade de alimentos, mesmo àqueles considerados "decadentes", com excesso de gorduras e açúcares, e aos "virtuosos", aqueles sem gordura, com baixo teor de sódio ou adoçados artificialmente. Têm bons empregos e renda suficiente para gastar com supérfluos. Têm uma casa confortável, com todas as comodidades modernas, assistência médica, entretenimento e um grande círculo de amigos e familiares. Também têm acesso à tecnologia, seja para trabalhar, obter prazer ou aprender a respeito de qualquer coisa pela qual se interessem. Têm vários aparelhos de tevê e computadores, cada um deles tem um smartphone e, obviamente, têm acesso constante à internet, para procurar as respostas a praticamente todas as perguntas que tiverem sobre a vida, a saúde e a perda de peso. Sarah e David têm todas as oportunidades. São inteligentes, instruídos e têm a sorte de viver neste mundo moderno.

Então por que os dois estão acima do peso e apresentam fatores de risco de doenças crônicas graves?

O QUE SABEMOS A RESPEITO DA SAÚDE

A maioria de nós tem a sorte de estar vivo neste momento, no século XXI, com suas vastas oportunidades e seus vastos recursos. Nunca antes na história da humanidade soubemos tanto, aprendemos tanto ou nos beneficiamos tanto dos produtos e resultados da exploração, investigação e invenção humanas. Desde que os seres humanos tentaram pela primeira vez entender o mundo a seu redor, o progresso não parou mais e, quanto mais nos dedicamos a ele, mais aprendemos. Desde a invenção da roda à descoberta da gravidade, das viagens de carro às viagens espaciais, os seres humanos continuam a observar, teorizar, inventar, inovar e expandir os limites do conhecimento.

Saúde e longevidade são temas nos quais avançamos significativamente. Os seres humanos gostam de estudar a si mesmos e isso levou a uma nutrição melhor, a ambientes mais seguros e ao desenvolvimento de fármacos sofisticados e intervenções cirúrgicas para o tratamento de doenças e lesões. Entendemos o que são vitaminas e minerais e de quais deles precisamos e em qual quantidade para prevenir problemas como escorbuto, raquitismo e anemia. Entendemos que o cálcio fortalece os ossos e dentes e que as proteínas formam músculos e outros tecidos. Sabemos que movimento e oposição geram força e resistência, e sabemos que devemos nos mexer, alongar e levantar pesos para aumentar a musculatura e fortificar os ossos. Aprendemos que coisas como cintos de segurança nos carros e cautela quando há armas de fogo por perto mantêm mais pessoas vivas e a maioria dos países instituiu leis que estimulam práticas como essas.

Para prevenir e tratar infecções, que costumavam matar milhões de pessoas[1], hoje temos os antibióticos. Temos um suprimento público de água saneada. Os médicos podem tratar o câncer com cirurgias, radioterapia, quimioterapia e, nos últimos tempos, imunoterapia. Para tratar um ataque cardíaco, os médicos muitas vezes são capazes de emendar os vasos do coração, de modo que este continue a bater ainda durante muitos anos. Tomamos tudo isso como certo, embora nossos avós ou bisavós não tivessem acesso a nenhum desses "luxos".

Também descobrimos coisas assombrosas sobre como o cérebro humano funciona e envelhece. Aprendemos que todo corpo humano abriga bilhões de bactérias no trato gastrointestinal, na pele e em todos os outros lugares não estéreis, e que essas bactérias têm um efeito significativo sobre a saúde e o bom funcionamento do organismo. Mapeamos o genoma humano, e o preço do sequenciamento de DNA caiu mais de um milhão de vezes em apenas uma década (em 2001, por exemplo, custava mais de 1 bilhão de dólares para sequenciar o genoma de um ser humano; hoje, custa menos de mil dólares). Inovações tecnológicas permitiram aos biólogos passar do estudo de genes isolados para o estudo do código genético no âmbito de sistemas biológicos inteiros. Muitas outras descobertas científicas úteis e inovadoras já aparecem no horizonte. É emocionante estar vivo nesta época em que novas descobertas ocorrem diariamente.

Mas todo esse progresso tem um lado tenebroso. Considerando tudo que realizamos e tudo que sabemos, talvez seja surpreendente que também estejamos testemunhando, ao lado de nossos progressos na área de saúde, a uma elevação dramática, mundial e sem precedentes de doenças metabólicas como a obesidade e o diabetes. Justo quando a ciência sobrepujou tantos problemas de saúde humanos, as doenças metabólicas ocorrem numa escala e magnitude nunca antes vista na história humana.

O que é uma doença metabólica?

Doença metabólica é qualquer doença relacionada a uma disfunção no processo pelo qual o corpo gera energia a partir da comida. Essa disfunção afeta a capacidade das células de executar reações bioquímicas cruciais que envolvem o processamento, transporte ou absorção de proteínas (aminoácidos), carboidratos (açúcares e amidos) e lipídeos (ácidos graxos). Essa disfunção pode induzir vários desequilíbrios bioquímicos, como resistência à insulina, pressão sanguínea elevada, colesterol alto e níveis elevados de triglicérides. Essas condições são fatores de risco da obesidade, do diabetes e de doenças cardiovasculares, e também foram implicadas em outras doenças, como câncer[2], mal de Alzheimer[3], Parkinson[4] e esteatose hepática[5]. Em resumo, a disfunção metabólica cria o risco de morte prematura e menor qualidade de vida no mesmo momento histórico em que a ciência está sobrepujando tantos problemas relacionados à saúde humana.

Efeitos das doenças metabólicas e consequências para a saúde

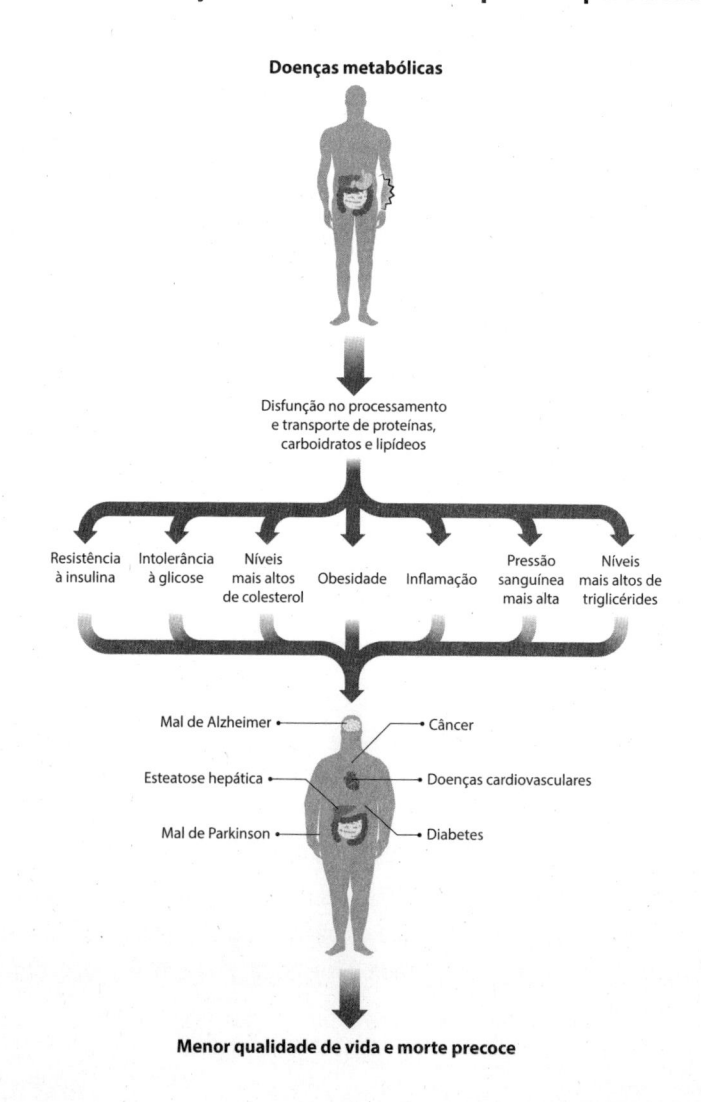

Doenças metabólicas

↓

Disfunção no processamento e transporte de proteínas, carboidratos e lipídeos

↓

Resistência à insulina | Intolerância à glicose | Níveis mais altos de colesterol | Obesidade | Inflamação | Pressão sanguínea mais alta | Níveis mais altos de triglicérides

↓

Mal de Alzheimer • Câncer
Esteatose hepática • Doenças cardiovasculares
Mal de Parkinson • Diabetes

↓

Menor qualidade de vida e morte precoce

As doenças metabólicas são muito reais e comuns. Quem vive hoje nos Estados Unidos tem quase setenta por cento de chance de estar acima do peso e quase quarenta por cento de chance de ser obeso[6]. Não são só os Estados Unidos que estão engordando. Globalmente, a incidência de obesidade mais do que dobrou desde 1980 e, em 2014, mais de 1,9 bilhão de adultos – ou 39 por cento da população mundial, estavam acima do peso e, dentre esses, 600 milhões eram obesos. De fato, a maior parte da população mundial hoje vive em países onde estar acima do peso ou ser obeso contribui para a morte de mais pessoas do que a subnutrição e a inanição[7].

Também há quase quarenta por cento de chance de um cidadão norte-americano ser pré-diabético e mais de nove por cento de chance de já ter diabetes neste momento, um valor que quase dobrou desde 2014[8]. O diabetes geralmente só é diagnosticado muitos anos depois de se instalar[9]. É mais provável esse cidadão morrer de doenças cardíacas do que por qualquer outro motivo, vivendo ou não num país desenvolvido[10]. A síndrome metabólica, um aglomerado de condições que incluem obesidade abdominal, colesterol alto, pressão alta e diabetes, é praticamente uma epidemia nos Estados Unidos, com mais de um terço da população afetada desde 2012[11], e a síndrome metabólica é um fator de risco conhecido das doenças cardiovasculares.

As doenças cardiovasculares *per se* causam 17,3 milhões de mortes por ano no mundo todo. E se a doença cardíaca não matar nosso norte-americano, então a causa seguinte e mais provável de morte será o câncer, com a expectativa de diagnóstico de mais de 1.688.780 novos casos nos Estados Unidos em 2017 (não incluindo os dois tipos menos invasivos de câncer de pele)[12]. Em 2010, 33 milhões de pessoas no mundo todo sofreram um acidente vascular cerebral[13], e a esteatose hepática não alcoólica hoje é considerada a doença hepática mais comum no mundo desenvolvido, ocorrendo com uma incidência digna de epidemia[14]. Vinte por cento dos norte-americanos têm esteatose hepática, incluindo 6 milhões de crianças[15]!

Obesidade nos Estados Unidos
(Entre adultos de 20 a 74 anos)

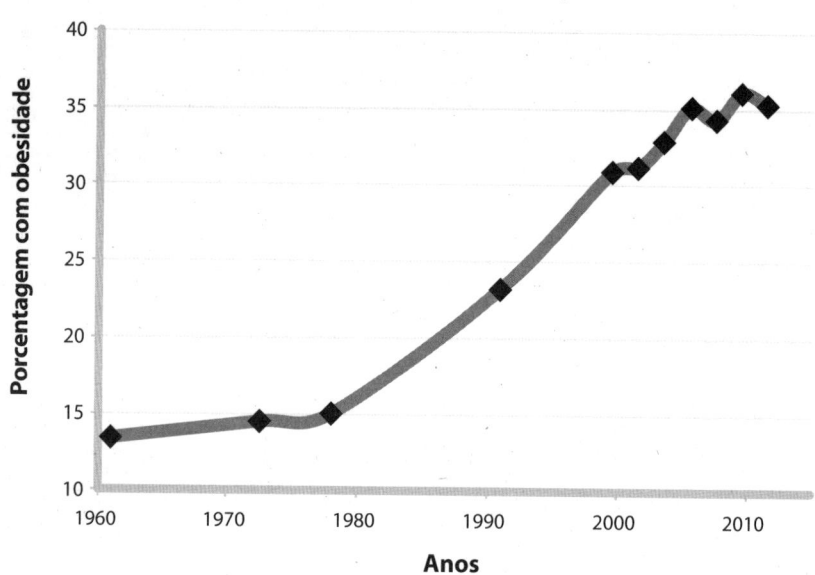

Diabetes nos Estados Unidos

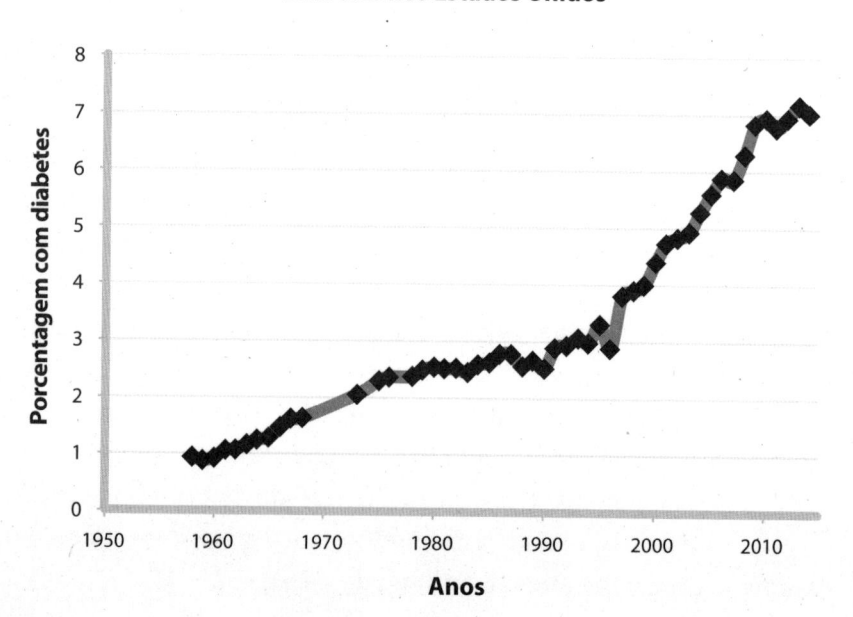

As doenças neurológicas também são um grande problema nos Estados Unidos. Em 2016, mais de 5 milhões de norte-americanos sofriam do mal de Alzheimer[16] e 1 milhão, do mal de Parkinson, com cerca de 60 mil novos casos por ano[17].

Isso não tem precedentes e é preocupante. Um século atrás, as três maiores causas de morte eram pneumonia, tuberculose e diarreia/enterite. Cem anos depois, são as doenças cardíacas, o câncer e os acidentes vasculares cerebrais. Em 1958, 1,6 milhão de pessoas nos Estados Unidos foram diagnosticadas com diabetes, e hoje esse número é de 21,9 milhões[18]. Entre 1960 e 2014, o peso médio de um homem nos Estados Unidos passou de 75 para 89 quilos, e o peso médio de uma mulher aumentou de 64 para 77 quilos[19,20].

É irônico, para não dizer trágico, que numa era de vasto conhecimento e progresso veloz da medicina, estejamos diante de uma elevação tão dramática na incidência dessas doenças metabólicas, doenças que comprometem de maneira tão drástica a qualidade de vida e que nós sabemos ser evitáveis por meio de mudanças simples no estilo de vida. Alterações graduais na composição genética humana e em fatores ambientais capazes de afetar a expressão gênica poderiam ser um fator, mas não teriam influência suficiente para provocar mudanças tão dramáticas na saúde humana. É verdade que a expectativa de vida global vem aumentando desde 1990, ao passo que a taxa de mortalidade em função de doenças infecciosas continua a cair[21], mas o aumento da expectativa de vida não explica a epidemia de doenças metabólicas. A incidência de doenças crônicas é maior do que nunca em todas as faixas etárias: não está afetando apenas as pessoas que chegam à casa dos oitenta anos. Dolorosamente, a próxima geração também corre grandes riscos, pois mais de 17 por cento das crianças norte-americanas hoje sofrem de obesidade e problemas associados, desde diabetes e colesterol alto a esteatose hepática. Qual poderia ser a causa da epidemia que vem

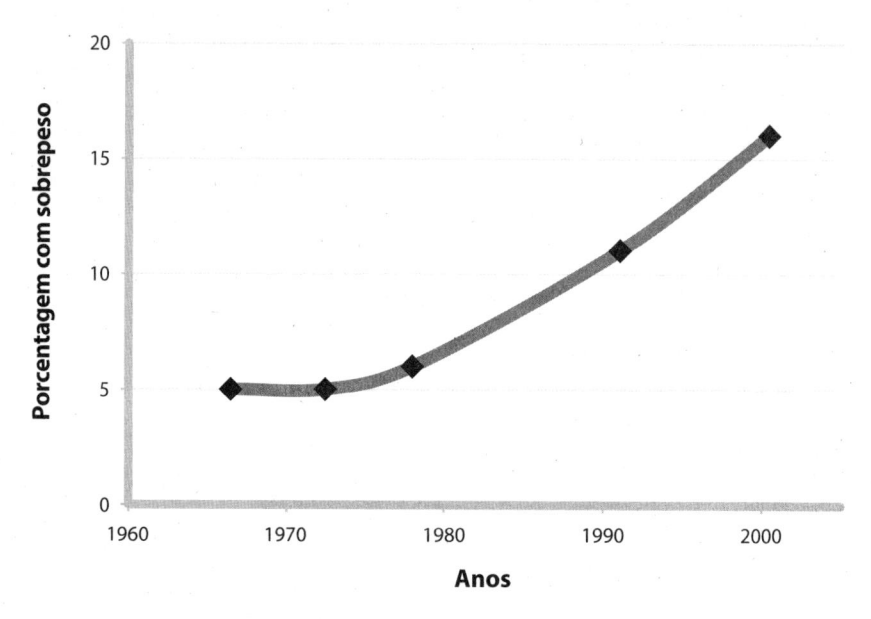

Sobrepeso entre adolescentes de 12 a 19 anos nos Estados Unidos

[Gráfico: Porcentagem com sobrepeso × Anos. Valores aproximados: 1966: 5; 1972: 5; 1978: 6; 1990: 11; 2000: 16.]

arruinando nossas conquistas e nosso progresso significativo na medicina e na área da saúde?

Achamos ter a resposta. Acreditamos que o mesmo progresso que tem sido tão benéfico para a humanidade também é a causa deste problema moderno. O progresso implica mudança, para o bem e, às vezes, para o mal. Acreditamos e demonstraremos que algumas mudanças que fizemos em nosso ambiente e modo de vida, graças em grande parte ao progresso e a nossos avanços científicos, tecnológicos e industriais, provocaram essa ascensão das doenças metabólicas. Toda essa facilidade e comodidade contribui para que optemos por estilos de vida que estimulam péssimas condições de saúde, mais poluição, mais ingredientes artificiais na comida, maior sedentarismo, menos horas de sono adequado e cada vez mais isolamento social. Além disso, a disseminação desenfreada de informações errôneas (graças, particularmente, à internet), sejam baseadas em interpretações equivocadas da ciência ou numa ciência equivocada, podem levar a condições e decisões que comprometem a saúde. Mas também acreditamos que aquilo que a ciência desencaminhou, a ciência também pode endireitar. Examinando o problema e entendendo melhor os obstáculos que enfrentamos, temos certeza de que podemos encontrar soluções.

Guy R.

Fiquei sabendo do estudo do Weizmann sobre nutrição personalizada por meio de minha esposa e decidi me inscrever para participar. Estava acima do peso, mas não sabia que tinha outros problemas de saúde. Depois do estudo, disseram-me que minhas respostas glicêmicas eram anormais e estavam dentro da variação esperada para um pré-diabético. Também descobri que vários alimentos que eu normalmente ingeria, como o pão sírio e o arroz, elevavam meu nível de glicose, mas outros alimentos de que eu gostava, como cerveja, chocolate e homus, não. Recebi um cardápio baseado nos meus exames e passei a segui-lo. Fiquei surpreso com a facilidade de acompanhar a dieta, provavelmente porque me deixava comer várias coisas que eu adorava. Em algumas semanas, perdi dez quilos e voltei a meu peso normal, e meus exames de sangue mostraram que minha glicemia estava de volta ao intervalo normal, não pré-diabético. Isso mudou completamente meus hábitos alimentares e provavelmente me salvou do diabetes!

Mudanças de estilo de vida no século XXI: novo e melhorado?

Não romantizamos o passado: temos orgulho de estar na vanguarda do progresso científico. Mas também estudamos, especificamente, como certos aspectos da vida moderna levam a problemas de saúde. Vamos montar a cena examinando algumas mudanças de estilo de vida pelas quais todos nós passamos – e que nada têm a ver com a dieta –, para ver o que estão fazendo conosco e o que podemos fazer a respeito.

Como o sono mudou

Não dormimos mais como costumávamos dormir. Na verdade, os padrões de sono modernos são distintamente diferentes do que eram no caso de nossos ancestrais, que continuavam ativos enquanto houvesse luz do sol, aí passavam algumas horas tranquilas à luz do fogo depois do ocaso, seguidas por um sono prolongado até o sol voltar a nascer. Esse padrão de acompanhar o ciclo de claro/escuro persistiu por milhões de anos e ditou o desenvolvimento de todos os organismos vivos. No entanto, há menos de duzentos anos – uma fração de tempo na escala da história humana – convivemos com a luz elétrica e as viagens de longa distância, não mais dependentes de ciclos de luz naturais. Essa mudança rápida e dramática perturbou nosso ritmo circadiano, ou o ciclo natural de sono/vigília que existe em todas as células e todos os órgãos de nosso corpo. Essa perturbação levou a alguns problemas de saúde importantes, e tudo começou com a luz elétrica.

O que é ritmo circadiano?

O ritmo circadiano é o ritmo interno ou ciclo de sono/vigília/alimentação de todos os seres vivos (humanos, animais, até mesmo plantas e bactérias). Está ligado ao ciclo de 24 horas do sol e se baseia na exposição à luz. Os seres humanos (e outros animais) têm mecanismos inatos para perceber a luz, detectada principalmente pela retina[22], que envia sinais ao cérebro para influenciar esses "relógios" internos[23]. É por isso que as pessoas tendem a ficar sonolentas no escuro e despertas na luz (vale o oposto para alguns animais noturnos). O incrível é que nosso cérebro tem esses "reloginhos" regulando nosso comportamento físico e, nas últimas duas décadas, a ciência descobriu que cada célula e órgão de nosso corpo exibe um relógio próprio[24]. Temos, portanto, milhões de relógios tiquetaqueando em nosso corpo o tempo todo, perfeitamente coordenados entre si para realizar as atividades certas em horas diferentes do dia. Coletivamente, o relógio do cérebro (designado o *relógio central*) e todos os outros milhões de relógios (os *periféricos*) determinam nosso ritmo circadiano saudável.

Os ritmos circadianos nos afetam de várias maneiras, desde mudanças bioquímicas internas que sinalizam os comportamentos de sono/vigília, à maneira como construímos toda a nossa sociedade – a maioria de nós acorda de manhã, vai trabalhar com luz e, quando o sol se põe, começamos a pensar em ir para a cama. Os ritmos circadianos são individuais e podem ser determinados por fatores genéticos e comportamentais, mas também são sensíveis a alterações importantes originárias de nosso ambiente. Por exemplo, a mudança repentina em nossos hábitos (como, por exemplo, ao tomarmos um voo de longa distância que atravessa vários fusos horários) induz a distúrbios graves em nosso ritmo circadiano, mas, passado algum tempo, nosso corpo se ajusta ao novo padrão ambiental de luz/escuridão e retoma seu ritmo circadiano normal. Por outro lado, as pessoas que trabalham à noite mudam constantemente seu ambiente, de maneira que seus corpos não conseguem se ajustar. Mesmo que trabalhem à noite e durmam de dia, estão expostas a ciclos de luz contrários. Nossa própria pesquisa e estudos de outros cientistas demonstram que viver num ciclo circadiano tão alterado por longos períodos de tempo predispõe as pessoas a graves problemas de saúde.

A maneira como trabalhamos e dormimos é muito diferente da maneira como nossos ancestrais viviam, quando a única luz à noite vinha da lareira ou das velas e a manhã raiava sem passar por cortinas blecaute nem máscaras de dormir. Nós, por outro lado, temos a luz elétrica para iluminar nossos ambientes como se fosse dia, mesmo no meio da noite. Temos as telas dos televisores, computadores e smartphones para manter nossos olhos focados na luz e nosso cérebro empenhado em trabalhar ou socializar em horários nos quais nossos ancestrais já estariam dormindo há tempos. Desde a invenção da lâmpada em 1879, nossa dependência do sol tem se tornado cada vez menos uma necessidade cultural, se não biológica. Não somos mais compelidos a viver de acordo com nosso ritmo circadiano. Controlamos a iluminação de nosso ambiente (ou é ela que nos controla?). Além disso, hoje somos capazes de mudar de um padrão de claro/escuro para outro diametralmente oposto em questão de horas com as viagens de longa distância. Apesar de o *jet lag* ser normalmente tolerável, quem voa com frequência se expõe aos mesmos distúrbios do ritmo circadiano e aos riscos de saúde associados às pessoas que trabalham à noite.

Sem dúvida alguma, fazemos bem mais coisas desse jeito, e nossas vidas sociais provavelmente são mais interessantes, mas há um preço a pagar pela comodidade que nos permite fazer o que bem entendermos a qualquer hora do dia ou da noite. A luz – qualquer luz, seja solar, elétrica ou a das telas – interfere em nossa produção de melatonina[25].

Como o cérebro bota você para dormir

A melatonina é um hormônio produzido pela glândula pineal em nosso cérebro que ajuda a regular o sono e a vigília, bem como os ciclos de outras funções corporais. O funcionamento do cérebro e os ciclos de sono compartilham alguns sistemas de neurotransmissores e, portanto, um distúrbio do sono pode afetar a capacidade cognitiva e a função metabólica[26]. Algumas pessoas tomam suplementos de melatonina para ajudá-las a dormir, mas é questionável se isso pode ou não chegar perto de reproduzir o que acontece no caso da exposição natural à luz do sol e à escuridão[27]. Algumas pessoas dizem que isso funciona para elas, mas não há ainda prova científica e concreta.

Feito uma bola de neve que só faz crescer ao descer o morro, o distúrbio na produção de melatonina perturba o ritmo circadiano, o que perturba uma cascata de processos hormonais, que, por sua vez, podem levar a doenças e disfunções. Por exemplo, o distúrbio circadiano em pessoas que trabalham à noite por períodos prolongados (médicas, enfermeiras e soldados) foi relacionado a um aumento na incidência de câncer de mama, provavelmente porque a perturbação do ritmo circadiano afeta a produção de estrogênio e o funcionamento dos receptores de estrogênio[28,29,30]. Doenças psiquiátricas e neurodegenerativas, como depressão e demência, estão intimamente ligadas à perturbação dos ciclos de sono[31], e o distúrbio do ritmo circadiano também foi associado ao transtorno depressivo maior[32] e a alguns outros tipos de depressão[33]. Baixa imunidade, doença cardiovascular e muitos outros problemas de saúde[34] também são mais prováveis em casos de distúrbio do ritmo circadiano. Acima de tudo, as pessoas que mantêm um estilo de vida que envolve a perturbação crônica do ciclo de sono/vigília correm um risco significativo de desenvolver obesidade, diabetes tipo 2 e suas complicações[35,36].

A questão de como o distúrbio do ritmo circadiano afeta a saúde nos interessava e conduzimos nossa própria pesquisa sobre o tema, examinando especificamente o microbioma (e a flora intestinal humana, da qual falaremos mais no capítulo 5) e como ele responde às perturbações do ritmo circadiano[37]. Estudamos camundongos em condições que imitavam o *jet lag* agravado, mudando suas condições de luz e padrões de alimentação para perturbar seu ritmo circadiano. Também estudamos pessoas que enfrentavam o verdadeiro *jet lag*. Os resultados foram interessantes. Falaremos mais sobre esses estudos, mas uma das descobertas mais interessantes foi que o próprio microbioma – a coleção de bactérias no intestino – segue um ciclo circadiano próprio que entra em sincronia com o relógio da pessoa. Em outras palavras, você é afetado pelo seu próprio ritmo circadiano, bem como pelo ritmo circadiano sincrônico das bactérias que vivem no seu intestino[38].

Sabemos que o problema também tem um componente genético. Descobrimos na pesquisa que existem genes em nossas células que servem de relógio. Descobrimos que, quando esses genes são suprimidos nos camundongos, perde-se a ritmicidade do microbioma. Parece que esses relógios internos são afetados por vários parâmetros e também afetam vários problemas de saúde.

Portanto, a perturbação do seu ritmo circadiano perturba o ritmo circadiano das bactérias do seu microbioma, e isso parece ser uma das principais causas de intolerância à glicose e obesidade que vemos associadas ao transtorno do ritmo circadiano. Já que as pessoas que sofrem de *jet lag* experimentam distúrbios semelhantes aos das pessoas que trabalham à noite e dormem durante o dia (o que, basicamente, faz com que sofram *jet lag* sem sair do lugar), cremos que isso talvez explique por que tantos trabalhadores do turno da noite sofrem com essas doenças metabólicas[39]. Comer à noite também pode provocar esse distúrbio (algo que os trabalhadores noturnos são obrigados a fazer). Em nossa pesquisa, demonstramos que, quando mudamos o horário de alimentação dos camundongos para o período diurno (esses animais normalmente comem à noite), a ritmicidade de seus microbiomas também é perturbada.

Em outras palavras, tanto a genética quanto o estilo de vida (*jet lag*, turnos de trabalho, alimentação noturna) do hospedeiro (o camundongo ou a pessoa) podem perturbar o ritmo circadiano e influenciar a ritmicidade do microbioma, e transtornar o compor-

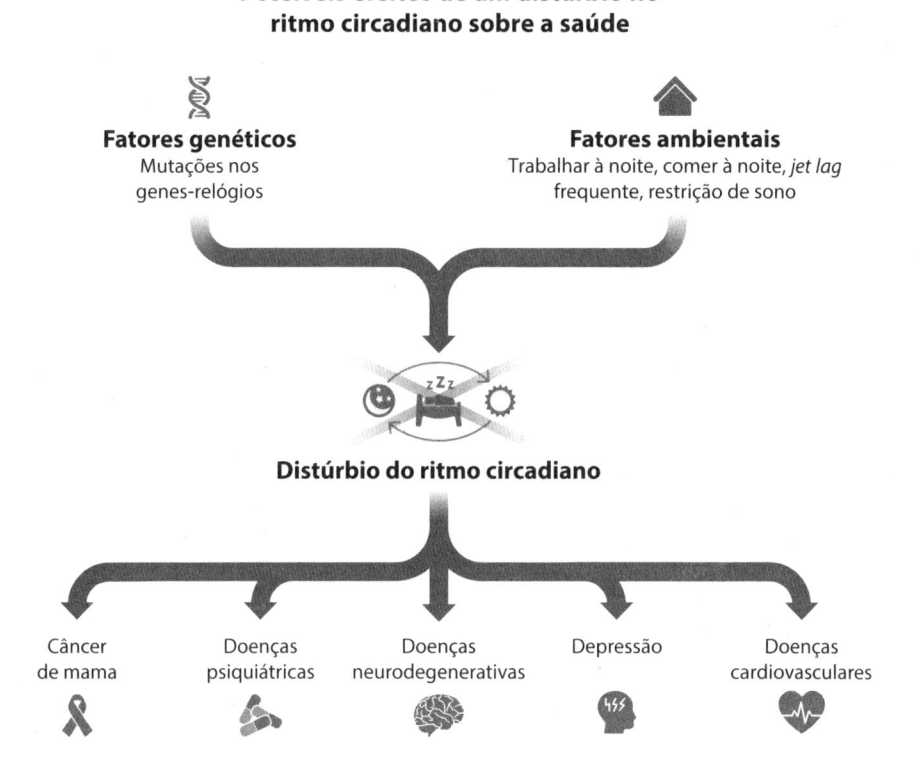

Possíveis efeitos de um distúrbio no ritmo circadiano sobre a saúde

Fatores genéticos
Mutações nos genes-relógios

Fatores ambientais
Trabalhar à noite, comer à noite, *jet lag* frequente, restrição de sono

Distúrbio do ritmo circadiano

Câncer de mama | Doenças psiquiátricas | Doenças neurodegenerativas | Depressão | Doenças cardiovasculares

tamento normal dos seus micróbios durante o dia pode ter consequências graves para a saúde.

O problema da luz azul

A luz rompe o ciclo circadiano, mas a cor da luz afeta a magnitude dessa ruptura. Antes da proliferação da eletricidade, a luz vinha basicamente do sol ou do fogo, que contêm mais ondas luminosas vermelhas. Hoje, a maior parte da luz a que somos expostos vem de lâmpadas e, cada vez mais, das telas de computadores e outros aparelhos eletrônicos, que contêm mais ondas luminosas azuis. Considere que noventa por cento dos norte-americanos relatam usar algum tipo de tecnologia poucas horas antes de dormir[40]. Como a luz azul suprime a produção de melatonina mais do que outras formas de luz[41], a luz elétrica e as telas perturbam mais o ritmo circadiano. A luz com mais ondas vermelhas em sua composição, como a luz de vela e da fogueira, não tem esse mesmo efeito e não induz a vigília na mesma medida; portanto, perturba bem menos o ritmo circadiano. Há duzentos anos, quando nossos ancestrais ficavam acordados após o pôr do sol lendo ou socializando à luz de velas ou da lareira crepitante, isso provavelmente não interferia nos ritmos circadianos da mesma maneira que, hoje em dia, ficar deitado na cama mandando mensagens, fazendo buscas no Google, lendo livros eletrônicos ou assistindo à televisão.

Por último, pense na frequência com que viajamos entre fusos horários, algo que muitas pessoas, inclusive nós, fazemos com regularidade. Em 2015, mais de 1 bilhão de pessoas viajaram para o exterior[42] em comparação com meros 25 milhões em 1950[43], aumentando imensamente a influência disseminada do *jet lag* no ritmo circadiano. A pesquisa mostra que o *jet lag* crônico pode afetar vários mecanismos da saúde, desde a memória e a função cognitiva[44] à progressão de tumores[45].

O que fazer se você é obrigado a trabalhar à noite ou viajar de uma ponta à outra do país ou para outros continentes com regularidade? O que fazer se você acredita estar viciado em televisão, computador ou smartphone? Pode ser que você tenha controle sobre algumas dessas coisas e sobre outras não, mas entender o que está acontecendo quando você se desvia muito do ciclo de acordar e dormir em sincronia com o sol pode ajudar a entender os riscos de desenvolver doenças. Obviamente, cabe a você decidir fazer algo a respeito. Em nossa opinião, não há nenhum indício convincente de que alguma forma de terapia consiga reduzir o efeito perturbador desses comportamentos; você talvez tenha ouvido falar de "remédios" como suplementação de melatonina e filtros ou óculos que bloqueiam a luz azul, mas simplesmente não há prova alguma. Claro que você pode experimentá-los se quiser, mas estimamos que a melhor estratégia é voltar à sintonia com seus ritmos naturais tanto quanto for possível e plausível na sua vida e controlar como e quando você dorme, o que o ajuda a fazer escolhas mais conscientes sobre como regrar seus horários.

Exercício e sedentarismo

Podemos comer mais se fizermos mais exercício? Talvez sim, mas o problema é que a maioria de nós não se movimenta o suficiente durante um dia para fazer alguma diferença. Antes da Revolução Industrial, a maioria dos empregos envolvia trabalho braçal relativamente intenso. Aí vieram as máquinas, em seguida máquinas mais avançadas que substituíram muitos trabalhadores. Aí vieram os computadores.

Nem mesmo uma hora por dia na academia antes ou depois de um dia sentado à escrivaninha se compara ao nível de atividade física de um trabalho braçal, que dirá à atividade necessária para caçar a comida, construir um abrigo ou andar quilômetros para conseguir água ou interagir com outros seres humanos. Obviamente, ainda existem muitas pessoas que fazem trabalho braçal e pode ser que elas estejam menos propensas às doenças metabólicas, permanecendo constantes todos os outros fatores.

Também neste caso o progresso, em geral, foi benéfico. Produzimos com facilidade bens e serviços que nunca estiveram disponíveis antes e podemos viajar para praticamente qualquer lugar em carros e aviões sem muito esforço; portanto, é menor o número de pessoas que hoje precisa exercer algum esforço físico. Trabalhar hoje geralmente é muito menos arriscado do que costumava ser. No passado, muitas pessoas eram prejudicadas fisicamente pelas condições insalubres do local de trabalho ou por acidentes. Muita gente trabalhava como agricultores, lenhadores, mineiros e pescadores, sem falar dos operários das manufaturas, com pouca ou nenhuma proteção. São relativamente recentes as leis de proteção ao trabalhador, a legislação que proíbe o trabalho infantil e a priorização da segurança[46]. São todas boas notícias. Mesmo hoje, as pesquisas mostram que, apesar de a atividade física ser boa, o trabalho braçal árduo está associado a um risco maior de doenças cardíacas[47]. Trabalhar duro demais é perigoso.

Nos dias de hoje, a maioria dos norte-americanos trabalha em escritórios. Em 1970, vinte por cento dos norte-americanos trabalhavam em escritórios ou tinham empregos que exigiam um mínimo de atividade, ao passo que trinta por cento dos norte-americanos tinham empregos que exigiam muito fisicamente. Meros trinta anos depois, quarenta por cento dos adultos nos EUA tinham empregos que exigiam pouquíssima atividade, ao passo que apenas vinte por cento tinham empregos fisicamente exigentes.

Mas pesquisas recentes destacaram os perigos de passar muito tempo sentado, rotulando a cadeira como "o novo cigarro"[48], porque quanto mais tempo as pessoas passam sentadas, maior é a probabilidade de desenvolverem diabetes, doenças cardíacas e obesidade. Podem até mesmo viver menos.

Além disso, passamos um bocado de tempo olhando para telas onipresentes. Somente nos últimos vinte anos, tanto a disponibilidade das telas e o tempo que passamos de olhos fixos nelas aumentaram dramaticamente. Em 1989, apenas quinze por cento das casas tinham computadores com acesso à internet. Em 2009, esse número subiu para 69 por cento. Para a maioria de nós, um dia de trabalho intenso significa ficar sentado à escrivaninha diante de um computador durante oito horas ou mais, com um intervalo para o almoço no meio do expediente, e a maioria de nós sabe que deveríamos nos mexer mais, e não menos. No fim das contas, a maioria de nós passa mais tempo sentado, diante da tevê ou de volta aos computadores, para surfar na net ou nas redes sociais, ou então no sofá com nossos smartphones.

Essa exposição constante às telas provavelmente tem um efeito psicológico na cultura moderna, mas o efeito físico é óbvio. O sedentarismo causa riscos à saúde[49]. Pesquisas mostram uma correlação direta entre as horas que a pessoa passa sentada todos os dias e a maior circunferência da cintura, níveis mais altos de triglicérides em jejum e resistência à insulina[50].

"Mas eu tenho o gene da gordura!"

Você nasce com seus genes, suas mutações e tudo mais, e nada disso vai mudar. No entanto, não significa que os genes sejam um destino imutável nem que correspondam necessariamente a determinado estado de saúde.

Os genes são um fator de risco para certas doenças e/ou problemas, como a obesidade. Indicam uma tendência, mas não preveem um destino. Há meros dez ou doze anos, alguns problemas, como a obesidade e o diabetes, eram muito menos predominantes globalmente, e nossos genes não mudaram nesse breve intervalo de tempo. Em última instância, a saúde e o peso resultam do efeito combinado de vários fatores: ambiente externo, ambiente interno (incluindo o microbioma) e a epigenética, ou seja, se e em qual medida seus genes são ativados pelo ambiente.

Todos afetam uns aos outros, num eterno vaivém de influências que, por fim, determina seu peso, altura e se você vai ou não desenvolver uma doença qualquer:

- A composição genética influencia o risco de desenvolver doenças. Seu DNA determina com quais mutações e variantes de cada gene você nasceu, e isso pode influenciar a função gênica. Por exemplo, você pode ter uma mutação no gene responsável por produzir a enzima que digere a lactose, e isso pode tornar você intolerante à lactose. Mas

se você consumir pouca ou nenhuma lactose, essa tendência não vai se manifestar.
- A composição genética influencia o microbioma, mas não tanto quanto se poderia pensar. Estudos recentes (inclusive o nosso) mostram que, até certo ponto, a genética determina a composição do microbioma. Por exemplo, gêmeos idênticos tendem a ter microbiomas mais semelhantes do que gêmeos fraternos[51], que tendem a ter microbiomas mais semelhantes do que irmãos, que apresentam microbiomas mais semelhantes do que indivíduos não aparentados. No entanto, ficamos surpresos ao descobrir como essa influência de fato é pequena.
- A genética influencia a epigenética. Já se sabe que nosso DNA codifica os programas que determinam quando, onde e em que medida os genes serão ativados no corpo.
- O ambiente influencia o microbioma. Pesquisas mostram que pessoas com hábitos alimentares diferentes (a dieta é um bom exemplo de ambiente) têm microbiomas distintos. Sabemos que as bactérias se alimentam daquilo que comemos e, portanto, o *input* nutricional necessariamente dirige até certo ponto as configurações do microbioma.
- O ambiente influencia a epigenética. Sabemos que nossos ambientes e comportamentos – por exemplo, temperatura, estação, sono e atividade física – afetam a atividade gênica.
- O microbioma e a epigenética se influenciam mutuamente. As bactérias do microbioma produzem moléculas e metabólitos (moléculas menores) que afetam a atividade gênica. Por sua vez, a atividade gênica produz metabólitos que afetam a atividade bacteriana.
- O microbioma e a epigenética influenciam o risco de desenvolver doenças metabólicas. Esse vaivém interativo de genes e metabólitos produzidos pelo microbioma também afeta processos metabólicos no corpo, inclusive aqueles que podem aumentar o risco de doenças metabólicas, como o armazenamento, a utilização e a digestão de gorduras.

Participação e efeitos de vários fatores na doença metabólica

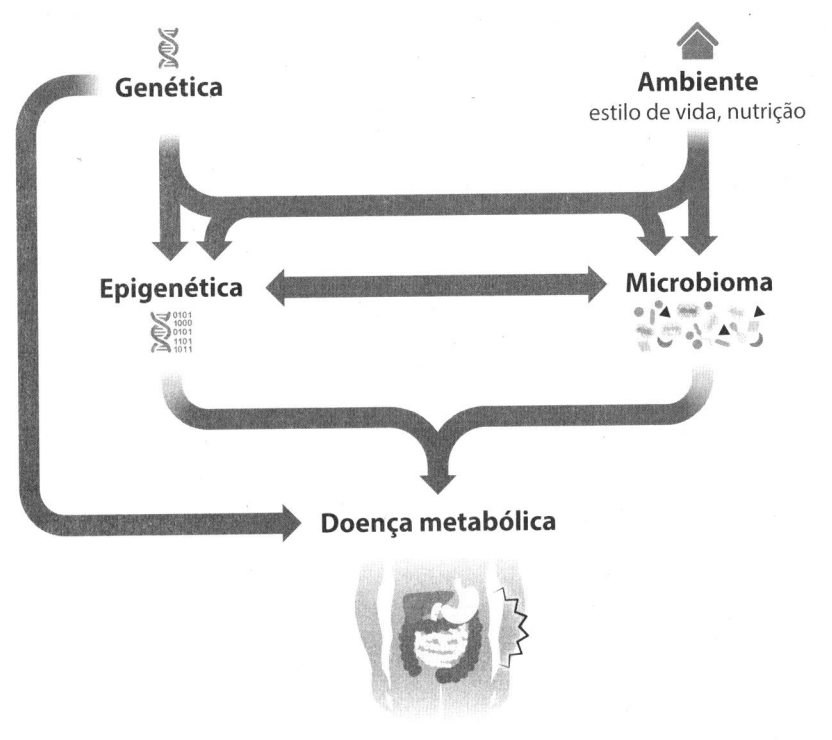

Genética → Epigenética
Ambiente (estilo de vida, nutrição) → Microbioma
Epigenética ↔ Microbioma
→ Doença metabólica

É barata e farta.. mas é comida?

Até o momento, não falamos de comida e temos um bocado a dizer no próximo capítulo a respeito de concepções errôneas sobre nutrição, mas vamos considerar também quanto nosso sistema de alimentação mudou em nome do progresso e do objetivo de alimentar uma grande população de maneira eficiente e barata. Estamos falando da produção industrial de alimentos e, apesar de esse sistema de alta tecnologia (e altamente lucrativo) ter como resultado montes de comida barata para todos, também levou a uma redução bem documentada na qualidade e pureza da comida.

Uma coisa podemos dizer sobre esse sistema: é eficiente. Não temos mais de comer apenas o que é da estação, nem temos de depender daquilo que só pode ser cultivado em nossas imediações. Podemos facilmente comprar comida de outros países e alimentos fora de época na nossa região, a qualquer momento em nossos supermercados: laranjas da Flórida, abacates do México, bananas da América do Sul, tomates-cereja de Israel ou tangerinas da Espanha.

Comemos mais

Nos países desenvolvidos, a maioria das pessoas ingere mais calorias do que precisa para manter seu estilo de vida em grande parte sedentário[52]. No mundo todo, entre os anos de 1964 e 1966, o ser humano médio consumia 2.358 Kcal por dia. Em 2015, esse número saltou para 2.940. Nos países industrializados, esse número aumentou de 2.947 em 1964-1966 para 3.440 Kcal em 2015. Apesar de ser problemática essa ideia de que calorias equivalem diretamente ao ganho ou à perda de peso, estamos vivenciando o consumo de um excedente anual de quase 180 mil calorias.

De fato, a maioria dos alimentos que comemos hoje provavelmente não foi produzida na região. Os alimentos de origem local são tão raros que se tornaram modinha, exibidos em supermercados e lojas de alimentos saudáveis como raridade para os privilegiados que podem pagar por eles. Mesmo as pessoas que tentam comer produtos locais hoje não conseguem fazer isso o tempo todo, a menos que queiram limitar suas opções de maneira drástica. Não existem muitas pesquisas sobre o impacto dessa alteração independente de estação e localidade nos padrões alimentares, mas trata-se obviamente de uma mudança significativa que já poderia afetar aquilo que comemos e o que nossos corpos (e microbiomas) fazem com a comida.

Outro aspecto crucial do sistema de produção industrial de alimentos é uma mudança na própria natureza da comida. Graças à hibridização e à manipulação dos alimentos para aumentar o rendimento, melhorar o sabor e a aparência e ajudar o alimento a resistir ao transporte de uma ponta à outra do país e de um continente a outro, a maioria dos alimentos populares sofreu transformações significativas nos últimos cem anos e em vários aspectos. Por exemplo, para produzir carne em maior quantidade e com mais eficiência, os animais de corte geralmente vivem confinados com centenas ou, por vezes, milhares de outros animais. O confinamento torna os animais mais vulneráveis a infecções e, portanto, eles recebem antibióticos frequentemente para evitar doenças e o óbito. Nos Estados Unidos, o gado costuma receber hormônios para aumentar a produção de leite ou massa muscular (embora a pressão do público por causa dos antibióticos estimule cada vez mais pecuaristas a optar por não fazer isso). Os animais também são cruzados visando a uma produção maior de leite e carne e, portanto, depois de várias gerações de reprodução seletiva, os animais geralmente parecem muito diferentes do que eram em gerações passadas: mais gordos, com muito mais musculatura e úberes maiores, além de maior altura do quadril, para acomodar as ordenhadoras mecânicas.

Os animais não são a única fonte de alimento que manipulamos. Os alimentos vegetais populares e fáceis de cultivar em grande quantidade, como o milho, a soja e o trigo, são onipresentes em nosso suprimento alimentar e foram selecionados intencionalmente com o passar do tempo para conter mais amido, ser menos palhiço e ter sabor mais adoçado. Esses alimentos também foram reduzidos a ingredientes como xarope de milho de alto teor de frutose, amido de trigo e proteína isolada de soja, e depois usados para adoçar, encorpar e acrescentar carboidratos e proteínas a alimentos processados. As plantas também são tratadas rotineiramente com pesticidas para minimizar os prejuízos causados por insetos e maximizar o rendimento. Essas mudanças têm como resultado mais alimentos que duram mais tempo nas prateleiras e têm gosto melhor, mas esse nível de beneficiamento é tão recente que ainda não compreendemos inteiramente como afetam a saúde humana.

Se ingerimos proteínas, carboidratos e gorduras suficientes e não comemos demais, por que deveríamos nos importar com as alterações introduzidas no cultivo e na manufatura de nossa comida? Não se sabe a resposta. Infelizmente, não temos visto muitas pesquisas dirigidas a medir os efeitos isolados de cada uma dessas mudanças e o impacto que podem ter na saúde. Mas, por serem de fato alterações de grande porte, é seguro dizer que seus possíveis efeitos – sejam negativos, positivos ou ambos – são significativos.

CAPÍTULO 3

A supervia da desinformação

Outra mudança no mundo moderno tem a ver com a saúde, mas é bem diferente de outros tipos de avanços, por ser mais difusa e menos óbvia. Acreditamos ser tão importante termos consciência dessa questão que dedicamos um capítulo ao assunto. Antes de você ler mais um estudo científico ou, acima de tudo, mais um artigo ou blogue baseado em estudos científicos, esperamos que você leia e processe este conceito: você nem sempre pode confiar naquilo que lê, ouve por aí ou acha que sabe.

Neste nosso mundo moderno, a informação é soberana, mas achamos que talvez seja mais correto dizer que a desinformação tomou o castelo. Não chegaremos ao ponto de afirmar que a disseminação de informações nunca teve seus problemas, mas, na época atual, é muito difícil discernir a verdade, quer se aplique a acontecimentos mundo afora, à política ou ao noticiário local, ou, por ser nosso foco, à ciência da nutrição.

A disponibilidade da informação nunca foi tão grande, e isso foi benéfico ao conhecimento geral. Por exemplo, os pacientes hoje sabem mais a respeito de seus problemas médicos do que antes, pois existem muitos recursos acessíveis que as pessoas podem usar para aprender sobre saúde. Mas justamente porque tanta gente busca informações sobre saúde, medicina e nutrição na internet, julgamos importante você entender como avaliar e usar essas informações da melhor maneira possível.

A primeira coisa a entender é que a ciência está trabalhando nisso. Os cientistas sabem, entendem e vêm estudando vários aspectos da saúde, das doenças e da nutrição. Mas ainda restam várias perguntas sem resposta. A ciência ainda não terminou sua parte. Infelizmente, as perguntas ainda por responder não rendem boas manchetes nem cliques, daí a tendência de criar a impressão de que a ciência tem respostas mais definitivas, completas e aplicáveis em larga escala do que realmente tem.

É fácil ver como isso acontece. Os estudos são específicos aos participantes da pesquisa. Os resultados relevantes para um grupo particular de pessoas ou animais estudados num conjunto predeterminado de circunstâncias e no decorrer de um intervalo preestabelecido de tempo não podem, necessariamente, se aplicar à população inteira. Por exemplo, pode ser que um estudo conduzido lance alguma luz sobre determinado processo nos seres humanos... ou pode ser que não. Se um grupo de camundongos em certo estudo perdeu peso seguindo uma dieta de baixa gordura, por exemplo, isso não significa que todas as pessoas vão perder peso com uma dieta de baixa gordura. Pode ser que algumas percam, mas esse tipo de pesquisa não quer dizer que temos a resposta definitiva para alguma coisa.

Por isso, a maioria dos estudos inclui algum tipo de ressalva explicando suas limitações ou asseverando que a teoria demanda mais investigação. Qualquer um pode especular que a conclusão de uma pesquisa se aplica de maneira mais ampla do que o estudo mostra, ou que já seria um fato por ter o respaldo da pesquisa, mas isso é bem diferente de provar alguma coisa. Quanto menor for o estudo e quanto mais diferentes dos seres humanos forem os sujeitos de pesquisa (camundongos ou moscas-das-frutas, por exemplo), menos provável será que os resultados possam se aplicar em definitivo às pessoas em geral. Saber alguma coisa de maneira decisiva é um processo longo e complicado. A menos que o estudo seja de larga escala e use seres humanos (às vezes, nem assim), será apenas uma hipótese, e não um fato. No entanto, já que gostamos de mensagens simples e finais, além de regras que nos digam o que fazer, a mídia responde às novas descobertas fazendo até mesmo os resultados das pesquisas mais experimentais parecerem fatos que se aplicam a todo mundo. Eis como isso pode acontecer:

- **As pesquisas podem ser apressadas.** Na maioria dos casos, os pesquisadores fazem de tudo para publicar seus resultados apenas depois de completado e devidamente analisado o estudo (dentro do possível), mas, em alguns casos, os cientistas são pressionados para publicar estudos mesmo prematuros, pois o financiamento da pesquisa e o avanço na carreira muitas vezes dependem dessas publicações. Na maioria dos casos, mas não em todos, os trabalhos científicos são submetidos a um processo anônimo de avaliação pelos colegas.
- **As publicações científicas não têm o mesmo grau de rigor.** Os pesquisadores publicam seus trabalhos como artigos em revistas científicas, explicando o processo todo e suas conclusões. As revistas científicas diferem bastante em relação à qualidade e ao rigor de suas diretrizes para publicação e edição, mas essas diferenças costumam ser desconsideradas pela mídia.
- **Os comunicados de imprensa podem simplificar ou exagerar a interpretação da pesquisa publicada.** A publicação de pesquisas costuma ser considerada a vitrine da universidade e uma maneira efetiva de atrair doadores. Quando uma pesquisa científica é publicada, o instituto ou a universidade do

pesquisador costuma redigir uma nota de imprensa a respeito do trabalho e, geralmente, o departamento de relações públicas da instituição faz alguma pressão para que a matéria seja simplificada e termine com uma mensagem categórica. Isso leva à grande tentação de generalizar e simplificar os resultados de uma maneira nada precisa e até mesmo exagerada na interpretação.

- **A mídia costuma promover demais o que parece ser uma boa matéria.** Os jornalistas recebem os comunicados de imprensa e generalizam ainda mais os resultados para redigir matérias interessantes com boas manchetes. Em muitos casos, os jornalistas não leem o estudo original: trabalham apenas com a nota de imprensa.
- **As matérias interessantes se espalham rapidamente pela mídia e costumam sofrer alterações no meio do caminho.** Se a história parecer realmente boa, outros jornalistas vão parafrasear ainda mais a primeira bateria de repórteres sem ter lido ao menos o comunicado de imprensa original, que dirá o artigo.
- **A histeria nutricional é particularmente contagiosa.** No campo da nutrição, que é foco do interesse de muita gente, essa "reação em cadeia" é mais pronunciada e, muitas vezes, leva à produção em série de manchetes contendo resultados imprecisos, para dizer o mínimo. Em casos raros, os comunicados de imprensa são liberados até mesmo antes da publicação e do processo de avaliação pelos colegas cientistas, levando a uma histeria em massa sem fundamento algum. O exemplo clássico dessa tendência foi um artigo a respeito de um estudo que mostrava que, dentro de um tubo de ensaio, a acrilamida pode exibir propriedades carcinogênicas. A história se espalhou feito fogo pela mídia em 2002, alegando que alimentos comuns que continham acrilamida, como o

arroz e as batatas fritas, poderiam causar câncer. Era um exagero grosseiro, mas as manchetes sensacionalistas foram onipresentes durante algum tempo, provocando uma histeria em massa absolutamente infundada.

Pesquisas observacionais e intervencionais

Quanto mais você entender como funcionam diferentes tipos de trabalhos científicos, mais você será capaz de analisar com espírito crítico a verdade por trás das conclusões. Existem dois grandes tipos de pesquisas. Os estudos observacionais (também chamados de *epidemiológicos*) trabalham com grandes populações – centenas e, por vezes, milhares de sujeitos de pesquisa – e geralmente cobrem grandes períodos de tempo, acompanhando os sujeitos durante meses, anos ou até mesmo décadas. Esses estudos podem mostrar tendências interessantes, mas também são recheados de fatores que podem confundir: outras coisas poderiam influenciar os resultados, pois a população grande e o período de estudo prolongado dificulta muito mais o isolamento do efeito de apenas um parâmetro.

Outro tipo é o dos estudos intervencionais. São mais rigidamente controlados e, portanto, mostram melhor a causalidade (ou seja, que a intervenção provoca diretamente uma mudança). Costumam ser, porém, estudos bem pequenos, envolvendo às vezes apenas dez ou vinte participantes – cem ou duzentos em raras ocasiões, e mesmo esses são considerados pequenos. Além disso, os estudos intervencionais geralmente são planejados para mostrar o benefício de uma intervenção e, sendo assim, possíveis deduções que apontem efeitos nocivos não costumam ser o foco do estudo e podem não ser tão controladas. Em outras palavras, os estudos intervencionais são mais adequados para mostrar que algo funciona, e não o contrário, e apesar de ser mais improvável que tenham fatores capazes de gerar confusão, fica muito mais difícil generalizar os resultados para uma população grande.

INTERESSES DA INDÚSTRIA

Quando há dinheiro envolvido, pode ser ainda mais difícil discernir o que é ou não verdade. Quando bilhões de dólares estão em jogo, as apostas são mais altas. Infelizmente, há um bocado de dinheiro na ciência, particularmente quando a indústria se envolve no financiamento das pesquisas. Se um ramo abastado da indústria pagar cientistas para conduzir um estudo, esperando um resultado positivo em relação ao produto dessa indústria (seja um produto alimentar, um remédio ou outra coisa), os cientistas serão pressionados a chegar ao resultado procurado pela indústria que os financia.

Um bom exemplo desse viés é o de um relatório recente, mostrando que em 1960 o grupo do ramo açucareiro Sugar Research Foundation [Fundação para a Pesquisa do Açúcar] (hoje conhecido como Sugar Association [Associação do Açúcar]) pagou três cientistas de Harvard para enviesar uma recapitulação das pesquisas sobre os efeitos do açúcar e da gordura na saúde cardíaca de modo a enfatizar o papel das gorduras saturadas e tirar a ênfase do papel desempenhado pelo açúcar[1]. Essa recapitulação, publicada no *New England Journal of Medicine*[2], provavelmente reforçou de alguma maneira essa ideia, ainda muito disseminada hoje em dia, de que as gorduras, e não os açúcares, são a principal causa das doenças cardíacas, embora existam indícios escassos de que as gorduras possam ser as únicas implicadas nas doenças cardíacas.

Um desses cientistas de aluguel foi D. Mark Hegsted, que mais tarde viria a ser o secretário de nutrição do Departamento de Agricultura dos Estados Unidos, onde ajudou a rascunhar um dos primeiros documentos a estabelecer as fundações das diretrizes alimentares do país[3] – um documento que, em nenhuma de suas encarnações, existiu sem a influência da indústria[4]. Imagine que você tivesse de criar um documento aconselhando a um país inteiro o que comer, mas as pessoas que ganham muito dinheiro vendendo todos os produtos que você pode ou não recomendar façam parte do conselho consultivo. Essa influência na pesquisa acontece o tempo todo. Em 2015, surgiu a história de que a Coca-Cola, uma das maiores fabricantes de bebidas do mundo, havia se juntado a um grupo de cientistas para espalhar a notícia de que o açúcar pouco tinha a ver com a obesidade e que, na verdade, estava implicado de maneira significativa apenas na formação de cáries[5]. Mais um exemplo: um estudo que apresentava como conclusão final a surpreendente novidade de que as crianças que comem doces tendem a pesar menos do que as crianças que não costumam comê-los por acaso foi financiado por fabricantes de doces[6]. Todo cientista sabe que, quando as pessoas que financiam sua pesquisa têm um interesse velado nos resultados, alguém fará pressão para o cientista produzir uma conclusão digna de manchete e alinhada com os interesses finais do patrocinador. É tudo uma questão de dinheiro. Não de saúde pública.

Política alimentar

Se estiver interessado na política da alimentação e nos efeitos da indústria alimentar sobre a ciência, uma ótima fonte de informações é Marion Nestle. Você encontrará o blogue dela e *links* para os livros que ela já publicou em www.foodpolitics.com. Marion monitora quantos estudos financiados pela indústria alimentar acabaram respaldando a causa dessa indústria. No momento em que escrevemos isto, a atualização mais recente informa que o placar está 156 para os que respaldam, 12 para os que não[7]. Pode não surpreender, mas certamente não aumenta a confiança na ciência!

CIÊNCIA EQUIVOCADA

Por último, existem problemas com a qualidade de algumas pesquisas científicas que podem afetar a confiabilidade de suas conclusões. Fora as pressões da mídia e da indústria, os cientistas nem sempre têm todas as informações de que precisam, ou então, sendo humanos, às vezes planejam estudos que não levam influências importantes em consideração. De várias maneiras, a pesquisa pode ser equivocada ou se tornar equivocada mais tarde, com o surgimento de novas pesquisas. A ciência da nutrição é difícil, porque sua própria natureza dificulta a tentativa de montar um estudo com conclusões confiáveis e aplicáveis a todo mundo. Os motivos são vários:

Os cientistas não têm como pesquisar de graça. Alguém precisa pagar. Se quiser conduzir um estudo amplo, usando, talvez, dezenas ou centenas de milhares de pessoas, você não poderá deixá-lo complicado demais, senão o custo acabará proibitivo. Quanto mais participantes, mais caro será o estudo. Pode ser que você só consiga mensurar algumas coisas, como idade, sexo ou índice de massa corporal (IMC), ou pode ser que tenha de depender de autodeclarações dos participantes sobre o que comeram, algo que pode ser impreciso, principalmente no caso de um grupo grande. Entretanto, estudos com quantificações limitadas como esse não costumam ser muito informativos.

Para não fugir do orçamento, outra opção é estudar mais parâmetros num grupo menor de pessoas. Estudos desse tipo podem examinar os efeitos de uma intervenção alimentar, como a dieta de baixa gordura em comparação com a de baixo carboidrato, mas talvez com um grupo de apenas dez ou, sem dúvida, não mais de cinquenta pessoas. Isso também reduz potencialmente a utilidade dos resultados ou sua capacidade de indicar o que se aplicaria a um grupo grande de pessoas. Mesmo em estudos como esse, geralmente não há dinheiro suficiente para verdadeiros experimentos de alimentação, nos quais os cientistas fornecem toda a comida e, portanto, podem controlar diretamente o que as pessoas estão ingerindo. Os participantes do estudo costumam ser instruídos a comer isto ou aquilo, e comem por conta própria, sem a supervisão dos pesquisadores. Pode ser que não saibam exatamente como seguir a dieta ou pode ser que não sigam corretamente as instruções. Se não houver uma medida objetiva que informe quão de perto as pessoas de fato seguiram a dieta, então as conclusões não serão confiáveis.

A comida é uma coisa complicada. Imagine um estudo que compare a dieta de baixa gordura com a de baixo carboidrato. Se você disser aos participantes que é para manterem uma dieta de baixa gordura ou de baixo carboidrato, eles provavelmente farão o que acham que deviam fazer, mas seria muito difícil controlar completamente esses macronutrientes. Muitas hortaliças contêm um pouco de gordura e um pouco de carboidrato. Os cereais integrais contêm gorduras. A carne, quando isolada, não contém carboidratos, mas, se misturada com outra coisa, terá. E o que quer dizer "baixo"? Você pode contar os gramas de carboidrato ou gordura, mas nem sempre é capaz de controlar o que as pessoas de fato vão comer, o que vão dizer que estão comendo ou o que acham ser correto comer, a menos que você mantenha toda essa gente num ambiente isolado e controle absolutamente tudo o que comem. Mas essa tampouco é uma boa quantificação da vida real e, portanto, os resultados talvez não sirvam para muita coisa. Não dá para isolar completamente os nutrientes. Além disso, os estudos às vezes alardeiam resultados baseados em certos tipos de alimento, mas, se você for ver o que de fato foi ingerido, o problema saltará aos olhos. Por exemplo, muitos estudos sobre a nutrição em camundongos dão aos animais uma ração rica em gorduras para fazer os bichinhos ganharem peso e relatam que alimentaram os camundongos com "ração de alta gordura", mas essa ração de elevado teor de gordura também é rica em açúcar. E aí? Foram as gorduras ou os carboidratos do açúcar que fizeram os camundongos ganharem peso? Se a ração de camundongo é complicada, imagine como pode ser desconcertante a investigação de uma dieta tão diversificada quanto a humana.

Saúde e peso são coisas complicadas. São vários os fatores que afetam a saúde, entre eles o peso, no decorrer de um longo período de tempo. É extremamente difícil isolar os efeitos de cada componente sobre a saúde ou o peso, e qualquer outra conclusão seria irresponsável. Por exemplo, se alguém perder peso com uma dieta de baixo carboidrato, como podemos ter certeza de que foi a redução nos carboidratos da comida a responsável ou uma combinação de vários fatores? Podemos extrapolar essa informação para o resto da população? O segredinho sujo é que geralmente não podemos. Mesmo assim, a mídia sabe que queremos descobrir o que nos ajudará a perder peso e, mais uma vez, generaliza ou faz suposições em cima do que a pesquisa sugere, mas decididamente não confirma. Quando essas conclusões errôneas – sejam cometidas por cientistas, suas instituições ou pela mídia – afetam as atitudes saudáveis em voga e as diretrizes governamentais (como a criação da pirâmide alimentar; consulte p. 99), isso pode ser perigoso para a saúde pública.

A ciência progride. A ciência não é só um jogo de números. Também se pode entendê-la como uma forma de arte. Einstein disse: "A formulação de um problema muitas vezes é mais essencial que sua solução, que pode ser apenas uma questão de habilidade matemática ou experimental. Levantar novas questões, novos problemas, visualizar problemas antigos de um novo ângulo, isso exige imaginação criativa e distingue os verdadeiros avanços da ciência[8]". Todos sabem que a ciência um dia "provou" que o mundo era plano e que o sol girava em torno da Terra, até alguém ousar contestar essas opiniões e, usando técnicas científicas mais recentes e avançadas, provar o contrário.

Apesar de hoje sabermos que a Terra é redonda, nós, na condição de cientistas, não vemos exatamente como um "erro" o fato de cientistas terem um dia pensado que seria plana. O método científico é inequívoco: você coleta os dados, aí os usa para construir um modelo do mundo. Se os dados forem consistentes com seu modelo, então você poderá dizer que este é possível. Naturalmente, você também deveria declarar outros modelos possíveis caso também fossem consistentes com os dados. Os modelos que não são mais consistentes podem ser alterados, ou então é nossa interpretação que deve mudar. A ciência às vezes só está certa na medida em que os dados comprovam o modelo, mas novos dados podem demonstrar que o modelo está incorreto. É assim que se faz progresso. É muito difícil provar alguma coisa de maneira plena e definitiva. Como disse certa vez o estatístico George Box: "Todos os modelos estão errados, mas alguns deles são úteis". Concordamos que todos os modelos que criamos nunca passarão de aproximações, mas, mesmo assim, eles podem nos levar a algum lugar.

Vale a mesma coisa para a ciência da nutrição. O que sabemos a respeito da nutrição humana continua a evoluir, e uma ou outra coisa que sabíamos no passado, provada cientificamente pelos melhores métodos à disposição da ciência da época, hoje é desbancada por não ser verdadeira. Não porque a ciência estivesse errada, e sim porque a ciência avançou e evoluiu. Em outros casos, os modelos podem ser refinados: não necessariamente desbancados, mas elucidados um pouco mais. Dados pregressos, ou limitações pregressas em nossa capacidade de desenvolver os modelos, levaram a uma formulação. Diante de novos dados, às vezes podemos revisar o modelo e refiná-lo, para que se adéque aos dados atualizados. Confiamos no progresso científico – mesmo quando é incompleto – porque há sempre espaço para ampliarmos o que já sabemos.

O que nos traz de volta à questão: "por que a ciência nunca descobriu uma dieta perfeita que funcione para todo mundo?". São tantos modelos nutricionais que parecem contraditórios – vegetariano, baixo carboidrato, alta gordura, baixa gordura –, mas, na verdade, essa contradição aparente pode ser resolvida se adicionarmos ao modelo o indivíduo como parâmetro efetivo, sem deixar de fora sua composição genética, seu microbioma e ambiente. Acreditamos que esses diversos modelos – que sempre funcionam, segundo quem os propõe – estavam de fato corretos no fim das contas, porque modelos diferentes valiam para pessoas diferentes. É exatamente isso que queremos dizer com refinar os modelos de nutrição atuais.

Até o momento, a ciência ainda precisa descobrir até que ponto o corpo de cada indivíduo responde de maneira diferente à comida. O modelo de nutrição personalizada não desbanca os modelos anteriores, mas mostra que eles são incompletos. Einstein não desbancou as teorias e as leis de Newton, e sim mostrou que elas se aplicavam somente em determinadas circunstâncias. De maneira semelhante, acreditamos que esses modelos nutricionais pregressos, que presumiam a existência de uma dieta única como a melhor para todos, podem se aplicar a populações experimentais específicas, mas simplesmente não são consistentes com os dados científicos mais gerais obtidos – especificamente, o fato de pessoas distintas apresentarem respostas diferentes à mesma refeição, demonstrando que não pode haver uma dieta padronizada que funcione para todo mundo. Em vez disso, sugerimos que a nutrição personalizada oferece uma nova teoria nutricional unificadora que é consistente com a totalidade dos dados científicos que vieram à tona.

Ao entrarmos nesse território novo e desconhecido, estamos empolgados com a ideia de levar você conosco em nossa jornada, de mostrar o que aprendemos e como os modelos de nutrição que antes se imaginavam válidos foram corrigidos ou desbancados. Esta é a base para mudar comportamentos alimentares que, no passado, afetavam negativamente a saúde, e ela promete mudar os comportamentos alimentares que podem afetar positivamente a saúde no futuro. Temos um novo modelo científico para você descobrir e podemos mostrar como é possível personalizar sua dieta e melhorar a saúde e sua vida agora mesmo.

CAPÍTULO 4

Tudo que você acha que sabe sobre nutrição talvez esteja errado

E se disséssemos que tudo que você achava saber a respeito de nutrição, alimentação saudável e dietas para perder peso provavelmente está errado? E se disséssemos que, mesmo sendo cientistas que estudam informações sobre nutrição, nós também fomos enganados?

A HISTÓRIA DO DOUTOR SEGAL

Nem sempre tive um peso saudável. Passei uns quinze anos pesando entre 18 e 23 quilos mais do que peso hoje e tinha um IMC de 28 a 29, o que me colocava na categoria do sobrepeso, a um ou dois pontos da obesidade. Esse intervalo englobou minha graduação em Israel, meu doutorado em Stanford, meu pós-doutorado na Rockefeller e os primeiros anos da minha livre-docência no Instituto Weizmann.

Você pode até pensar que eu comia o que queria e não prestava atenção alguma às recomendações alimentares e ao conhecimento geral sobre dietas, mas, na verdade, era o contrário. Eu tinha plena consciência de que era preciso cuidar da saúde e estava atualizado em relação aos saberes práticos e profissionais, não só porque lia um bocado a respeito de saúde, mas também porque minha esposa, que nessa época se tornou dietista clínica, sempre teve consciência de que era preciso cuidar da saúde. Ela seguia as diretrizes alimentares recomendadas e me obrigava a segui-las também, gostasse disso ou não!

Minha dieta nessa época acompanhava as recomendações da American Dietetic Association [Sociedade Dietética Norte-Americana] e era o que muitos considerariam bem saudável. Eu comia carne todos os dias, basicamente frango. Consumia principalmente comida caseira e, em raras ocasiões, ia a lanchonetes. Raras vezes bebia coisas muito doces e era consumidor voraz de refrigerantes dietéticos. Não exagerava no prato e, em geral, comia de acordo com o apetite. Comia hortaliças e um monte de alimentos de baixa gordura, incluindo iogurtes e laticínios magros. Ingeria alguns doces, mas não com frequência (raramente mais de uma vez ao dia e em quantidades comedidas). Prestava atenção às calorias e limitava os alimentos altamente calóricos ou gordurosos, como nozes e abacates. Limitava o consumo de alimentos ricos em colesterol, como ovos e fígado, comia duas a três porções de frutas todos os dias, e prestava atenção ao sal na comida e tentava limitar a ingestão de sódio. Fazia bem menos exercício do que faço hoje, mas fazia, provavelmente uma ou duas atividades físicas por semana, como jogar basquete com os amigos. No papel, eu era basicamente o retrato de uma vida saudável.

A realidade era bem diferente. Apesar dessa vida aparentemente preocupada com a saúde, o sobrepeso me incomodava e, em mais de uma ocasião, tentei fazer algo a respeito. Fiz vários regimes, alguns deles detalhadamente planejados por minha esposa, a dietista. A maioria dessas dietas se baseava na restrição de calorias, mas usava estratégias diferentes. Algumas limitavam o consumo de gorduras a um mínimo. Também tentei várias dietas detox, como a dieta líquida de cinco dias. Alguns regimes funcionaram, outros não, mas, mesmo perdendo peso, eu sempre o recuperava.

A HISTÓRIA DO DOUTOR ELINAV

Quanto a mim, briguei boa parte da minha vida com meu histórico familiar de sobrepeso. Passava de uma dieta a outra e, ocasionalmente, os regimes que tentava funcionavam, mas, muitas vezes, envolviam restrições severas das calorias. Isso costumava levar a uma redução acentuada do meu peso, mas não era algo compatível com meu estilo de vida e, portanto, nunca conseguia manter essas dietas restritivas durante muito tempo. De um mês para outro, eu relaxava um pouco mais as regras e, por fim, voltava a ganhar todo o peso que havia perdido e um pouco mais.

Quando não estava de regime, costumava tentar seguir as recomendações "de ouro" que ensinam a todos nós: comer menos gordura, comer mais frutas e hortaliças, reduzir o açúcar, e assim por diante. Mas nunca achei que essas regras de alimentação se aplicassem muito bem a mim e, por isso, acabava voltando a meus velhos hábitos alimentares.

Quando o doutor Segal e eu começamos a calibrar o Projeto de Nutrição Personalizada para garantir que nossos algoritmos estavam funcionando, eu me ofereci de bom grado para ser uma das primeiras "cobaias". Estava acima do peso na época e, portanto, imaginei que isso não me faria mal, e talvez eu aprendesse um truque novo. Como já esperava, minha glicemia, mesmo em jejum (logo de manhã), estava dentro da variação "alta, mas ainda normal", por volta de 100 mg/dl (discutiremos melhor as variações consideradas normais, pré-diabéticas e diabéticas no capítulo 6). Aí fiz uma semana de testes, comendo o que normalmente comeria e experimentando alimentos que sempre julgara "saudáveis", como pão, sushi e toda sorte de frutas e hortaliças. Também experimentei alimentos que tentava evitar havia anos: passar manteiga no pão, sorvete, cerveja e batata assada. Estava curiosíssimo para saber como reagiria a essa grande diversidade de alimentos.

No fim dessa semana, fiquei admirado ao descobrir que o pão elevava minha glicemia a patamares assustadores! Acontecia a mesma coisa com vários outros alimentos, alguns dos quais eram parte integral da minha dieta, como batatas, pimentões e até mesmo a sacarina, que usava havia anos como substituto do açúcar no café (que consumo exageradamente). Na época, também bebia 1,5 litro de refrigerante dietético todos os dias. Também fiquei surpreso ao saber o que *não* aumentava minha glicemia: acrescentar manteiga ao pão! Quando tomava sorvete, comia sushi e bebia cerveja com moderação (não mais do que uma ou duas por dia), meus níveis de açúcar no sangue dificilmente mudavam.

Cientista cético que sou, repeti várias vezes meus exames no caso desses alimentos, e os resultados continuaram consistentes. Desde então, e desde que chegamos à conclusão do Projeto de Nutrição Personalizada, venho personalizando minha dieta. Não consumo mais pão nem sacarina, mas me permito um sorvete e uma cervejinha de vez em quando. Nos últimos três anos – o maior período de tempo até hoje, se não me falha a lembrança –, tenho conseguido controlar minha glicemia e meu peso sem ter de abrir mão de alguns dos meus prazeres prediletos! Espero que nossos estudos de longo prazo ainda em andamento forneçam um dia a prova estatística de que as mudanças que implementei foram de fato a razão para meus parâmetros de saúde terem melhorado e eu ter perdido peso. E espero que outras pessoas possam também se beneficiar com isso.

DE ONDE VÊM OS MITOS SOBRE A NUTRIÇÃO

Naturalmente, não somos os únicos que, no passado, presumiram que as informações nutricionais de sempre valiam para todos e eram precisas. Existem regras nutricionais básicas que todos nós aprendemos desde muito jovens e que se encontram tão arraigadas em nós que não parece certo questioná-las. Imagine uma sala cheia de crianças, prestando atenção a uma professora sorridente e amistosa que tem nas mãos um cartaz com um diagrama em forma de pirâmide ou prato, todo colorido e preenchido com imagens cartunescas de alimentos. A maioria corresponde a alimentos que as crianças reconhecem: pratos de espaguete, cereais e arroz; pães e bolachas de água e sal; cenouras, alfaces, maçãs e uvas; um copo de leite, uma fatia de queijo; um peru, um bife, um peixe: imagens que representam os alimentos que o cartaz afirma que as pessoas devem comer para ficar fortes e saudáveis. A aula provavelmente dizia algo assim: "Comam o máximo possível do que veem na base da pirâmide [cereais] e o mínimo possível do que veem no topo [gorduras alimentares e açúcar adicionado à comida]![1]". A mensagem era clara: devemos todos comer cereal e cortar a gordura e o açúcar. As coisas no meio da pirâmide (hortaliças, frutas, carne e laticínios), era bom comê-las com moderação, ou assim nos disseram.

Foi numa aula aparentemente benigna como essa que a programação nutricional começou para a maioria das pessoas nos Estados Unidos e só foi reforçada pelo fato de esse conselho partir do governo do país. Algumas tiveram a aula pré-pirâmide alimentar, que mostrava os "cinco grupos de alimentos", e outras tiveram a aula pós-pirâmide alimentar, que mostrava o diagrama do prato sem os alimentos desenhados, mas o conselho continuou basicamente o mesmo durante muitos anos. E, já que a orientação vinha do governo, a maioria das pessoas acreditou que se baseava na ciência da nutrição e que, caso fosse seguida, levaria à boa saúde. Não importava onde nem como você comesse – muita comida caseira ou muito *fast-food* e alimentos processados –, a lição ainda era a mesma: coma basicamente cereais, como pão e massas, muitas frutas e hortaliças, menos queijo e menos carne e só um pouquinho de alimentos aditivados com gorduras e açúcares. Essa é a melhor maneira de comer para todo mundo.

Muitos outros países também adaptaram essas orientações dos Estados Unidos (apesar de os EUA terem, na verdade, adaptado o conceito de pirâmide alimentar da Suécia). Até mesmo o Ministério da Saúde de nosso país, Israel, usou as diretrizes norte-americanas. Não há dúvida de que a influência desses conceitos nutricionais fundamentais foi abrangente e internacional. Mas serão bons conselhos? E, talvez mais a propósito, têm algum fundamento científico?

Parecem ser bons conselhos, não é mesmo? E estão arraigados. Muita gente acredita piamente, não importam os argumentos contrários, que os cereais fazem bem e a gordura faz mal. Mesmo lendo a respeito de pesquisas que sugerem outra coisa e tentando nos alimentar com base nisso (por exemplo, tentando uma dieta de baixo carboidrato ou paleolítica), muita gente tem a sensação de que há algo errado, porque a mensagem contrária foi gravada em nossa mente durante boa parte da vida. Mesmo quando os resultados de uma dieta de baixo carboidrato e alto teor de gordura são bons, levando à perda de peso e a uma melhoria nos indicadores de saúde, como glicemia e colesterol, a dúvida muitas vezes persiste. Aquela vozinha interior que diz: "Estou prejudicando minha saúde? A gordura faz mal. Cereais integrais fazem bem". O mais ávido seguidor de uma dieta de baixo carboidrato volta e meia se pergunta se todo aquele toucinho e todos aqueles hambúrgueres no prato estariam de fato fazendo algum mal. A vegana que se atém aos alimentos de baixa gordura, mesmo diante de indícios contraditórios, como a morosidade ou a glicemia elevada, pode ter uma certeza interior de que sua dieta é a mais saudável. Porque todo mundo sabe que o melhor é a baixa gordura.

Mas será que é?

Infelizmente, a verdadeira resposta (como tantas outras na vida) é complicada. Para começar a colocar à prova o conceito de personalização, a primeira coisa importantíssima que precisamos fazer é parar de supor que sabemos alguma coisa a respeito do que é universalmente bom ou ruim. Somente quando deixarmos de julgar que a gordura, o açúcar, os cereais ou até mesmo as hortaliças fazem bem ou mal é que poderemos descobrir a verdade. Deixando de lado todos esses preconceitos, vamos agora rever as orientações alimentares que formam o alicerce de nossos hábitos nutricionais e de nossas vidas nas últimas décadas e ver se elas se baseiam em dados científicos concretos e de qualidade.

Acontece que não se baseiam nem de longe em dados científicos concretos e de qualidade.

Mais especificamente, na formação das orientações alimentares dos norte-americanos, não constavam e ainda não constam estudos controlados e randomizados que comparem esses conselhos alimentares aprovados pelo governo com qualquer outra dieta, nem que avaliem rigorosamente o impacto dessas recomendações sobre a incidência de doenças e de seus fatores de risco. Pesquisas desse tipo poderiam produzir respostas mais definitivas, mas até lá, não temos como dizer que as orientações alimentares do governo para a saúde incentivem de fato a boa saúde de todo mundo. Podem beneficiar algumas pessoas. Podem não beneficiar outras. Podem, na verdade, fazer mal a algumas. Todo mundo deveria comer as porções recomendadas de cereais? Todo mundo deveria comer as porções recomendadas de carne ou laticínios? Todas as pessoas precisam limitar o açúcar e acrescentar óleo na mesma medida recomendada pelas diretrizes?

Todo mundo deveria comer essa quantidade de frutas ou hortaliças todos os dias? Deveriam comer o que foi recomendado, mas em quantidades diferentes? Mais hortaliças? Menos frutas? Mais ou menos gorduras, proteínas ou cereais? Simplesmente não sabemos porque não temos a prova a favor nem contra nenhum desses roteiros. Então por que fomos doutrinados a pensar assim, como se fosse lei?

Steven A.

Por ser médico familiar praticante e pré-diabético, eu sempre segui e recomendei a meus pacientes a dieta da American Heart Association [Sociedade Norte-Americana de Cardiologia]. Moro numa cidade pequena e mais de cinquenta por cento dos meus pacientes sofrem com sintomas de síndrome metabólica, que incluem a obesidade, transtornos de glicemia e colesterol elevado. Raras vezes vi resultados positivos de longo prazo nas dietas que receitava, mas eram as dietas que haviam me dito ser as melhores, e estava simplesmente passando a informação adiante.

Durante muitos anos, eu me culpei pela baixa taxa de adesão dos meus pacientes às recomendações alimentares. Aí, quando percebi que precisava perder peso e tentei essas mesmas recomendações que vinha passando aos meus pacientes, atinei com o problema. Não só não via progresso algum na minha saúde e no meu peso, como também descobri que era extremamente difícil seguir as "regras".

Quando li um artigo sobre o Projeto de Nutrição Personalizada, fiquei intrigado. Meus colegas comentavam o projeto, e me perguntei se por acaso seriam informações úteis para meus pacientes e também para o meu esforço pessoal. Descobri que o projeto pedia exames de glicemia, por isso decidi experimentá-lo por conta própria. Comprei um medidor de glicose barato na lojinha da esquina e comecei a testar minhas respostas a vários alimentos. Fiquei pasmo ao ver como sabia pouco a respeito do meu próprio corpo! O minestrone encorpado (e saudável para o coração, pensava eu) que tanto amava fazia minha glicemia subir bastante, mas o pão que eu costumava comer para acompanhar a sopa, não. Eu teria suposto que seria exatamente o contrário! Além disso, as laranjas faziam meu nível de açúcar parar no teto, mas não as maçãs!

Não podia deixar de me perguntar: estaremos tão cegos a um aspecto tão fundamental da saúde quanto o fato de todos nós reagirmos de maneiras diferentes a alimentos diferentes? Parabenizo os cientistas que fizeram essa descoberta importante e espero que essa proposta personalizada logo esteja disponível para todas as pessoas. Quando estiver, certamente vou receitá-la a meus pacientes aqui nos Estados Unidos.

Se as recomendações alimentares do governo não se baseiam em dados científicos, de onde elas saíram? Alguns conceitos surgiram de pesquisas não muito rigorosas, financiadas pela indústria alimentícia, ou simplesmente de alcance limitado e de aplicação nada confiável (em vários dos aspectos que discutimos no capítulo anterior). Além disso, o grupo de pessoas que criou as recomendações incluía representantes da indústria alimentícia, que depende da compra e do consumo de certos alimentos para manter seus resultados e modelo de negócio. Está claro que fariam lobby para seus alimentos aparecerem com destaque nas diretrizes, pois, como já discutimos, o dinheiro cria vieses com muita eficiência. Foge ao alcance deste livro entrar na história vasta e complicada de como e por que categorias diferentes de alimentos são aprovadas ou desaprovadas, mas você pode ler muito mais a respeito do tema em livros como *Good Calories, Bad Calories* [Calorias boas, calorias ruins] de Gary Taubes; *Food Politics* [Política alimentar] de Marion Nestle; e *Death by Food Pyramid* [Morte por pirâmide alimentar] de Denise Minger.

Só precisamos de fato saber que temos de deixar para trás a política alimentar, com suas cortinas de fumaça e desinformação desconcertantes, e enxergar como as pessoas realmente comem e quão saudáveis são. Se fizer isso, você verá uma variedade incrível de dietas que produzem pessoas sadias. Existem extremos: alguns africanos comem basicamente amido, ao passo que alguns inuítes comem basicamente gordura. Também existem outros tantos exemplos moderados, oriundos de culturas do mundo todo. Alguns parecem bem-sucedidos. Os franceses consomem um bocado de gorduras alimentares, mas apresentam uma baixa incidência de doenças cardíacas. Outros não têm tanto êxito. Na Finlândia, por exemplo, as pessoas também consomem muitas gorduras alimentares, mas apresentam uma das incidências mais altas de doenças cardíacas.

Rachel K.

Faz alguns anos que fui diagnosticada como diabética. Minha dietista me instruiu a comer apenas certos tipos de carboidratos complexos. Depois de participar do estudo do Weizmann, descobri que o arroz integral, que minha nutricionista havia recomendado, fazia minha glicemia disparar quase todas as vezes em que o comia. Foi um susto e tanto para mim, o que me levou a questionar o resto das recomendações que me fizeram. Passei a ter mais consciência em relação ao que ingeria e decidi usar os alimentos que não faziam meus níveis de glicose subirem demais. Isso fez uma grande diferença para mim. Fui capaz de controlar melhor minha glicemia e, por fim, reduzir significativamente a quantidade de medicação para o diabetes que tomava. Sou grata a vocês por esse esclarecimento!

A verdade é que até o momento nenhuma dieta saiu por cima na disputa para ver qual seria a melhor dieta universal. Algumas pessoas dirão que a dieta mediterrânea, paleolítica, asiática ou vegana é a melhor, e existem projetos de pesquisa que demonstram que cada uma delas tem seus benefícios. No entanto, a personalização nunca foi examinada em conjunto com essas dietas e, apesar de obviamente beneficiarem algumas pessoas (ou muitas), nenhuma delas funcionará para todo mundo.

Sabemos de fato que, quando pessoas de países com culturas alimentares mais tradicionais se mudam para países onde prevalece a dieta ocidental, elas geralmente ganham peso e têm mais problemas de saúde[2,3,4]. Como Michael Pollan, o autor especializado em alimentação, escreveu em seu famoso livro *In Defense of Food* (*Em defesa da comida*): "o animal humano está adaptado a – e, pelo jeito, se dá muito bem com – uma gama extraordinária de dietas diferentes, mas a dieta ocidental, seja como esta for definida, não parece ser uma delas". A pesquisa mostra que a dieta norte-americana, em particular, parece ser a pior manifestação da "dieta ocidental", principalmente no que diz respeito à obesidade[5]. Mas achamos que isso provavelmente se deve ao fato de que a dieta norte-americana, como a conhecemos hoje, nasceu da política e do lucro, e não da disponibilidade de alimentos tradicionais ou da ciência.

Se ao menos desconfiássemos intrinsecamente de toda e qualquer orientação alimentar que não viesse acompanhada de referências científicas abrangentes, a pirâmide alimentar e seus sucessores, e qualquer diretriz alimentar de grande divulgação, não seriam tão pérfidos. Contudo, a pesquisa mostra que as pessoas seguem os conselhos de boa alimentação publicados, principalmente quando a fonte é o governo federal.

Por exemplo, em 2012, tanto a American Heart Association quanto a American Diabetes Association [Sociedade Norte-Americana para o Diabetes] sugeriram que as pessoas deveriam beber refrigerante dietético, e não refrigerantes adoçados com açúcar, para perder peso e manter boa saúde. Como se vê na figura a seguir, a produção de refrigerantes dietéticos (inferimos o consumo a partir

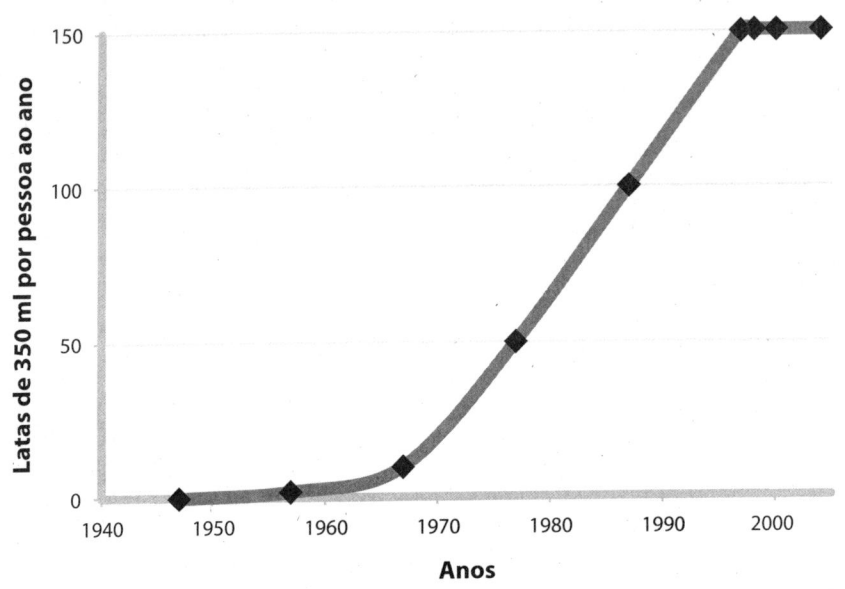

Produção anual de refrigerantes dietéticos nos Estados Unidos
(350 ml por pessoa)

desse parâmetro) cresceu constantemente, muito embora as pesquisas (algumas até mesmo nossas) hoje indiquem claramente que, em muitas pessoas, os adoçantes artificiais têm um efeito negativo tanto na perda de peso quanto na saúde[6,7].

Para dar outro exemplo, em 1977, quando o governo sugeriu que a gordura fazia mal e os cereais faziam bem, as pessoas reduziram o consumo de gordura e aumentaram o de cereais. Exatamente na época em que isso ocorreu, entre 1971 e 2006, a prevalência da obesidade aumentou de 11,9 por cento para 33,4 por cento nos homens e de 16,6 por cento para 36,5 por cento nas mulheres. A porcentagem de energia (calorias) oriundas de carboidratos aumentou de 44 para 48,7 por cento, a porcentagem de energia proveniente das gorduras diminuiu de 36,6 por cento para 33,7 por cento, e a porcentagem de energia oriunda de proteínas diminuiu de 16,5 por cento para 15,7 por cento.

Podem parecer alterações pequenas, mas trata-se de médias diárias, que podem se somar e chegar a diferenças grandes no decorrer de meses ou anos. Por exemplo, cinco por cento a mais de calorias provenientes de carboidratos por dia para alguém que ingere 2 mil calorias por dia equivalem a uma adição de mais de 100 calorias baseadas em carboidratos por dia, ou um acréscimo de 3 mil calorias baseadas em carboidratos por mês, ou um acréscimo de 36 mil calorias baseadas em carboidratos por ano! As tendências eram idênticas em grupos de peso normal, com sobrepeso ou obesidade, e a entrada total de energia (calorias) aumentou substancialmente em todos os três grupos de IMC: peso normal, sobrepeso e obesidade[8].

As pessoas acreditam em todo tipo de coisa sem fundamento científico ou que não tem como ser provada em definitivo pela ciência: fantasmas, contatos com alienígenas, o Pé-Grande, um monte

Alterações no consumo de macronutrientes em homens adultos de 20 a 39 anos nos Estados Unidos

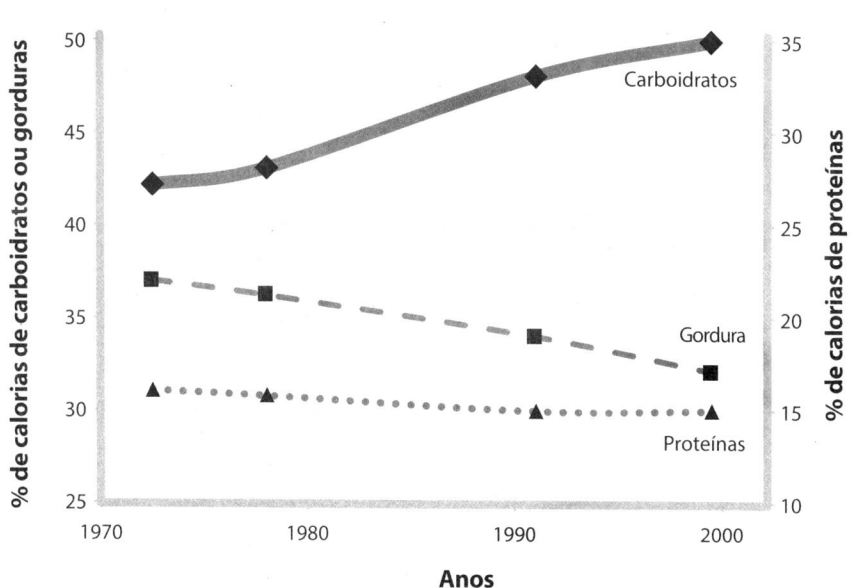

de "curas" holísticas para doenças graves... e regras universais de boa alimentação! Muitas dessas crenças podem ser psicologicamente benéficas, divertidas ou ao menos inofensivas, e algumas crenças sem fundamento científico podem até ser verdadeiras, mas ainda por provar (podem existir alienígenas em algum lugar lá fora... quem somos nós para fazer afirmações categóricas?). Ainda há muito por fazer na ciência e muitas coisas que esta ainda não descobriu nem demonstrou. No entanto, quando a maioria das pessoas acredita numa coisa que não tem fundamento científico, como determinado dogma alimentar, e quando essas crenças são contestadas (por exemplo, que o açúcar seja inofensivo ou que os adoçantes artificiais facilitam a perda de peso) ou ao menos questionadas pela ciência (por exemplo, que as dietas com alto teor de gordura provocam doenças cardíacas), e essas crenças afetam profundamente a saúde e a longevidade, então temos um problema e até mesmo um perigo à saúde pública.

Da mesma maneira, mas em escala menor, quando um indivíduo decide seguir um conselho de boa saúde que leu em algum lugar ou de que ouviu falar sem saber se é válido (ou válido para esse indivíduo), estará colocando sua própria saúde em risco depois de seguir o tal conselho por um período dilatado. A dieta que você segue hoje ou os alimentos que anda comendo no momento podem estar lhe fazendo mal sem que você saiba. Você talvez esteja contribuindo para aumentar seu risco de desenvolver doenças e obesidade com os alimentos que, a seu ver, estariam ajudando a fazer exatamente o contrário.

Infelizmente, é isso que aconteceu com a nutrição: as pessoas leem uma coisa, acreditam nela e a seguem sem prova alguma de que a coisa seja válida ou de que valha para elas. Espalham a notícia e outras pessoas também acreditam na tal coisa, e logo estão todos fazendo jejum líquido, evitando frutas ou eliminando o glúten, sem que haja um único fato comprovável por trás disso tudo. É nossa opinião que as mudanças alimentares implementadas com base em informações não comprovadas foram um dos principais fatores que contribuíram para o aumento perceptível das doenças metabólicas nas últimas décadas.

Portanto, antes que possamos erigir um novo paradigma de nutrição, primeiro teremos de desmantelar o antigo examinando rapidamente algumas crenças comuns a respeito da nutrição e mostrando a você como e por que elas não têm fundamento científico ou já se revelaram equivocadas.

Primeira crença comum: as calorias são todas iguais

Tecnicamente, o termo *caloria*, tantas vezes utilizado em programas alimentares, na verdade se refere a uma quilocaloria, a quantidade de energia necessária para elevar a temperatura de um quilo de água em um grau na escala Celsius. O método antiquado de determinar as calorias da comida era queimar o alimento num ambiente hermético e imerso em água e medir a alteração na temperatura. Hoje o teor calórico dos alimentos é determinado por profissionais (ou programas de computador) usando-se o valor calórico conhecido para um grama de proteínas (4), carboidratos (4) e gorduras (9), e observando-se os macronutrientes que compõem diversos alimentos (a quantidade de proteínas, carboidratos e gorduras em determinada porção de comida), fazendo-se os cálculos em seguida. Quando você verifica o teor calórico de um alimento num guia de calorias ou num site ou aplicativo de contagem de calorias, saiba que é assim que tais valores são produzidos.

Contar calorias é corriqueiro em vários métodos de perda de peso e funciona com base na ideia de que, se você ingerir cem calorias e, em seguida, queimar cem calorias, haverá um "empate" e você não ganhará peso. No entanto, a avaliação objetiva das calorias de uma porção de qualquer alimento é bem diferente da maneira como o corpo de determinado ser humano digere e utiliza essas calorias.

O velho ditado "calorias entram, calorias saem" ainda é usado como regime para a perda de peso (sempre nos surpreendemos ao ver que ainda é repetido por aí), mas a ciência já desmentiu essa ideia extremamente simplificada de que todas as calorias agem da mesma maneira no corpo humano.

Por exemplo, um ensaio clínico randomizado demonstrou que as pessoas perdiam a mesma quantidade de peso e obtinham melhorias semelhantes em vários aspectos da síndrome metabólica (como a glicemia e o nível de colesterol) quando seguiam uma dieta de alto teor de gorduras ou alto teor de carboidratos. No entanto, a coisa mais interessante a respeito desse estudo foi que as pessoas que seguiam a dieta rica em gorduras ingeriam *significativamente mais calorias* do que as pessoas que seguiam a dieta de baixa gordura[9]. Se todas as calorias fossem iguais, independentemente da fonte, então as pessoas que seguiam a dieta de baixa gordura deveriam perder mais peso, mas não foi isso o que aconteceu. Esse é apenas um dentre vários estudos que questionaram a ideia de perder peso apenas contando-se as calorias.

As pessoas processam a comida de maneiras diferentes, extraindo quantidades variáveis de energia dos mesmos alimentos. São várias as razões para isso: a saúde do indivíduo, sua idade, peso, quantidade de gordura ou massa muscular magra, além do bom funcionamento do sistema digestivo, que inclui quais enzimas digestivas são de fato produzidas. Pessoas diferentes têm quantidades distintas de energia disponível para a digestão, e a eficiência varia de uma pessoa para outra. A contagem de calorias nunca conseguiria levar todas essas variáveis individuais em consideração.

A composição do microbioma também afeta a eficácia da extração de energia e, já que cada um de nós tem um microbioma único (consulte o capítulo 5), faz sentido que cada um de nós tire energia dos alimentos de maneira diferente. Por exemplo, sabemos que já foi demonstrado que a capacidade do microbioma de extrair energia da comida é maior nos obesos que nos magros. Os obesos obtêm mais energia (calorias) de um alimento do que os magros (foi demonstrado em camundongos[10]). As calorias são apenas um aspecto dessa história. Ingerir grandes quantidades de comida (montes de calorias) a cada refeição, acima e além das necessidades energéticas do corpo, provavelmente levará ao ganho de peso com o passar do tempo. Mas uma refeição grande e isolada não vai provocar ganho de peso permanente na maioria das pessoas, e as calorias não são o único fator a contribuir para o ganho ou perda de peso e para a saúde.

Nutrição: o que você precisa

A nutrição é uma coisa complicada: se não fosse, todos saberíamos o que comer, e pronto. No entanto, existem algumas coisas que nós sabemos que todos precisam. Seja qual for a dieta que você esteja seguindo, ela deve conter:

- gorduras, para ajudar a absorção de vitaminas e fornecer energia. Sem glicose no sangue, seu corpo também pode se esforçar um pouco mais para tirar energia das gorduras;
- sal, para manter o equilíbrio eletrolítico do sangue;
- proteínas, para o crescimento e a manutenção de células e músculos;
- fibras, para manter o sistema digestivo funcionando direitinho;
- vitaminas e minerais, para ajudar a execução de centenas de funções do corpo, como a reparação de danos celulares, formação dos ossos e o bom funcionamento dos órgãos.

Você talvez esteja surpreso com a ausência de carboidratos nessa lista. Seu corpo é capaz de converter com facilidade carboidratos em glicose para obter energia, mas isso não é rigorosamente necessário. Algumas culturas e muitos indivíduos vivem basicamente de gorduras e proteínas, com pouquíssimo ou nenhum carboidrato. Esse tipo de alimentação é mais difícil de manter e seguir (e provavelmente é desnecessário, a menos que você esteja tentando sobreviver num ambiente sem carboidratos disponíveis), mas sem dúvida alguma é fisiologicamente possível.

Segunda crença comum: toda gordura é ruim

"A gordura faz mal" talvez seja o mito nutricional mais difundido e de efeito mais negativo na saúde humana nos últimos anos. O raciocínio é: se comer muita gordura, você vai engordar. No entanto, isso simplesmente não é verdade... Ou melhor, nem *sempre* é verdade. Quando as calorias não variam, a ciência já demonstrou ser mais provável uma proporção maior de gordura induzir a perda de peso do que uma proporção maior de carboidratos. Mais uma vez, isso nem sempre vale em todos os casos, mas, *na média* geral, a gordura ainda é a grande campeã da perda de peso.

A moda recente das dietas de baixo carboidrato e paleolítica começou a mudar o pensamento das pessoas a respeito da gordura (ou ao menos fez com que se voltassem contra os carboidratos). Mesmo assim, a corrente dominante acredita que comer gordura em demasia contribui para o ganho de peso e aumenta o risco de certas doenças, principalmente as cardíacas. É o que diz a American Heart Association. É o que dizem os dietistas a seus clientes. Os supermercados destacam esse conceito, e a indústria alimentícia se orgulha dos produtos com zero gordura. A maioria das pessoas bebe leite magro ou sem gordura, e não leite integral (isso quando bebem leite), e se você perguntasse aos cidadãos na rua o que seria melhor para a saúde – uma bela costela gordurosa ou uma salada de quinoa –, a maioria deles provavelmente escolheria a salada de quinoa, mesmo que preferissem comer a costela. Esse condicionamento cultural constante reforça nossa crença de longa data: a gordura faz mal.

Essa crença está tão arraigada em nossa cultura que, ao ler que existem indícios que provam o contrário (e existem muitos indícios nesse sentido), as pessoas têm dificuldade para acreditar em seus olhos. Não *parece verdade*. Elas têm a impressão de que *sabem* que a gordura é ruim porque essa é a mensagem que vêm escutando há muitos anos, desde a infância. Foram doutrinadas, e esse condicionamento é difícil de romper. Mesmo algumas pessoas que adotaram estilos de vida com baixo teor de carboidratos admitem sentir ansiedade em relação a essa dieta. Tudo bem *mesmo* comer tanta carne e manteiga? Será que cedo ou tarde não teremos todos de pagar por isso?

Esta é a verdade: não é correto afirmar que toda gordura faz mal. Trata-se de uma simplificação exagerada e ainda por provar em definitivo. Existem algumas pesquisas que parecem apontar que a gordura é ruim, mas, ao lê-las, você verá que muitas vezes incluem outros fatores, como um alto teor de calorias ou açúcares, e não isolam de maneira suficiente a gordura como componente. Boa parte da pesquisa sobre a gordura se dá em camundongos e ratos, e pode ou não ser extrapolada com alguma confiança para os seres humanos. Uma recapitulação recente das pesquisas em camundongos que recorreram a dietas de alta gordura – pesquisas publicadas em periódicos científicos respeitados em 2007 – mostrou que esses estudos não foram retratados com precisão, pois as dietas de alta gordura utilizadas consistiam em sessenta por cento de banha de porco, vinte por cento de sacarose e vinte por cento de proteína do leite – basicamente um *junk food* de camundongo que também era rico em açúcar e proteína[11]. Afirmar que a gordura provocava problemas cognitivos, a obesidade ou outros problemas de saúde nos camundongos ignora o fato de que a causa poderia muito bem ser a sacarose ou a proteína do leite. Além disso, os camundongos do grupo controle nesses estudos eram alimentados com uma ração padrão rica em proteína de soja e, portanto, os estrogênios vegetais nessa comida à base de soja também podem ter enviesado os resultados do grupo controle. Mais importante ainda, não foram bons controles, porque, para isolar de verdade a gordura, a dieta controle teria de ser idêntica à dieta de "alta gordura", com exceção da gordura propriamente dita. Os outros componentes das duas dietas não eram idênticos, o que lança uma suspeita ainda maior sobre os resultados. Este é um exemplo de ciência equivocada que não isola suficientemente o componente testado. Eram muitos os fatores de confusão presentes para que se possa tirar alguma conclusão confiável a respeito da gordura. Mas, à semelhança das crianças que começam a aprender sobre nutrição na escola, ou até mesmo à semelhança de adultos que leem orientações alimentares genéricas, ainda não fomos apresentados às várias complexidades e limitações de estudos desse tipo. Simplesmente "compramos" a mensagem pronta de que a gordura faz mal.

Para complicar ainda mais as coisas, existem muitos tipos de gordura. Não faz sentido dizer que "a gordura é ruim" ou que um "baixo teor de gordura é bom" se não se especificar de qual tipo de gordura se está falando. Seja em termos literais ou bioquímicos, a gordura do toucinho não é a mesma gordura de uma garrafa de óleo de canola, nem a de uma batata frita, de um fio de azeite prensado a frio ou de um coco.

Por exemplo, há bons indícios de que as gorduras trans artificiais (um processo industrial que transforma gorduras líquidas em gorduras sólidas) são prejudiciais à saúde[12]. Mas, no caso de outros tipos de gordura – como aquelas que são ricas em ácidos graxos saturados, monoinsaturados ou polinsaturados (bife, azeite, nozes e sementes, respectivamente) –, os resultados são bem ambíguos. As pesquisas mostram que tipos diferentes de gordura natural estão associados de maneiras diversas ao risco de desenvolver doenças[13,14]. Um dos estudos demonstrou efeitos metabólicos desfavoráveis (como obesidade e resistência à insulina) em ratos alimentados com excesso de banha ou azeite (basicamente ácidos graxos saturados de cadeia longa e ácidos graxos monoinsaturados), mas não encontrou efeitos negativos em ratos alimentados com óleo de coco e óleo de peixe (basicamente gorduras vegetais polinsaturadas ou ácidos graxos saturados de cadeia média)[15]. Outro estudo demonstrou não haver indícios de que a gordura saturada estivesse associada a qualquer causa de morte no decorrer da pesquisa nem às doenças cardiovasculares, ao acidente vascular isquêmico ou diabetes tipo 2, mas a gordura trans industrializada estava associada a tudo isso[16] (hoje em dia, a Food and Drug Administration [FDA, a Anvisa dos EUA] restringe as gorduras trans nos alimentos).

As dietas baseadas em gordura também têm efeitos variados, e não faltam pesquisas que sugerem que essas dietas têm efeitos mais positivos que negativos. Muitos estudos que comparam dietas de baixo carboidrato (supostamente com alto teor de gordura) e de baixa gordura (supostamente de alto carboidrato) em seres humanos e seus efeitos sobre a perda de peso ou o risco de desenvolver doenças cardíacas demonstraram que as dietas de baixo carboidrato eram *tão* eficazes quanto as dietas de baixa gordura, ou ligeiramente mais eficazes, dependendo do estudo[17]. Também existem pouquíssimos indícios decentes de que as dietas de alta gordura estejam associadas às doenças cardíacas[18], mas não faltam pesquisas mostrando que as dietas de baixo carboidrato e mediterrânea (ambas geralmente mais ricas em gorduras) podem ser, em geral, mais eficientes para quem quer perder peso, melhorar a sensibilidade à insulina e a glicemia de jejum[19].

Ao examinarmos essas tendências, é bom dar uma olhada nas metanálises, os estudos que analisam os resultados de várias pesquisas para chegar a conclusões mais abrangentes. Já que se baseiam em números muito grandes e com períodos muito extensos de acompanhamento, as metanálises oferecem bons panoramas se comparadas aos estudos isolados. Bons exemplos de estudos de longo prazo que costumam ser muito citados nas pesquisas são o Nurses' Health Study[20] [Estudo sobre a Saúde das Enfermeiras] e o Framingham Heart Study[21] [Estudo sobre o Coração da cidade de Framingham, Massachusetts, EUA], por conterem informações muito amplas coletadas durante um longo intervalo de tempo a partir de muitas pessoas. Muitos desses estudos demonstraram que as dietas de baixo carboidrato mais ricas em gordura produzem resultados melhores em relação à perda de peso e à diminuição de fatores de risco das doenças cardíacas, incluindo a elevação do colesterol HDL (o tipo que sabidamente reduz o risco de doenças cardíacas), a diminuição dos triglicérides (que, em níveis altos, podem estar associados ao risco de doenças cardíacas) e a redução das doenças cardíacas[22,23].

Do ponto de vista da epidemiologia, os pesquisadores não encontraram uma associação confiável entre o consumo de gorduras alimentares e a incidência de doenças cardíacas. Portanto, como se pode ver, a gordura talvez não seja tão ruim. É preciso acatar com certo cuidado os conselhos de organizações influentes, como a American Heart Association, que nos dizem para comer menos gordura (isso porque ainda chegaremos ao sal). Para mérito da AHA, eles revisaram recentemente suas orientações, no sentido de recomendar algumas gorduras e desencorajar o uso de gorduras saturadas, gorduras trans, sódio, carne vermelha, doces e bebidas adoçadas com açúcar. Também sugerem a ênfase em óleos vegetais não tropicais[24], um conselho um pouco mais alinhado com as pesquisas atuais (embora ainda tenhamos muitos resultados ambíguos em relação ao tema). É uma indicação de que as atitudes estão mudando, vagarosamente, pois enfrentam a oposição da indústria alimentícia e ficam bem atrás da pesquisa científica mais atual.

Ao mesmo tempo, fazer qualquer declaração absoluta a respeito da gordura no que ela se aplica a todo mundo também é uma simplificação exagerada. A gordura pode ser mais nociva para algumas pessoas do que para outras, e existem indícios de que alguns tipos de gordura provocam processos inflamatórios, estresse oxidativo, resistência à insulina[25], doenças cardíacas e declínio da função cognitiva[26]. Também existem indícios de que as dietas de teor de gordura extremamente baixo podem reverter a progressão de doenças cardíacas em algumas pessoas[27]. Até aí, isso não significa que vão funcionar para todo mundo.

Nada disso implica que a "gordura é sempre ruim", nem que seja "sempre boa". Em geral, julgamos seguro dizer que boa parte das pesquisas mostra que a gordura *geralmente* não tem um efeito negativo no caso da *maioria* das pessoas (ou ratos e camundongos), mas que *alguns* tipos de gordura, particularmente quando em excesso, podem *às vezes* ter um efeito negativo em *algumas* pessoas (ou ratos e camundongos). Pode parecer um pouco confuso, mas você logo verá por que esse é um ponto de vista inteligente e preciso.

Uma (ou duas) ressalvas sobre o sal

Muitas pessoas se sentem culpadas por comer alimentos ricos em sal, pois acreditam que o sal eleva a pressão sanguínea de todo mundo, o que aumenta o risco de acidentes vasculares e infartos do miocárdio. No entanto, em pessoas saudáveis, a ingestão de sódio tem um efeito desprezível na pressão sanguínea, de acordo com uma metanálise de 58 estudos justamente sobre esse efeito[28]. Na verdade, o sal é muito importante para o funcionamento adequado das células, e nosso corpo tem vários mecanismos para regular o nível de sódio no sangue e no interior ou entorno de nossas células. Quando o nível sobe demais, nossas células excretam o sal que precisa ser eliminado e, quando o nível está muito baixo, elas tentam retirar mais sal do sangue. Esses processos evoluíram durante bilhões de anos e estão em ação no complexo corpo humano. Provavelmente é verdade que algumas pessoas sejam mais sensíveis ao sal que outras, mas isso certamente não é motivo para decretar uma regra alimentar global em relação a esse mineral essencial.

Terceira crença comum: as dietas de alto carboidrato/baixa gordura são ruins

Da mesma maneira que não existem estudos definitivos que mostram que uma dieta de alta gordura seja nociva para todo mundo, tampouco há estudos definitivos que mostram que uma dieta de alto carboidrato é nociva para todo mundo. Para começar, a maioria dos alimentos contém alguns carboidratos: açúcar, frutas, cereais, hortaliças ricas em amido (até mesmo as que não são ricas em amido contêm carboidratos). É nossa opinião pessoal que existem mais estudos mostrando a superioridade das dietas de baixo carboidrato para a perda de peso e a prevenção de doenças do que estudos mostrando a superioridade das dietas de baixa gordura, mas isso não significa que os carboidratos façam mal. Só quer dizer que uma alta porcentagem de calorias oriundas de carboidratos é ruim para a perda de peso e a prevenção de doenças para *algumas pessoas*. Mesmo que atrapalhem os resultados para *a maioria das pessoas*, elas não têm o mesmo efeito em *todo mundo*. Todo estudo tem participantes que não são afetados da maneira que a maioria é afetada, e isso vale tanto para os estudos bem-sucedidos com dietas de baixo carboidrato quanto para os estudos sobre as dietas de baixa gordura.

E mesmo que houvesse mais estudos mostrando os benefícios de uma dieta de baixo carboidrato, certamente existem estudos que mostram os benefícios de uma dieta de baixa gordura, especialmente em comparação com a dieta padrão norte-americana ou outras dietas específicas (como as "dietas para diabéticos"). Em alguns desses estudos, as dietas de alto carboidrato contribuíram para a perda de peso e melhoraram os indicadores de saúde em algumas situações e no caso de várias pessoas. Existem indícios particularmente convincentes que demonstram como dietas de alto carboidrato e baixíssima gordura reverteram doenças cardíacas avançadas em algumas pessoas. No caso exclusivo da perda de peso, uma dieta de alto carboidrato talvez não funcione tão bem ou tão rápido para muita gente, mas pode funcionar melhor para algumas pessoas.

E talvez o que seja ainda mais importante lembrar: decididamente, não há prova alguma de que alimentos ricos em carboidratos – como categoria genérica que não distingue entre tipos diferentes de carboidratos – sejam nocivos em algum aspecto. Pode-se argumentar que o açúcar e os cereais refinados têm efeitos prejudiciais em muitas pessoas, mas é mais difícil provar tal coisa quando se examinam os cereais integrais, as frutas e hortaliças, que também contêm muitos nutrientes e fibras.

Infelizmente, não falta ciência equivocada nos estudos sobre as dietas de baixa gordura, exatamente como ocorre no caso dos estudos de alta gordura. Por exemplo, muitos estudos sobre dietas de baixa gordura também incluem restrição ou redução calórica. Ingerir um baixo teor de gordura está ajudando você a perder peso ou a ter uma saúde melhor? Ou seria a restrição calórica? Sem isolar esses elementos, não se pode afirmar, com certeza, qual deles é a causa do efeito ou se o efeito se baseia na combinação de dois elementos: baixa gordura e baixo teor calórico. Mas, como já apontamos, muitos estudos que comparam as dietas de baixa gordura e/ou alto carboidrato às dietas de baixo carboidrato e/ou alta gordura mostram resultados razoavelmente parecidos. Algumas pesquisas mostram que uma dieta de baixa gordura ou alto carboidrato pode ser mais eficaz para a perda de peso, a estabilização da glicemia e a saúde do coração do que uma dieta mais rica em gordura, particularmente em diabéticos ou intolerantes à glicose[29,30], mas muitos outros estudos (mencionados na seção anterior) demonstram o contrário.

Quando o baixo carboidrato saía na frente, como o fez em alguns estudos, a diferença depois de doze meses era aproximadamente a mesma e, em alguns casos, os seguidores da dieta de baixo carboidrato tinham nível de colesterol elevado (especialmente o colesterol "ruim", o LDL[31]), ao passo que as pessoas no regime de alto carboidrato/baixa gordura às vezes apresentavam redução de peso e melhoria nos níveis de colesterol, triglicérides e pressão sanguínea. Às vezes, os seguidores das dietas de alto carboidrato/baixa gordura voltavam a ganhar mais peso depois de três anos, embora seus indicadores positivos de saúde continuassem melhores[32].

Outros estudos que mostraram que uma dieta de baixo carboidrato é mais eficaz para a perda de peso do que uma dieta de alto carboidrato/baixa gordura não usaram de fato uma dieta de baixa gordura. Em vez disso, geralmente limitavam a gordura a aproximadamente trinta por cento, que é quase a quantidade presente na dieta padrão norte-americana (que se considera, em geral, conter aproximadamente cinquenta por cento de calorias provenientes de carboidratos, quinze por cento oriundas de proteínas e cerca de 35 por cento originárias de gorduras); portanto, os resultados talvez não sejam tão impactantes como poderiam ser se a dieta de baixa gordura fosse de fato de baixa gordura. Uma análise de vários estudos apontou "indícios avassaladores" de que dietas de baixíssima gordura (abaixo de quinze por cento das calorias provenientes de gorduras) levaram a reduções nas gorduras saturadas, no colesterol alimentar e no peso[33]. Outro estudo mostrou melhorias moderadas no nível de colesterol quando a gordura saturada foi substituída por gordura polinsaturada e até mesmo melhorias mais dramáticas quando a gordura como um todo foi drasticamente reduzida[34].

E quanto aos tipos de carboidrato? Como já mencionamos, frutas, hortaliças, cereais, açúcar e xarope de milho são todos alimentos ricos em carboidratos, mas as pesquisas demonstraram que, em geral, ingerir mais fibras alimentares reduz o risco de obesidade e diabetes[35], ao passo que comer mais açúcar aumenta o risco de morrer graças a uma doença cardíaca[36], e consumir mais carboidratos refinados na forma de xarope de milho foi correlacionado a um risco maior de diabetes[37]. Um estudo recapitulou as pesquisas existentes e mostrou que, com base em pesquisas observacionais, o consumo de cereais integrais estava geralmente associado à redução do risco de desenvolver doenças, particularmente a doença cardíaca, o diabetes e o câncer, bem como ao controle do peso e à saúde do sistema digestivo, mas outros estudos não demonstraram necessariamente esse efeito[38]. Existem vários estudos que demonstram os efeitos deletérios do consumo de açúcar. Apesar de haver indícios esparsos de que frutas ou hortaliças têm efeitos negativos sobre a saúde humana (e sabemos que muitos compostos que esses alimentos contêm são protetores), não faltam indícios de que o açúcar e os cereais refinados (como a farinha de trigo) têm alguns efeitos negativos sobre a saúde, entre eles um risco maior de morrer de doença cardíaca[39], desenvolver diabetes[40,41] e alimentar células cancerosas. A associação entre açúcar e câncer é uma teoria antiga que está voltando à moda, pois uma das pesquisas mais recentes se concentra na prevenção e remissão do câncer ao investigar o papel da glicemia e da insulina no metabolismo das células cancerosas[42].

Como se vê, o panorama dos carboidratos é complexo. O essencial é que, de acordo com a literatura científica, as dietas de baixo carboidrato e ricas em gordura podem melhorar o peso e os indicadores de saúde de muitas pessoas, e as dietas de baixa gordura e ricas em carboidratos também podem melhorar o peso e os indicadores de saúde em outras. Existem indícios a favor das duas dietas, o que, em certo sentido, equivale a dizer que há indícios a favor de nenhuma delas. Voltamos, portanto, à nossa teoria. Podem haver tendências discerníveis quando examinamos as médias, mas a resposta a essa aparente e confusa variabilidade está nas diferenças entre os indivíduos: dietas de baixo carboidrato podem funcionar para alguns; dietas de alto carboidrato podem funcionar para outros.

Mas e se todo esse malabarismo com macronutrientes foi à toa? Em nossa opinião, baseando-nos em nossa própria pesquisa, parece provável que ninguém precisa ser particularmente da banda da baixa gordura ou da banda do baixo carboidrato. Já que muitos desses estudos foram realizados com um pequeno número de pessoas, as diferenças específicas de cada indivíduo provavelmente levam a resultados que são relativamente aleatórios em relação a quais macronutrientes exercem quais efeitos, e qual estratégia alimentar parece levar vantagem. Um estudo pode parecer favorecer o resultado A, e outro pode parecer favorecer o resultado B, mas é só porque todos os participantes de cada um dos estudos de pequeno porte reagem de maneira diferente aos alimentos. Em vez disso, talvez as pessoas simplesmente precisem determinar *quais* carboidratos, *quais* gorduras e *quais* proteínas funcionam melhor no caso delas.

O colesterol alimentar faz mal a você?

Os norte-americanos talvez se lembrem de que, há alguns anos, uma campanha publicitária financiada pela American Egg Board [Organização dos Produtores de Ovos dos EUA] proclamou que era mais uma vez seguro comer ovos. No decorrer dos anos, os ovos foram ora enaltecidos, ora vilipendiados, em grande parte por causa do teor de colesterol, mas está claro que não são a única fonte de colesterol alimentar. A maioria dos produtos de origem animal contém colesterol, e muitos médicos – principalmente os cardiologistas – passam um bocado de tempo alertando seus pacientes para evitar o colesterol alimentar, embora este seja um componente importante para o corpo e, particularmente, para o cérebro.

Apesar de muita gente ainda acreditar que o colesterol alimentar faz mal e restringir o consumo de ovos e produtos de origem animal porque estão preocupados com isso, a verdade é que essa crença foi desbancada há tempos. *Não há indício algum* de que o colesterol da alimentação afete o nível de colesterol no sangue. O corpo produz colesterol e regula seu nível, e isso não está relacionado à ingestão de colesterol. Pode haver motivos para você não comer ovos, bife ou camarão, mas seu nível de colesterol sérico não é um deles[43].

Quarta crença comum: fazer dieta funciona

Em muitos casos, as dietas – sejam as que restringem calorias ou manipulam a ingestão de macronutrientes (como as de baixo carboidrato ou baixa gordura) – funcionam para algumas pessoas a curto prazo. Você sabe que sim, caso já tenha perdido peso ou se sentido melhor ao fazer regime. Mas você manteve o novo peso? Continuou a se sentir melhor? Existem indícios de que as dietas, em geral, não funcionam muito bem. Pode ser que você perca peso, mas pode ser que volte a ganhar tudo outra vez... ou quase tudo. Como se vê no gráfico a seguir, que representa uma dieta de baixíssima caloria, uma dieta padrão (esta, no caso, é inespecífica, mas poderia ser qualquer dieta, como aquelas que os dietistas receitam) e a combinação de dieta e exercícios, a perda de peso ocorreu no começo da aplicação de todos os métodos, mas, no caso das três dietas, boa parte desse peso foi recuperado. Não é lá muito encorajador.

A maioria das estratégias de perda de peso tem, logo no início, um efeito dramático, mas, depois de vários meses, o efeito chega a

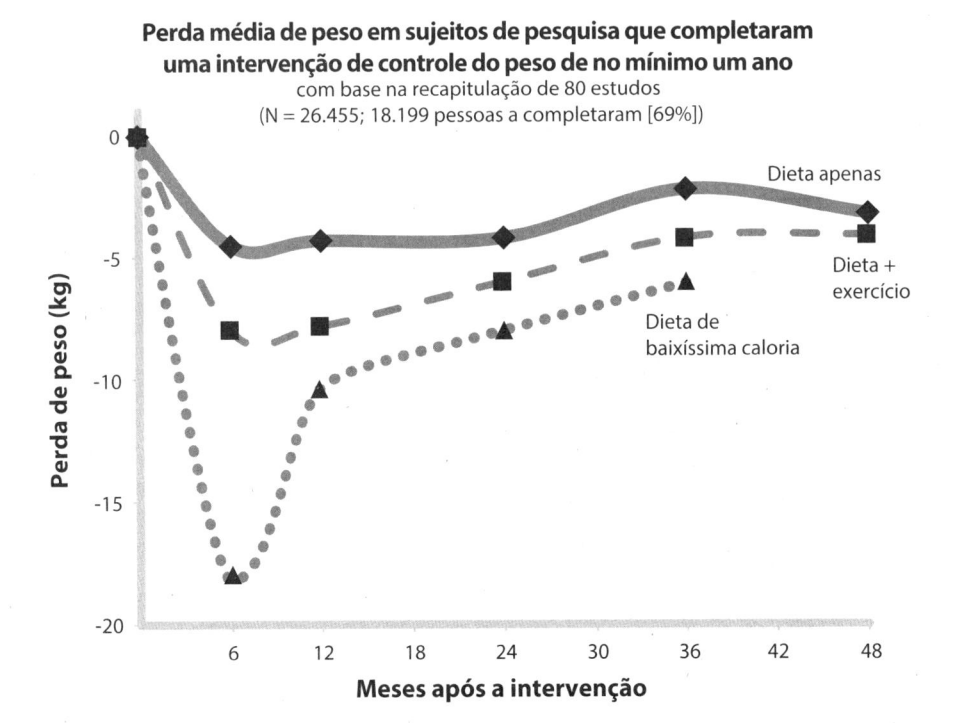

Perda média de peso em sujeitos de pesquisa que completaram uma intervenção de controle do peso de no mínimo um ano
com base na recapitulação de 80 estudos
(N = 26.455; 18.199 pessoas a completaram [69%])

um patamar e permanece ali. Por exemplo, uma redução drástica na ingestão de comida (como acontece numa dieta de baixíssima caloria) muitas vezes tem o efeito inicial mais dramático, mas, na maioria dos casos, volta-se ao peso anterior alguns anos depois.

Vejamos um estudo recente e muito divulgado sobre os participantes do programa de televisão *O grande perdedor*. Todas as pessoas que participaram do estudo perderam uma grande quantidade de peso por meio de exercícios e restrição de calorias durante o programa, mas o estudo mostrou que essa perda de peso induziu seus corpos a diminuir a taxa metabólica e que, mesmo seis anos depois, os metabolismos dos participantes ainda eram tão lentos que eles não conseguiam comer a mesma quantidade de calorias que uma pessoa de peso semelhante que nunca teve sobrepeso[44] (o estudo deu a isso o nome de "adaptação metabólica persistente").

Outra pesquisa mostra que, em muitos casos, fazer dieta é um fator que prevê consistentemente o ganho final de peso, e não a perda[45,46]; fazer dieta prevê significativamente o ganho de peso em adolescentes[47]; e a compulsão alimentar e outras desordens aumentavam com a frequência dos regimes[48].

Publicamos recentemente um estudo com resultado bastante dramático. Demonstramos que a flora intestinal (o microbioma) das pessoas que fazem dieta "lembra-se" do sobrepeso e, portanto, mesmo depois de perder esse peso, o microbioma não passa a ser o de uma pessoa magra. Isso afeta como o corpo responde à comida de uma maneira que estimula a recuperação do peso pós-dieta. Falaremos mais disso no próximo capítulo.

Outra grande concepção errônea sobre o fazer regime é a de que as pessoas não seguem a dieta. É algo que vale em alguns casos, mas, de acordo com nossa pesquisa e experiência, gostaríamos de sugerir que, em muitos casos, as pessoas seguem as dietas, sim, mas estas não funcionam ou têm como resultado último o ganho de peso. Muitas pessoas passam de uma dieta da moda para outra, em busca da cura milagrosa que finalmente vai funcionar no caso delas. Mas o que realmente funciona? Parece depender da pessoa: se toleram bem a dieta, se cumprem as orientações, durante quanto tempo seguem o regime e se as mudanças de estilo de vida implementadas são eficazes ou não no caso delas.

Outro problema é que muitas dietas simplesmente não são bem definidas. Por exemplo, você poderia comer "baixo carboidrato" ou "baixa gordura", mas ainda comeria basicamente alimentos processados e pouquíssimos alimentos com um bom teor nutricional. Ou poderia comer "baixo carboidrato" ou "baixa gordura" e fazer escolhas excelentes ingerindo alimentos ricos em nutrientes. Poderia, tecnicamente, seguir uma dieta vegetariana e comer macarrão com queijo todos os dias, ou seguir uma dieta vegana e viver de cookies veganos e batatas fritas. Por outro lado, você poderia seguir uma dieta vegetariana ou vegana, mas escolher principalmente alimentos de origem vegetal ricos em fibras e proteínas, como as hortaliças e cereais integrais de beneficiamento mínimo, além de óleos prensados a frio e frutas orgânicas.

Nessa mesma linha, você poderia, tecnicamente, seguir uma dieta paleolítica, mas viver apenas de carne gordurosa de segunda e doces feitos de coco processado, ou uma dieta de Atkins na qual você come basicamente toucinho, hambúrguer no prato e queijo. Ou poderia dar o mesmo nome à sua dieta, mas comer principalmente hortaliças sem amido e ricas em nutrientes e quantidades bem pequenas de proteínas de alta qualidade e de origem animal.

Você também pode partir de algumas suposições a respeito dos macronutrientes de uma dieta que foca na eliminação de uma categoria de alimentos. Por exemplo, a dieta paleolítica, geralmente considerada de "baixo carboidrato", poderia ter um alto teor de carboidratos se incluísse um bocado de frutas e hortaliças ricas em amido. A dieta vegana, geralmente considerada de "baixa gordura", poderia ter um alto teor de gorduras se incluísse um bocado de óleos de origem vegetal, nozes e alimentos gordurosos, como abacates. Tudo depende dos alimentos que você escolhe e, portanto, não importa o nome que se dê à dieta, o regime como estratégia para a perda de peso não quer dizer nada.

Por último (e de maneira mais decisiva), já deve estar evidente que algumas estratégias alimentares funcionam para algumas pessoas, e não para outras. Há quem se dê bem com a gordura como fonte de energia principal, mas há quem não. Algumas pessoas se dão bem com dietas baseadas em vegetais, ao passo que outras se sentem melhor e perdem mais peso com dietas que incluem quantidades razoavelmente grandes de proteína animal. Algumas pessoas não sentem necessidade de comer muito, ao passo que outras têm bom apetite e ingerem mais calorias sem ganhar mais peso. Nota-se isso na figura a seguir, que mostra os resultados de duas dietas distintas

Duas intervenções alimentares com efeitos médios semelhantes, mas efeitos muitos diferentes em cada participante

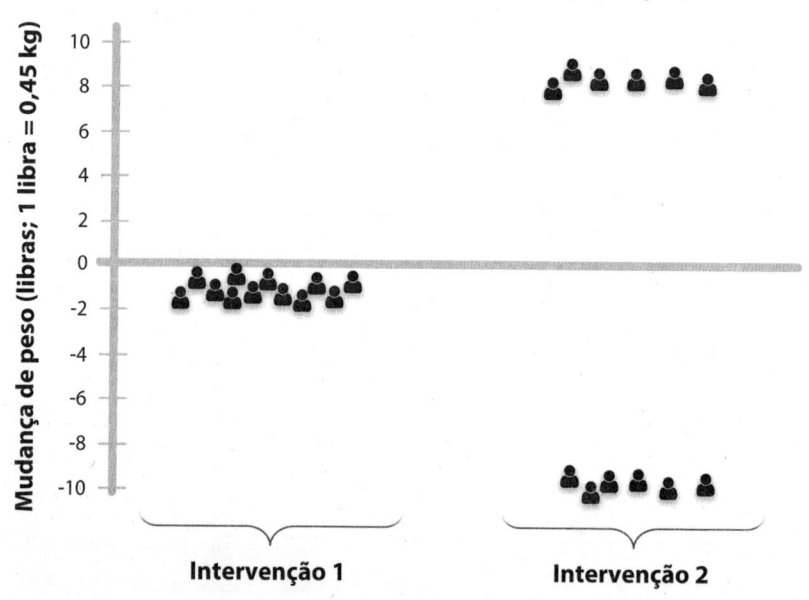

testadas com um grupo de pessoas. A primeira dieta não funcionou com ninguém. A segunda funcionou bem com alguns, mas fez com que outros ganhassem peso. Não há como saber qual intervenção alimentar funcionará com você. Vale a pena se privar de algumas coisas?

Tami E.

Mãe dedicada de duas crianças, sempre fiz o esforço supremo de oferecer a meus filhos uma dieta equilibrada e saudável. Passava horas vasculhando a internet, consultando meus amigos e preparando almoços para minha filha, que está no segundo ano do Ensino Fundamental, e meu filho, que está no Jardim de Infância. Meus filhos são felizes, saudáveis e ativos, mas, à semelhança de várias pessoas na minha família (e de muitas crianças em sua turma), minha filha de oito anos está acima do peso ideal.

Meu marido e eu presumimos que fosse genético, mas o fato é que apenas as duas últimas gerações de nossa família vêm lutando contra problemas de peso. Fiquei preocupada quando vi uma matéria em rede nacional dizendo que a obesidade infantil está associada a problemas de saúde posteriores e, assim, percebi que devia fazer algo a respeito. Quer dizer, até mesmo a ex-primeira dama dos Estados Unidos, Michelle Obama, fez disso sua plataforma política! O problema era que eu não sabia o que fazer. Minha filha comia bem, de acordo com as regras da nutrição, era ativa e jogava futebol. Não parecia nada apropriado colocar uma menina tão jovem para fazer regime.

Aí ouvi falar da nutrição personalizada numa outra matéria em rede nacional, e isso me tocou de perto. Comecei a testar minhas respostas glicêmicas aos alimentos usando um monitor de glicose caseiro, e fiquei surpresa ao ver que minhas respostas à comida não eram o que esperava. Por exemplo, o café parecia fazer minha glicemia subir bastante, mas não os cookies de aveia. Banana faz minha glicemia explodir, mas não os tomates (li que muitas pessoas têm picos de glicose no sangue depois de comer tomate).

Minha concepção anterior de como manter minha dieta e a da minha família saudáveis basicamente ruiu diante dos meus olhos. Aí pensei: *se uma alimentação saudável não é o que achava que era no meu caso, provavelmente não é o que acho que é para o resto da minha família.* Não vejo a hora de descobrir como posso melhorar a dieta de toda a minha família usando este método.

O que todas essas concepções errôneas sobre nutrição nos mostram é que, apesar de as informações nutricionais serem interessantes, as regras de nutrição geral não podem ser eficazes de maneira universal. Quando informações científicas concretas estão em conflito com outras informações científicas concretas, não é por causa da dieta nem da comida. É porque, apesar de a ciência buscar uma dieta que sirva para todos, isso não é possível, já que cada pessoa reage de maneira distinta a alimentos diferentes, e não existe estratégia alimentar que vá funcionar para todo mundo.

Mas essa é uma boa notícia. Quer dizer que, para muitas pessoas que experimentaram dietas e não tiveram êxito, ainda há esperança. É provável que a dieta não tenha funcionado porque era a dieta errada para você. As reações aos alimentos e a *nutrição personalizada* são as respostas ao problema do que comer para manter a saúde e perder peso. A maioria das dietas aborda o problema do ângulo errado: os alimentos e os nutrientes que eles contêm. Para resolver a questão da dieta, precisamos observar o indivíduo e examinar o que faz cada um de nós ter uma resposta ímpar àquilo que comemos. Para fazer isso, vamos olhar mais de perto o que está acontecendo aí dentro de você, para que possa entender melhor por que suas reações à comida só podem ser exclusivamente suas.

CAPÍTULO 5

O universo nos seus intestinos... e por que ele é importante

Em 1883, uma garota de quinze anos chamada Mary Mallon emigrou da Irlanda para os Estados Unidos. Depois de trabalhar em várias casas, prestando diversos serviços domésticos, foi contratada como cozinheira em 1906 por um rico banqueiro nova-iorquino de nome Charles Henry Warren, que alugou uma casa na Oyster Bay, na margem norte de Long Island, Nova York. Entre junho e setembro daquele ano, seis dos onze moradores da casa contraíram tifo. Na época, o tifo era fatal em dez por cento dos casos, aproximadamente, portanto a quantidade de pessoas contaminadas era muito preocupante.

A família contratou um engenheiro sanitário chamado George Soper para investigar o caso. A princípio, Soper desconfiou das ostras de água doce, mas nem todos os doentes haviam ingerido os moluscos. Por fim, ele descobriu a verdade, e seus resultados, publicados em 1906 no *Journal of the American Medical Association* (JAMA), revelaram que Mary Mallon, acometida apenas moderadamente pelo tifo, foi o primeiro caso documentado nos Estados Unidos de uma portadora assintomática de uma bactéria conhecida como *Salmonella typhi*.

Mas Mary negou ser a causa do contágio. Ela mal ficara doente. Não estava doente quando a acusaram. Não acreditava ser a responsável. Soper, porém, estava convencido. Descobriu que Mary Mallon havia trabalhado anteriormente como cozinheira para oito famílias diferentes, e sete delas passaram por surtos de tifo, um total de 22 casos da doença, alguns dos quais foram fatais.

O tifo se espalhou por Nova York naquele ano – aproximadamente 3 mil nova-iorquinos foram afetados – e Mary Mallon pode ter sido a grande responsável pela epidemia. Sem antibióticos (que só estariam disponíveis a partir de 1948), a situação era grave. Soper convenceu o Departamento de Saúde e a polícia de Nova York a obrigar Mary Mallon a se apresentar para fazer um exame de fezes e, apesar de a moça ter fugido, eles por fim a encontraram e conseguiram as amostras. Efetivamente, as amostras se mostraram positivas para *Salmonella typhi*, o micróbio que causava o tifo. Mary foi mantida em quarentena numa cabana perto do hospital em North Brother Island. Ela tentou processar o Departamento de Saúde, mas perdeu a causa e ficou confinada durante dois anos.

O hospital tentou curar Mary. Eles a trataram com laxantes, levedo de cerveja e um antisséptico urinário chamado urotropina, mas nada funcionou. Queriam remover a vesícula biliar da moça, pois desconfiavam que essa era a origem das bactérias, mas ela não consentiu com a cirurgia. Durante dois anos, 120 de seus 163 exames de fezes se mostraram positivos, mas, infelizmente, ninguém explicou a situação toda para a jovem, e ela afirmava categoricamente que era mantida em cativeiro e deveriam soltá-la.

Em 1910, Mary foi liberada graças a um comissário de saúde novo e indulgente, com a condição de que nunca mais trabalhasse como cozinheira. No entanto, Mary não cumpriu a condição. Mudou seu nome para Mary Brown e arranjou imediatamente um emprego como cozinheira da Maternidade Sloane de Manhattan, onde, num intervalo de apenas três meses, contaminou 25 pessoas, entre médicos, enfermeiras e funcionários. Duas pessoas morreram. Quando a descobriram, apelidaram-na de "Mary Tifoide" e criticaram-na em *charges* nos jornais. Ela ficou famosa pelo pior dos motivos. Voltaram a colocá-la na quarentena de North Brother Island, onde permaneceu pelos 26 anos que se seguiram, praticamente isolada, até sua morte em 1938.

Por ocasião da morte de Mary Mallon, as autoridades sanitárias de Nova York haviam descoberto outros quatrocentos "portadores assintomáticos" da *Salmonella typhi*, mas Mary Mallon foi a única a ser internada à força numa quarentena. No total, "Mary Tifoide" foi responsável por infectar 125 pessoas e causar a morte de cinco delas[1].

É uma história triste, mas também instrutiva: as bactérias no seu intestino afetam consideravelmente sua vida e saúde, além da saúde das pessoas a seu redor. Algumas podem fazer mal a você. Outras podem fazer mal a outras pessoas. Boa parte delas é benéfica e vive em harmonia com você. Não fazem parte de sua constituição genética. São seus acompanhantes nesta viagem. Mas você pode cuidar desse *microbioma* de maneira a estimular o crescimento das boas bactérias e desestimular o crescimento das bactérias ruins.

Vilões bacterianos

> Graças em grande parte às melhorias no saneamento básico, o tifo é muito menos comum do que foi no começo do século xx, quando havia dezenas de milhares de casos dessa doença virulenta. São menos de quatrocentos casos de tifo por ano registrados nos Estados Unidos, e estes se concentram em pessoas que viajaram para partes menos desenvolvidas do mundo, como México, América do Sul e Índia[2].
>
> Mas, apesar de o tifo não ser um grande problema hoje em dia, temos outras bactérias problemáticas com as quais lidar.

Uma das mais virulentas e contagiosas é o *Clostridium difficile* (*C. diff*), uma bactéria que provoca uma grave infecção gastrointestinal, encontrada principalmente em pacientes hospitalizados; provoca diarreia, dor abdominal violenta, febre e, em casos extremos, morte. Em 2011, foram 29 mil mortes causadas por *C. diff* apenas nos Estados Unidos e, quando as pessoas não morrem por isso, a agressão dessa bactéria pode fazê-las sofrer bastante e afetar de maneira drástica sua qualidade de vida. As pessoas que têm doenças do cólon, como a doença de Crohn ou outras inflamações intestinais, aquelas que sofrem de câncer colorretal, os idosos e pessoas que usam certos medicamentos, como os antibióticos de amplo espectro, correm um risco maior, mas qualquer um poderia ter uma infecção por *C. diff*. Podemos tratar a infecção por *C. diff* com antibióticos, mas existem casos que se tornaram tão resistentes, que não há medicamento disponível para tratá-los, e a ciência busca ativamente tratamentos melhores para o problema do *C. diff*.

QUEM VIVE NO SEU INTESTINO?

Seu intestino abriga 40 trilhões de células microbianas e até mil espécies diferentes de micróbios. Na verdade, as células que formam sua flora intestinal são quase tão numerosas quanto suas próprias células. Se nos fiássemos apenas na contagem de células, você seria somente meio humano[3], com seus meros 30 trilhões de células humanas[4].

Entre esses micróbios internos que você abriga, temos principalmente bactérias, mas também vírus, fungos, parasitas e outros organismos microscópicos dotados de um DNA que tem aproximadamente duzentas vezes mais genes que o seu[5]. São cerca de 25 mil genes humanos e quase 5 milhões de genes bacterianos! Os cientistas passam um bocado de tempo estudando os genes humanos, mas eles correspondem aproximadamente a um por cento da diversidade de material genético que cada um de nós carrega consigo. Ainda não sabemos o que boa parte desses genes microbianos faz: trata-se de um campo de pesquisa novo e empolgante. (Tampouco sabemos o que muitos genes humanos fazem, mas os estudamos há muito mais tempo. Somente agora estamos começando a estudar a natureza e o efeito dos milhões de genes bacterianos que cada um de nós abriga.)

Os micróbios vivem em contato conosco e dentro de nós, em todos os pontos em que nossos corpos interagem com o mundo exterior: pele, boca, intestino, trato respiratório e sistema geniturinário. Chamamos esse sistema de *microbioma*, e todos nós temos microbiomas em cada uma dessas áreas do corpo. O microbioma, porém, só foi reconhecido a partir do fim dos anos 1990[6]. Dentre todos os microbiomas de nosso corpo, o intestinal é de longe o mais diverso, complexo e fisiologicamente importante. Em contrapartida, os ambientes internos de nosso corpo (sistema sanguíneo e órgãos internos) não costumam apresentar micróbios, ou ao menos não um grande número deles, e geralmente são considerados estéreis, a menos que sejam invadidos por micróbios por meio de feridas ou infecções.

As espécies em nossas fezes

Progressos recentes no sequenciamento de DNA nos permitiram começar a estudar o microbioma. A fonte do material genético para analisarmos as bactérias do microbioma de uma pessoa é uma amostra das fezes, porque grande parte do conteúdo sólido das fezes é formada por bactérias. As bactérias no seu microbioma se reproduzem, crescem e morrem durante toda a sua vida. Num dia qualquer, dez por cento dos seus micróbios intestinais são descartados, e o corpo os remove por meio das fezes; portanto, estudar as fezes é uma boa maneira de acessar o material genético das bactérias e pode ajudar a determinar a composição do microbioma no seu intestino em determinado momento. A composição característica das fezes é de aproximadamente 75 por cento de água e 25 por cento de matéria sólida, que inclui:

- fibras não digeridas e componentes solidificados dos sucos digestivos (trinta por cento);
- bactérias (trinta por cento), benéficas e nocivas
- gorduras (dez a vinte por cento);
- matéria inorgânica (dez a vinte por cento); e
- proteínas (dois a três por cento).

A descoberta do microbioma

O primeiro indício científico de que micro-organismos faziam parte do organismo humano surgiu em meados da década de 1880, quando o pediatra austríaco Theodor Escherich observou um tipo de bactéria (mais tarde batizada *Escherichia coli*, ou *E. coli*) na flora intestinal de crianças saudáveis e também na de crianças com diarreia.

Um dos primeiros entusiastas do microbioma foi Élie Metchnikoff, eminente ganhador do Nobel e um dos pais da imunologia moderna. Certo dia, no fim do século XIX, ele observava em seu microscópio óptico primitivo uma amostra fresca de fezes e se admirou ao ver que pululavam ali inúmeras bactérias vivas. Percebeu que esse "mundo no interior de outro mundo" poderia ter importância fundamental em nossa vida. Começou a beber um copo de leite azedo todos os dias, acreditando que isso fosse melhorar os micróbios de seu intestino, e chegou a publicar um artigo intitulado "Prolongamento da vida: estudos otimistas", no qual postulava que esses micróbios talvez nos permitissem prolongar nossa vida. Na época, não havia nenhum método disponível para estudar os micróbios que Metchnikoff observara. O campo da microbiologia estava ocupado demais lutando com as bactérias "más" que causavam doenças, e o microbioma só seria reconhecido como uma parte importante do corpo humano ou de sua saúde quase um século depois, no fim da década de 1990.

Faz apenas uns dez anos que os cientistas conseguiram estudar extensivamente essas bactérias, usando técnicas genéticas avançadas. Muitas dessas bactérias são "mimadas", no sentido de que precisam de condições específicas para vicejar e crescer e, portanto, não sobrevivem fora do corpo humano. Algumas, por exemplo, são anaeróbios obrigatórios, ou seja, micro-organismos que morrem em contato com concentrações normais de oxigênio atmosférico. Não sabíamos como cultivá-los fora do corpo para estudá-los. Por volta de 2006 a 2007, progressos no sequenciamento do DNA nos permitiram determinar toda a composição intestinal a partir de uma amostra de fezes e sequenciá-la, identificando o conjunto de micróbios internos e driblando a necessidade de cultivar os micro-organismos para estudo. O resultado disso foi que o microbioma se tornou um dos campos de pesquisa recentes mais empolgantes. Houve um *boom* de pesquisas novas sobre o microbioma nos últimos tempos (veja-se a figura a seguir), e nós mesmos não ficamos imunes a toda essa empolgação. Como se verá neste capítulo, fizemos descobertas e publicamos pesquisas sobre áreas cruciais que são influenciadas pelo microbioma de uma maneira surpreendente. Mas não somos os únicos a estudar esse campo de pesquisa ativo e em desenvolvimento. Muitos cientistas estão estudando vários aspectos, propriedades, funções e influências do microbioma.

O campo de pesquisa mais empolgante é que estamos começando a descobrir aspectos causais do microbioma, e não simplesmente sua associação a várias doenças comuns. Em outras palavras, estamos descobrindo o que afeta diretamente o microbioma e o que este pode

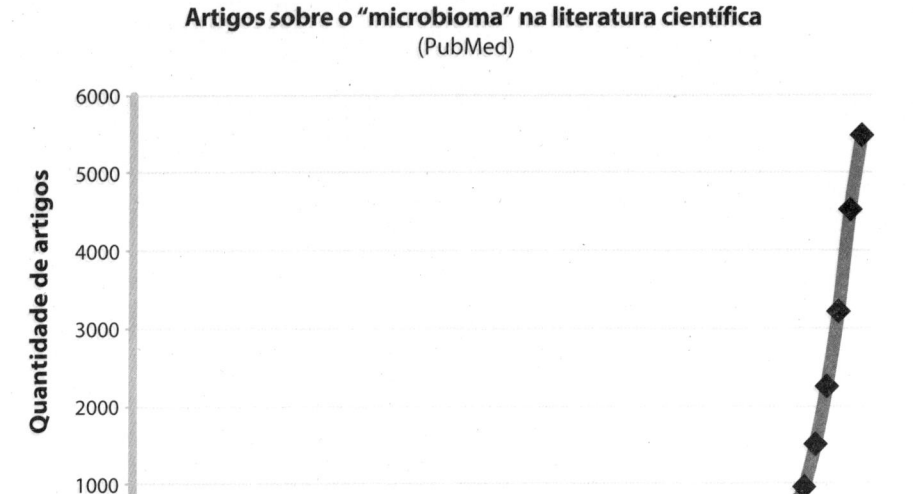

Artigos sobre o "microbioma" na literatura científica
(PubMed)

[Gráfico: Quantidade de artigos vs. Anos (1950-2010), mostrando crescimento exponencial após 2000, atingindo cerca de 5500 artigos.]

provocar, em vez de simplesmente saber que certas condições e certos micróbios existem simultaneamente. Estamos fazendo progressos similares na genética humana – descobrindo os aspectos causais, e não associativos –, mas a diferença empolgante entre a genética e o microbioma é que, se não temos como mudar nossos genes, temos como alterar nosso microbioma. Estamos descobrindo como podemos modular terapeuticamente um elemento-chave da saúde humana.

O que seu microbioma intestinal faz por você

Pode parecer desagradável pensar que seu corpo está cheio de bactérias, mas fique tranquilo, pois você vive numa relação simbiótica com elas, e esses micróbios fazem um bocado de coisa para melhorar sua vida. Por exemplo, seu microbioma proporciona:

- **Energia:** Aproximadamente dez a vinte por cento de nossa energia é fornecida não pela digestão da comida por nosso corpo, e sim pela digestão da comida por bactérias. Seu microbioma produz enzimas digestivas e vitaminas de que o corpo precisa. Também ajuda a determinar a maneira como a energia será extraída dos alimentos que você ingere e em quais quantidades[7,8].

- **Vitaminas essenciais:** Seu microbioma produz vitaminas essenciais que seu corpo exige e não é capaz de produzir sozinho, como a vitamina K (menaquinona), a vitamina B12 (cobalamina), a vitamina B9 (folato), e a vitamina B2 (riboflavina)[9].

  A vitamina B12 é particularmente importante por manter a saúde das células nervosas e ajudar a produção de DNA e RNA (o material genético do corpo). A vitamina B12 de origem alimentar vem quase exclusivamente de produtos animais, particularmente moluscos, crustáceos e carne bovina, mas os vegetarianos não sofrerão deficiência alguma de vitamina B12 se tiverem um microbioma saudável, contendo principalmente muitos *Bifidobacterium* e *Lactobacillus*. O mais famoso produtor de B12 é o *Lactobacillus reuteri*, uma bactéria comum nos intestinos humanos e parte do seu microbioma[10].

  A vitamina B9, ou folato, também é extremamente importante. Geralmente é encontrada em hortaliças frescas, cruas e não congeladas, mas, à semelhança da B12, o folato pode ser produzido no seu intestino por bactérias do ácido lático, como *Lactobacillus* e *Bifidobacterium*[11].

- **Imunidade:** O microbioma ajuda a regular seu sistema imune[12] e, na verdade, características importantes de um sistema imune saudável exigem um microbioma para se desenvolverem adequadamente. Seu microbioma ajuda a reconhecer invasores e ajuda o corpo a não atacar a si mesmo (como acontece no caso de uma doença autoimune). O microbioma também ajuda a criar uma barreira contra patógenos e pode determinar quais alergias você terá e quais alergênicos não vão afetar você[13].

- **Saúde:** Nosso microbioma também determina, para o bem ou para o mal, nosso estado de saúde. Nos últimos dez anos, nossa compreensão das associações entre o microbioma e a saúde aumentou bastante, e descobrimos associações do microbioma com uma grande variedade de problemas, entre eles a obesidade[14,15], asma, alergias e doenças reumáticas[16,17,18,19,20,21,22], depressão[23,24] imunológica e outras doenças mentais[25,26], doenças inflamatórias intestinais, como a doença de Crohn e a colite ulcerativa, neurodegeneração[27,28,29], câncer e doenças vasculares[30,31]. Há muito ainda a se pesquisar sobre como podemos manipular o microbioma para controlar melhor esses vários problemas.
- **Saúde infantil.** Prebióticos no microbioma da mãe, denominados *oligossacarídeos*, são passados ao bebê pelo leite materno e ajudam a formar o microbioma da criança de uma maneira saudável[32] – um possível argumento a favor do aleitamento materno. Os micróbios também podem passar da mãe para o bebê quando este sai pelo canal do parto (trata-se de um campo de pesquisa no momento). Achamos incrível ver a evolução em andamento, pois as substâncias provenientes da mãe estão formando o microbioma da geração seguinte. Trata-se apenas de mais uma demonstração da importância do microbioma em nosso desenvolvimento e de um exemplo da coevolução de seres humanos e bactérias. Evoluímos lado a lado com nosso microbioma e, neste momento, precisamos de nossas bactérias para sobreviver (assim como elas precisam de nós).

O UNIVERSO NOS SEUS INTESTINOS... E POR QUE ELE É IMPORTANTE • 139

Microbioma humano e as condições associadas ao transtorno da composição e função do microbioma

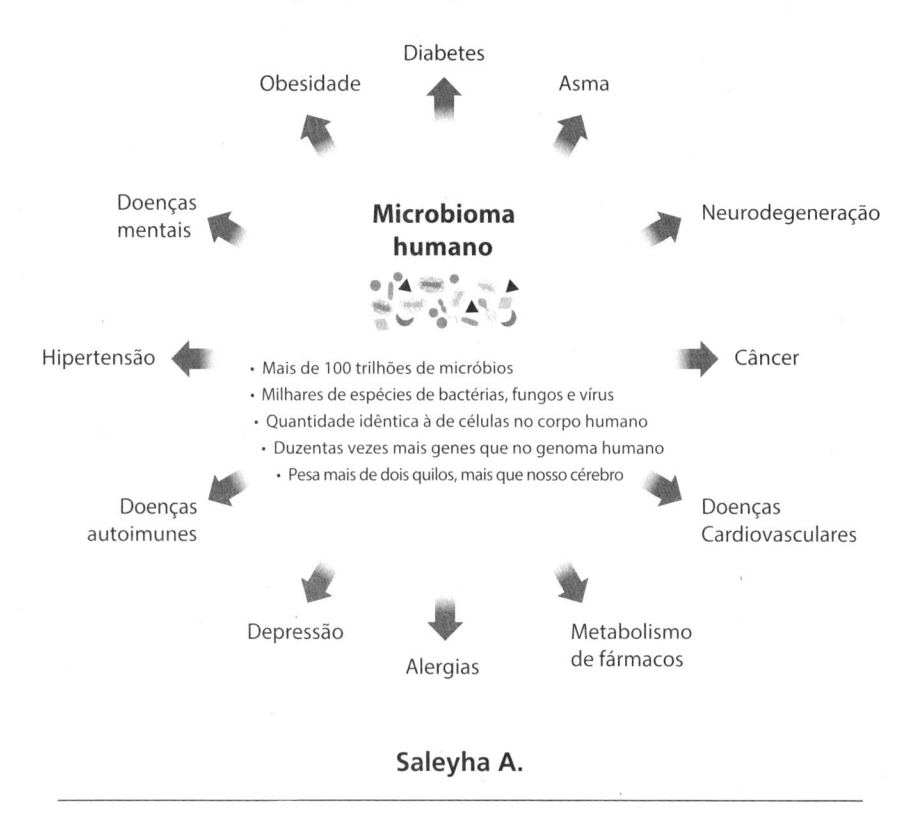

Obesidade Diabetes Asma

Doenças mentais   **Microbioma humano**   Neurodegeneração

Hipertensão   • Mais de 100 trilhões de micróbios   Câncer
• Milhares de espécies de bactérias, fungos e vírus
• Quantidade idêntica à de células no corpo humano
• Duzentas vezes mais genes que no genoma humano
• Pesa mais de dois quilos, mais que nosso cérebro

Doenças autoimunes   Doenças Cardiovasculares

Depressão   Alergias   Metabolismo de fármacos

Saleyha A.

Sempre tive a impressão de que a comida produzia em mim um efeito diferente em comparação com minhas irmãs. Comíamos os mesmos alimentos todas as noites no jantar e, mesmo assim, eu sempre fui gordinha e elas sempre foram magras. Eu acreditava que, se quisesse ser como elas, teria de cortar o pão, o arroz e as massas da minha dieta. Os carboidratos eram os vilões. Essa era a mais recente orientação alimentar.

Também notei que, toda vez que comia, eu me sentia cansada. Não estou falando de uma redução brusca de energia. Estou falando de: *preciso me deitar e dormir agora mesmo*. Achava que talvez fosse preguiçosa, mas não entendia como outras pessoas podiam comer as mesmas coisas que eu e continuar despertas. Ouvi falar da teoria de que "o sangue vai todo para o estômago depois de comer, para digerir os alimentos", e decidi que era isso que sentia.

Quando ainda estava no começo da carreira como médica, não podia me dar ao luxo de perder tanta energia logo após uma refeição, por isso simplesmente deixava de almoçar quando estava de plantão. Mas, no fim da tarde, estava morrendo de fome e comia chocolates ou biscoitos que os pacientes agradecidos deixavam no posto da enfermagem. E, obviamente, isso me deixava mais sonolenta ainda. Essas "quedas no açúcar" eram rápidas, e a única maneira que consegui encontrar para combatê-las foi ingerir mais açúcar ainda, para me manter "energizada" até o fim do expediente. Em casa, eu vivia de uvas, tomates, saladas e atum. Nunca comia pão e, quando me atrevia a tomar sorvete, eu me sentia tão culpada que geralmente não valia a pena.

Quando o produtor da série *Trust Me, I'm a Doctor* [Pode confiar, eu sou médico] da BBC me perguntou se eu queria participar do Projeto de Nutrição Personalizada e fazer uma matéria sobre ele, eu me entusiasmei com a ideia, mas não esperava aprender muita coisa. Imaginei que, aos 44 anos de idade, já fazia uma boa ideia de como meu corpo reagia à comida.

Não poderia estar mais enganada. A configuração da minha flora intestinal e meus exames de glicemia revelaram que tanto as uvas quanto os tomates faziam meu nível de açúcar no sangue subir bastante, mas o sorvete, não. O mais surpreendente foi descobrir que torradas com manteiga não faziam minha glicemia subir nem um pouquinho.

Desde então, adotei outro estilo de alimentação, baseando-me no que aprendi ao participar do estudo, e isso me fez mudar. Minha pele tem uma aparência melhor, fico bem disposta o dia todo, mesmo após as refeições e no fim da tarde, e – o melhor de tudo – perdi um bocado de peso e ainda estou perdendo, sem ter a impressão de que estou comendo menos que antes. Eu me sinto muito bem e acredito que essa experiência foi uma reviravolta na minha saúde e na minha vida.

Quando o microbioma se torna o vilão

Todo microbioma contém uma grande variedade de bactérias, e algumas delas podem causar problemas, particularmente quando as condições favorecem as bactérias mais patogênicas. Um desequilíbrio no seu microbioma pode provocar:

- **Envelhecimento.** O microbioma foi associado ao envelhecimento, principalmente quando perde diversidade[33]. Um microbioma diversificado é um microbioma vigoroso e eficaz, mas a perda de diversidade bacteriana (menos espécies diferentes) já foi associada tanto à fragilidade física quanto a um desempenho cognitivo reduzido (como é o caso da demência). Observamos essa associação principalmente em pessoas que vivem em países desenvolvidos onde os microbiomas se tornaram menos diversos, provavelmente por causa das dietas ocidentais que também são menos diversificadas, mais ricas em açúcar e mais pobres em fibras. Pesquisas[34,35] conduzidas em camundongos mostram que a ingestão durante três ou quatro gerações de uma dieta mais ocidental e com menos fibras leva à extinção de micróbios específicos que não retornam quando se retoma uma dieta rica em fibras. As enzimas digestivas humanas não decompõem as fibras, que vão diretamente para a flora intestinal, onde serve de alimento para as bactérias. A recuperação das espécies bacterianas perdidas exige a reintrodução das espécies extintas (por meio de uma terapia intensiva com probióticos, que pode ou não ser eficaz) e/ou a migração da dieta para ingredientes alimentares mais diversos encontrados em alimentos tradicionais, o que implica alimentos naturais, não processados e capazes de reintroduzir algumas das bactérias perdidas, além de for-

necer mais fibras para sustentar uma população bacteriana maior e mais variada.
- **Mais (ou menos) síndrome metabólica.** O microbioma tem sido estudado com mais intensidade em relação à obesidade, diabetes, hipercolesterolemia e esteatose hepática, que costumam coocorrer na mesma pessoa e, quando isso acontece, passam a ser chamadas de "síndrome metabólica". Trata-se de doenças muito comuns no mundo todo e que constituem uma epidemia grave que se desenvolveu no último século. Também predispõem as pessoas a várias complicações perigosas, como ataques cardíacos, acidentes vasculares cerebrais, obstrução de artérias, doenças renais, entre outras. Explicaremos melhor a síndrome metabólica no capítulo 6, quando discutirmos a importância de uma glicemia normal. Muitos fatores contribuem para a epidemia de síndrome metabólica, e muitos deles podem estar associados a mudanças no nosso microbioma intestinal moderno. Na verdade, o microbioma não só pode estar ligado à síndrome metabólica, como também pode contribuir para muitas das manifestações associadas a ela, como obesidade, diabetes e hipercolesterolemia. O microbioma influencia nosso metabolismo alterando nosso sistema imunológico, modulando nosso sistema hormonal, mudando o repertório de moléculas pequenas (metabólitos) secretadas por nosso intestino e liberadas na corrente sanguínea[36] e afetando até mesmo nosso sistema nervoso. Por exemplo, as pesquisas com roedores mostram que a produção incrementada de um metabólito específico chamado *acetato* ativa um ramo de nosso sistema nervoso periférico, denominado *sistema nervoso parassimpático*, que, por sua vez, aumenta a secreção de insulina estimulada pela glicose. O efeito disso é aumentar o hormônio da fome, cha-

mado *grelina*, e causar obesidade logo em seguida. Outra pesquisa[37] mostra que a produção de outro metabólito (o *succinato*) pelas bactérias pode ajudar a melhorar o metabolismo de glicose e que a fermentação bacteriana das fibras alimentares produz grandes quantidades de succinato. Isso talvez indique que ingerir mais fibras de modo a promover a produção de mais succinato pelas bactérias poderia melhorar o metabolismo de glicose e, por sua vez, ajudar a reverter ou prevenir a síndrome metabólica.

O interessante é que, quando uma amostra do microbioma fecal de pessoas magras e saudáveis foi transplantada para indivíduos que sofriam de intolerância à glicose, os receptores viram sua sensibilidade à insulina melhorar aos poucos. Os efeitos foram temporários, desaparecendo após algumas semanas, mas isso demonstrou que a flora intestinal afeta as condições que provocam a síndrome metabólica e pode ser uma das soluções[38].

- **Resposta à carne vermelha.** Um estudo interessante mostrou que os efeitos cardiovasculares nocivos da ingestão de carne vermelha talvez se devessem à maneira como os micróbios respondem a esse alimento[39]. Essa pesquisa sugere que, ao comer carne vermelha, as pessoas não a processam da mesma maneira, em parte por causa das variações individuais do microbioma. A carne vermelha contém L-carnitina, que pode ser processada e transformada – por uma série de etapas no microbioma e, em seguida, no hospedeiro – numa substância chamada *N-óxido de trimetilamina* (TMAO). Essa substância altera o metabolismo do colesterol e desacelera a remoção deste do sangue, contribuindo para seu acúmulo nas paredes arteriais.

A descoberta interessante é que a conversão de L-carnitina em TMAO exige uma substância e uma etapa intermediárias que só a flora intestinal pode providenciar. As pessoas que não têm as bactérias certas em seus intestinos para converter a L-carnitina em TMAO correm menos risco de acumular colesterol nas artérias. Os vegetarianos costumam ter menos dessas bactérias e, portanto, não passam pela conversão em TMAO que os onívoros enfrentam depois de consumir carne. Obviamente, essa notícia rendeu bastante na grande mídia, pois era munição para os defensores de uma dieta vegetariana, embora os vegetarianos não comam carne vermelha mesmo[40,41]. É mais um exemplo de como os indivíduos reagem de maneira diferente a alimentos distintos: a carne vermelha é mais prejudicial para algumas pessoas do que para outras. Neste caso, o elemento de personalização parece ser determinado especificamente pelo microbioma.

Seu microbioma característico e exclusivo

Algumas bactérias no microbioma são comuns à maioria dos seres humanos (e são consideradas o "âmago" de nosso microbioma), e outras podem ter sido herdadas[42], mas também existem muitas que só ocorrem na configuração dentro de você, criando uma espécie de microbioma "característico" e todo seu. O seu pode ser mais parecido com o de seus parentes do que com o de pessoas não relacionadas a você, mas ainda é exclusivamente seu. Por exemplo, os microbiomas de gêmeos idênticos são mais semelhantes entre si do que os de gêmeos fraternos, que, por sua vez, têm microbiomas mais parecidos do que simples irmãos, que, por sua vez, têm bactérias mais semelhantes do que as de indivíduos sem laço algum de parentesco, mas os microbiomas de gêmeos idênticos ainda se distinguem um do outro. Seu microbioma é característico, pessoal e dinâmico, evoluindo e mudando constantemente em resposta ao ambiente em que você

O consumo de carne vermelha pode provocar doenças cardíacas de uma maneira que é mediada pelo microbioma e dele depende.

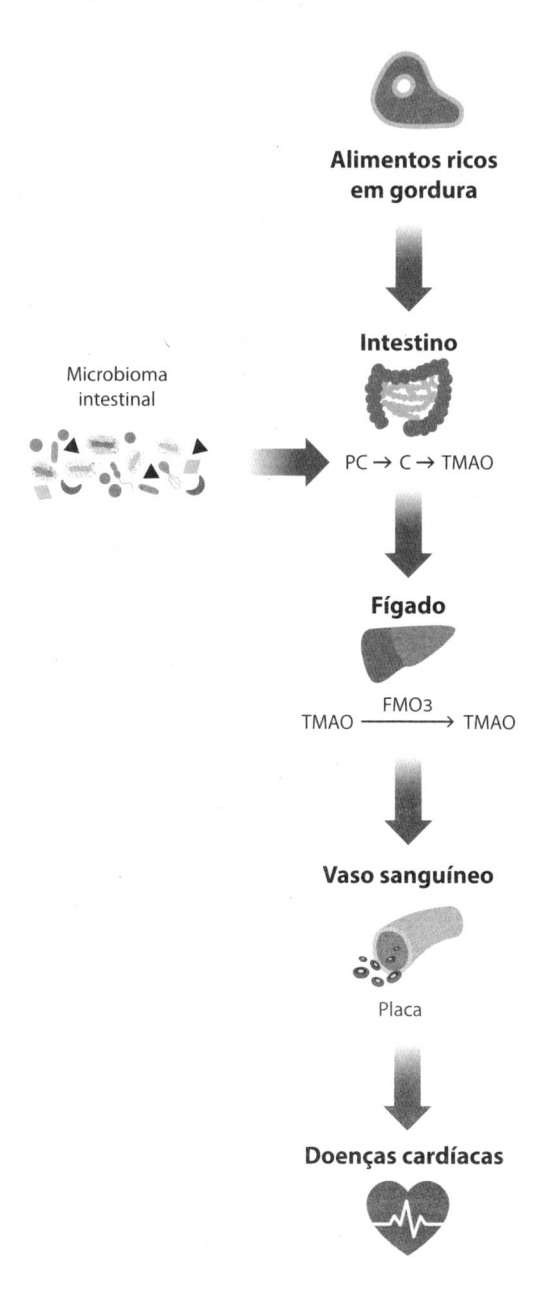

Alimentos ricos em gordura

Microbioma intestinal

Intestino

PC → C → TMAO

Fígado

TMAO $\xrightarrow{FMO3}$ TMAO

Vaso sanguíneo

Placa

Doenças cardíacas

vive, e ele muda de acordo com o que você come, com seu estado de saúde e modo de vida. Mas sempre conserva certos elementos pessoais que mudam muito lentamente em resposta a ajustes na alimentação ou no estilo de vida.

Seu microbioma e seu peso

Se por acaso estiver tentando perder peso, você talvez esteja ansioso para saber se o microbioma pode ajudar... ou se é uma parte do problema. Hoje sabemos que existe uma ligação entre o peso e o microbioma, mas ainda estamos estudando vários dos pormenores a respeito de como essa ligação funciona. Boa parte do que sabemos se deve a pesquisas com camundongos obesos. Mais especificamente, sabemos que os microbiomas dos camundongos obesos diferem de várias maneiras dos microbiomas de camundongos de peso normal.

Os camundongos obesos retiram mais calorias dos mesmos alimentos se comparados com camundongos não obesos. Quando as fezes dos camundongos obesos foram transferidas para "camundongos assépticos" (camundongos esterilizados, sem microbioma), o que, em essência, equivale a transplantar para esses animais o microbioma de camundongos obesos, os transplantados se tornaram obesos[43]. Isso sugere que o microbioma tem um efeito considerável na tendência de uma pessoa ter ou não sobrepeso.

Esse efeito também foi observado quando amostras do microbioma de seres humanos obesos foram transferidas para camundongos assépticos. Os microbiomas de pares de gêmeas idênticas, uma obesa e outra magra, foram transplantados nos camundongos, e o animal asséptico que recebeu o microbioma da gêmea obesa tornou-se obeso (veja-se a figura a seguir). O camundongo que recebeu o microbioma da gêmea magra não se tornou obeso[44]. Outra descoberta

O transplante para camundongos do microbioma de gêmeos idênticos que diferem quanto à obesidade transfere o fenótipo obeso.

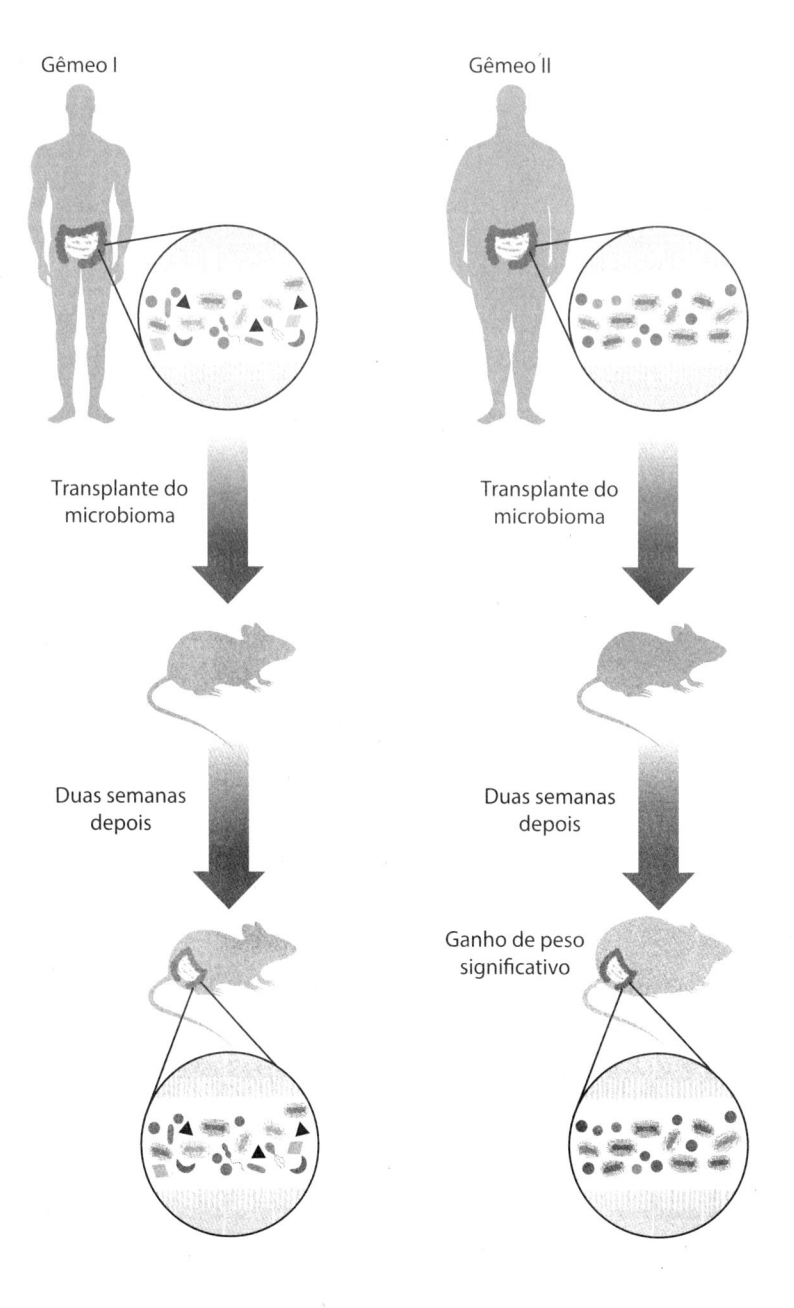

Gêmeo I

Gêmeo II

Transplante do microbioma

Transplante do microbioma

Duas semanas depois

Duas semanas depois

Ganho de peso significativo

interessante desse estudo foi que o acondicionamento dos animais na mesma gaiola (aqueles que receberam o microbioma da gêmea obesa e aqueles que receberam o microbioma da gêmea magra) não levou à obesidade, apesar de camundongos em cativeiro geralmente transferirem seus microbiomas uns para os outros ao consumir as fezes uns dos outros. Nesse caso, como todos os camundongos já tinham um microbioma estabelecido (diferente do transplante de um microbioma para um animal sem flora intestinal alguma), os microbiomas dos vários camundongos competiram com as fezes ingeridas e conseguiram superar uma possível obesidade. Trata-se de um indício de que alguns componentes do microbioma talvez protejam também contra a obesidade.

Essa pesquisa sugere que o microbioma é, no mínimo, um fator que contribui para a obesidade, provavelmente de várias maneiras. No entanto, ainda mais interessante é como o microbioma afeta o que tentamos *fazer* a respeito do nosso peso.

Como os cientistas pesquisam o microbioma

Os cientistas estudam o microbioma de várias maneiras. Uma delas é estudando camundongos. Esses roedores têm uma vantagem: podem ser usados para estabelecer uma relação de causalidade; em outras palavras, facilitam a tarefa de determinar que uma coisa causa outra. Os camundongos assépticos especiais que tiveram seu microbioma completamente eliminado são como uma tábula rasa. Micróbios específicos podem ser implantados nesses camundongos, para vermos o que acontece. Os cientistas podem observar mudanças fenotípicas (coisas que podemos observar ou mensurar de fato num organismo, como peso, tolerância à glicose, resistência à insulina, composição química do sangue etc.), e isso pode ajudar a comprovar o que o microbioma influencia ou deixa de influenciar.

Outra maneira à disposição dos cientistas para estudar o microbioma é por meio de estudos observacionais em seres humanos, que estabelecem correlações com mais precisão: por exemplo, se uma configuração do microbioma tem correlação com certa característica observável, como a obesidade ou o diabetes. Uma observação como essa não implica que determinada configuração do microbioma seja a *causa* da obesidade: apenas mostra que dois padrões coexistem. Há maneiras de estimar a causalidade. Um estudo pode observar a mesma pessoa em vários momentos (a isso nos referimos como o acréscimo de uma dimensão longitudinal). Isso pode ajudar a estabelecer o que veio primeiro: uma alteração no microbioma ou uma alteração no fenótipo (como a obesidade ou o diabetes). Apesar de não ser prova definitiva de causalidade, esse tipo de estudo é uma aproximação boa o bastante para nos permitir formular hipóteses que poderemos colocar à prova com novas pesquisas.

Pesquisa em destaque: ação do microbioma no efeito ioiô das dietas e na retomada do peso[45]

Uma das muitas perguntas que nos intrigam sobre a luta das pessoas com o próprio peso é: por que tanta gente que faz regime e perde peso acaba recuperando o peso perdido? Podem perder algo entre 2,5 e 25 quilogramas ou mais, mas geralmente ganham boa parte desse peso de volta. Pior ainda, a nítida maioria dos indivíduos com obesidade recorrente não só volta ao sobrepeso que tinham antes da dieta como também recuperam mais peso a cada ciclo de regime. A cada um desses ciclos de dieta e retomada do peso, a proporção de gordura em seu corpo aumenta, assim como seu risco de desenvolver transtornos metabólicos, inclusive o diabetes tipo 2, a esteatose hepática e outras doenças relacionadas à obesidade.

Todos que já fizeram regime conhecem esse fenômeno da retomada de peso, seja por experiência própria ou porque já viram isso acontecer com outras pessoas e têm receio de que vá acontecer também com eles. E, na maioria dos casos, acontece mesmo. São vários os dados estatísticos disponíveis sobre a quantidade de dietas que não produzem resultados, mas nossa pesquisa revelou que aproximadamente oitenta por cento das pessoas que perderam peso o recuperaram e, às vezes, ganharam mais do que haviam perdido. As probabilidades estão contra os esperançosos que fazem regime. Esse fenômeno é chamado, às vezes, de *obesidade recorrente* ou, mais comumente, de *efeito ioiô da dieta* ou *obesidade ioiô*.

Poucas coisas são mais frustrantes para alguém que tenta controlar seu peso e sua saúde do que uma aparente incapacidade de deixar de recuperar o peso perdido a tão duras penas. Queríamos saber por que isso acontece. Nossa hipótese foi que, se as pessoas voltam a ganhar peso, então seus corpos se "lembram" de alguma maneira da condição anterior de sobrepeso, criando um ambiente no qual seus corpos tenham a tendência de querer voltar à condição anterior. Mas onde essa tendência ou memória seria armazenada? A ação dos genes poderia ser responsável por isso. Ou é possível que alterações imunológicas ou fisiológicas diferentes que aconteceram quando alguém ficou obeso não voltem integralmente ao que eram antes da obesidade depois da perda de peso. Isso poderia dificultar as coisas para o corpo que tenta manter a nova condição esbelta **depois da** obesidade.

Também pensamos que talvez essa "**memória**" fosse armazenada no microbioma. Afinal, sabemos que o **microbioma** responde o tempo todo a nossa dieta e a outras condições variáveis. Também sabemos, com base em nossos trabalhos anteriores e na obra de outros pesquisadores, que o microbioma muda distintamente durante uma condição de obesidade e ganho de peso. Também sabemos que essa última condição pode levar a transtornos metabólicos. Por exemplo, como já discutimos antes, o microbioma começa a extrair mais energia (calorias) dos mesmos alimentos na condição obesa. Portanto, e se o microbioma, que foi alterado durante a condição obesa, *não* retornasse – ou ao menos não inteiramente – à sua configuração anterior de corpo magro depois da perda de peso? E se o corpo estivesse magro, mas o microbioma continuasse com sua configuração obesa e, portanto, dificultasse a manutenção do peso? E que cara teria isso, em termos de diversidade de espécies bacterianas no microbioma? Ninguém havia sugerido algo assim até então, mas era uma ideia na qual estávamos dispostos a investir esforço e recursos para estudar. E, indubitavelmente, nosso esforço foi recompensado.

Essa linha de raciocínio foi o que motivou nosso estudo com camundongos sobre a obesidade ioiô. A primeira coisa que fizemos foi colocar um grupo de camundongos numa dieta de engorda e deixá-los obesos. Aí obrigamos os animais a perder peso até as dietas terem êxito (ou seja, até seu peso voltar a um patamar equivalente ao de camundongos de mesma idade e sexo que nunca foram obesos). Em seguida, colocamos os dois grupos de camundongos – que agora tinham a mesma idade e o mesmo peso – no mesmo regime de engorda. Estávamos, em essência, estimulando a retomada de peso nos camundongos que haviam emagrecido e estimulando o ganho de peso nos camundongos que nunca foram obesos. O interessante é que o grupo de camundongos que tinha um histórico de obesidade e imposição de perda de peso ganharam mais peso que o grupo controle de camundongos que nunca foram obesos, embora ingerissem a mesmíssima dieta. Em outras palavras, os camundongos outrora obesos *retomaram mais peso* a partir de uma dieta que não provocou ganho excessivo de peso no outro grupo.

Quando submetemos esse grupo da "obesidade ioiô" a mais um ciclo de perda de peso, seguido por uma terceira rodada de regime de engorda, o ganho de peso dos camundongos outrora obesos foi ainda mais exacerbado, de modo que cada série de retomada parecia induzir um ganho de peso maior que o da anterior. Reproduzia o efeito ioiô das dietas em seres humanos, quando estes fazem um regime atrás do outro, perdendo e recuperando peso.

Para confirmar onde e como exatamente os camundongos ioiôs haviam codificado a "memória" da obesidade, primeiro comparamos diversos parâmetros clínicos dos dois grupos de roedores (aqueles que haviam conseguido voltar ao peso normal depois da dieta e aqueles que nunca foram obesos): metabolismo de glicose, gordura corporal, sensibilidade à insulina, função hepática, entre outros. Não encontramos diferenças significativas entre os dois grupos de camundongos em nenhuma dessas áreas... exceto em seus microbiomas.

Na fase principal do experimento, quando os camundongos ganharam peso pela primeira vez, seus microbiomas realmente se diferenciaram dos microbiomas dos animais magros. Mas, quando os camundongos fizeram regime e voltaram ao patamar de peso normal, seus microbiomas "obesos" continuaram alterados, como se ainda estivessem na condição obesa. Isso respaldava nossa teoria de que a "memória" da obesidade era armazenada no microbioma. Já que o microbioma de camundongos e seres humanos obesos retira mais calorias da comida do que o microbioma de camundongos e seres humanos magros, acreditamos que essa seja a razão para o microbioma dos camundongos ioiô se "lembrar" da obesidade mantendo sua tendência de retirar mais calorias da comida (veja-se a figura a seguir).

Além disso, quando continuamos a alimentar os camundongos outrora obesos com uma dieta normal, seus corpos e microbiomas levaram vários meses – possivelmente equivalentes a *anos* nos seres humanos – para voltarem a encontrar o equilíbrio da condição esbelta. Tão logo os microbiomas se reequilibraram, uma segunda rodada de regime de engorda não provocou o ganho exacerbado de peso. Os animais haviam recuperado o microbioma de um camundongo magro, mas isso levou um bom tempo.

Se for para extrapolar esse estudo para os seres humanos, poderíamos dizer que, se já teve sobrepeso, você levará meses ou anos para devolver seu microbioma de volta à condição de uma pessoa magra. Até lá, pode ser que você não consiga, sem voltar a ganhar peso, comer a mesma quantidade de comida que outra pessoa que sempre foi magra.

Mas, até então, descobríramos apenas uma associação, e não uma causa. Ainda não havíamos provado que o microbioma foi a causa do ganho de peso. Tínhamos de desenvolver um método para determinar que era de fato o microbioma dos camundongos, e não outra coisa, que provocava esse efeito. Precisávamos eliminar totalmente ou reiniciar o microbioma dos animais, e fizemos isso tratando os camundongos com antibióticos. Exatamente como esperávamos,

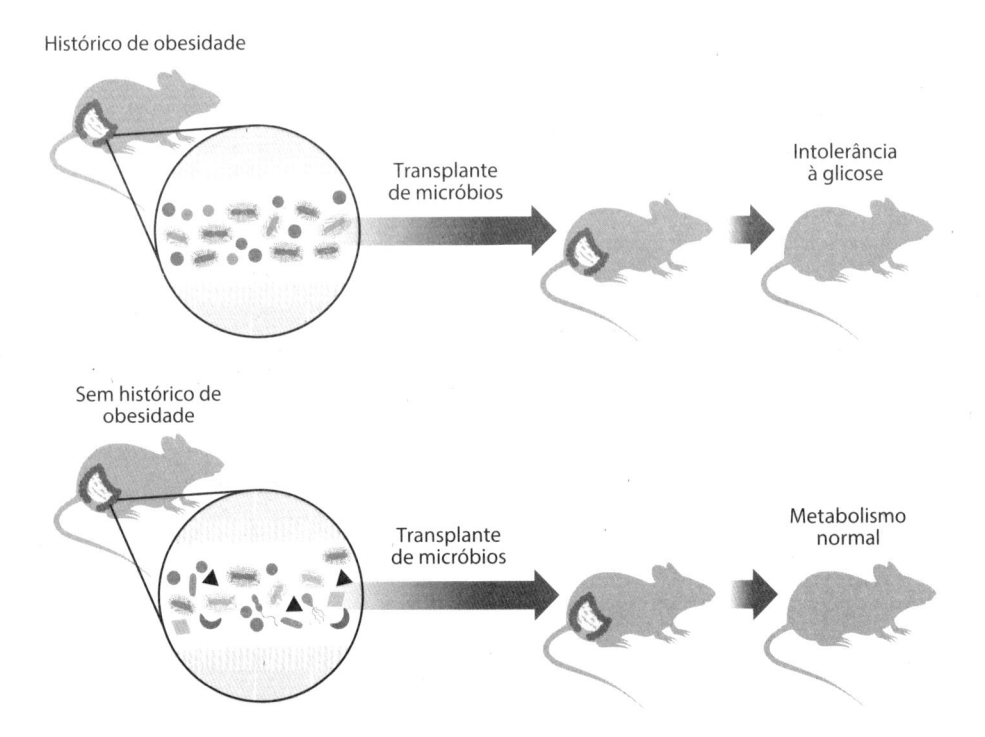

Histórico de obesidade

Transplante de micróbios

Intolerância à glicose

Sem histórico de obesidade

Transplante de micróbios

Metabolismo normal

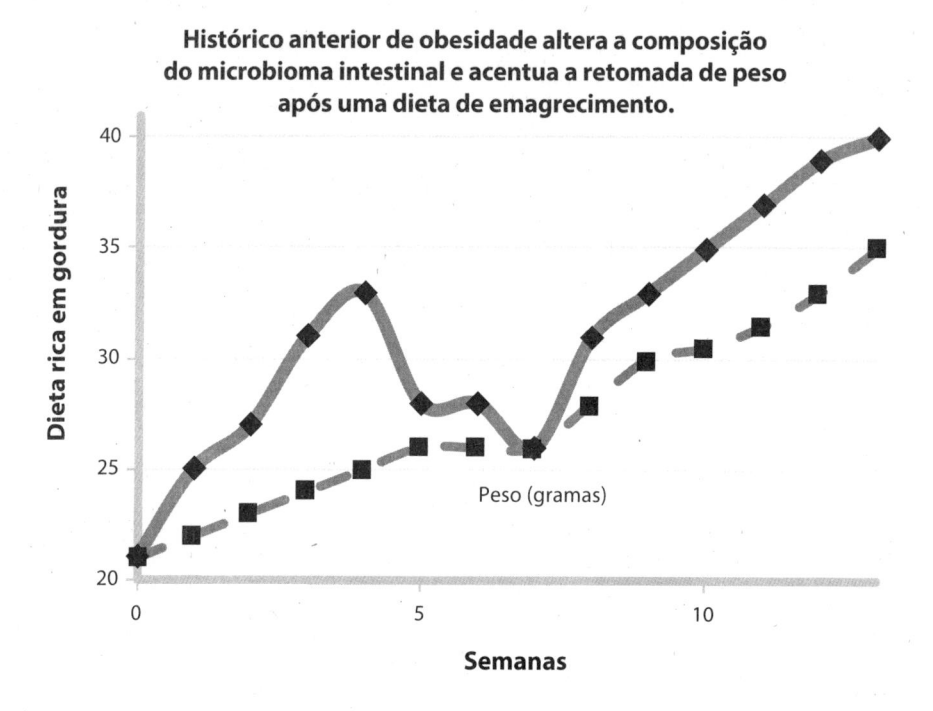

Histórico anterior de obesidade altera a composição do microbioma intestinal e acentua a retomada de peso após uma dieta de emagrecimento.

[Gráfico: eixo Y "Dieta rica em gordura" de 20 a 40; eixo X "Semanas" de 0 a 10; curva superior e curva inferior rotulada "Peso (gramas)"]

o tratamento com antibióticos aboliu completamente o efeito da obesidade prévia! Após o tratamento com antibióticos, os camundongos com histórico anterior de obesidade deixaram de ganhar mais peso que o grupo controle.

Pretendíamos ser meticulosos e, portanto, o próximo passo foi colocar nossas teorias à prova com camundongos assépticos. São camundongos especiais sem microbioma algum, utilizados em pesquisas. São acondicionados em isoladores esterilizados, para garantir que não arranjem nenhuma bactéria intestinal antes do experimento. Transplantamos amostras fecais de camundongos outrora obesos para os camundongos assépticos sem microbioma e, sem surpresa alguma, depois da transferência, os animais outrora assépticos passaram por uma retomada acelerada de peso, como se tivessem sido obesos antes. Era a confirmação definitiva de nossa teoria – ao menos nos camundongos – de que o microbioma era a causa do ganho de peso acelerado pós-dieta e da obesidade ioiô.

Ao fim desse estudo, conseguimos desenvolver um algoritmo de aprendizado de máquina, com base em centenas de parâmetros de microbiomas individualizados (como, por exemplo, quais micróbios o microbioma continha e o que esses micróbios faziam), e capaz de prever com precisão a quantidade de peso que cada camundongo (fosse ex-obeso ou sempre magro) ganharia se seguisse o regime de engorda de alta caloria.

Se a história (e a pesquisa) tivesse acabado ali, teria sido desanimadora. Não era um estudo com seres humanos, e você deve estar lembrado de nossos alertas a respeito do excesso de simplificação das conclusões das pesquisas. Mas talvez se veja tentado a concluir que, à semelhança dos camundongos, uma vez obeso, você nunca mais conseguirá comer normalmente ou, na melhor das hipóteses, terá de seguir uma dieta rígida durante anos. Mas e se fosse possível modificar com facilidade esse efeito da obesidade? Essa foi a pergunta que nos fizemos em seguida e, sendo assim, começamos a investigar as diferenças nos microbiomas entre camundongos magros e obesos. Haveria algo que pudéssemos usar?

Uma coisa na qual reparamos foi que os camundongos ioiôs apresentavam patamares significativamente mais baixos de flavonoides (mais especificamente, as moléculas apigenina e naringenina) que os camundongos que sempre foram magros. Uma das coisas que os flavonoides fazem é ajudar nossas células adiposas a queimar mais calorias. Nossa teoria era de que os níveis baixos desses flavonoides durante os ciclos de variação de peso poderiam contribuir para a tendência dos camundongos outrora obesos de retirar mais calorias da comida do que os camundongos magros.

Nós queríamos saber o que aconteceria se fornecêssemos flavonoides aos camundongos ioiôs através da alimentação. Os flavonoides são substâncias químicas que costumamos encontrar em hortaliças, bagas, frutas, nozes, sementes de leguminosas e temperos; portanto, estão largamente disponíveis tanto na oferta quanto na suplementação alimentar. Ficamos empolgados ao ver que esse tratamento pós-biótico *curou os camundongos da retomada acentuada de peso*.

"Pós-bióticos"

Cunhamos o termo *pós-bióticos* para descrever metabólitos que são ou deveriam ser produzidos por bactérias no microbioma e que podem, por sua vez, afetar as células humanas, além de poderem ser ministrados aos pacientes como suplemento alimentar. À semelhança de suplementos probióticos contendo bactérias benéficas e fibras prebióticas que podem ser ministrados da mesma forma, os pós-bióticos podem visar deficiências específicas do microbioma. Conseguimos demonstrar que, com uma intervenção pós-biótica – ou seja, com o fornecimento de moléculas produzidas por bactérias ao hospedeiro –, éramos capazes de afetar processos celulares e condições biológicas, como a retomada excessiva de peso. Isso nos permite intervir na interação microbioma/hospedeiro numa dimensão completamente nova.

Antes que você corra gastar seu dinheiro com flavonoides, somos obrigados a dizer que esse benefício ainda não foi demonstrado em seres humanos. Os estudos com camundongos podem ser sugestivos, mas não provam que os seres humanos vão reagir da mesma maneira. No entanto, não há dúvida de que comer mais hortaliças ricas em flavonoides durante e após a dieta não faria mal algum, principalmente os suplementos ricos em apigenina e naringenina. Entre as fontes de apigenina, temos: chá de camomila, cebola, laranja, toranja, aipo, salsinha e coentro, além de vinho tinto e cerveja. Entre as fontes de naringenina, temos: frutas cítricas e seus sumos, amêndoa, pistache e, mais uma vez, o vinho tinto. Não existem de fato pontos negativos em ingerir esses alimentos riquíssimos em nutrientes. Estamos conduzindo estudos semelhantes com pessoas. Esperamos descobrir os compostos específicos que podem ajudar a reverter essa "memória" microbiana maléfica do intestino humano e ajudar as pessoas a manter o peso normal depois de uma dieta bem-sucedida. Fique de olho nas informações que ainda estão por vir e que devem ser ainda mais proveitosas para o desenvolvimento de terapias eficazes que alteram o microbioma.

Mensagens do microbioma

Seu microbioma não vive isolado no seu intestino. Na verdade, ele "conversa" com o resto do seu corpo de maneiras interessantes que só agora começamos a entender. Algumas descobertas feitas em nossos laboratórios de pesquisa mostraram que o microbioma intestinal se comunica com outras partes do corpo, como o tecido adiposo, o fígado, pâncreas, sistema cardiovascular, pulmões e cérebro. Teria o potencial de afetar uma grande variedade de problemas de saúde, como a tendência à obesidade ou a proteção contra essa mesma condição, a resistência à insulina, doenças hepáticas, diabetes, doenças cardíacas, alergias, asma e até mesmo problemas comportamentais, ao influenciar a maneira como as células do corpo se comportam. Poderia afetar a maneira como as células e também os genes se comportam.

Influências do microbioma

Já vimos como a dieta de emagrecimento ou a sobrealimentação pode afetar o microbioma, mas a exposição a outra pessoa, animal ou ambiente novo também pode. Poderia ser beijar alguém, afagar um cão ou um gato, ou nadar no oceano: a composição do seu microbioma é afetada. Apesar de característico e sem igual, seu microbioma também muda constantemente: não em sua totalidade, mas o suficiente para alterar o próprio funcionamento e afetar sua vida e saúde. Algumas dessas influências que afetam seu microbioma são herdadas ou aconteceram tempos atrás; outras são atuais, como estas que veremos a seguir:

Influências significativas

- **Evolução:** Os animais que divergiram de seus ancestrais quanto à dieta têm microbiomas adaptados à nova dieta[46,47,48,49].
- **Idade:** Todos nascemos assépticos (sem microbiomas) e contraímos nossos primeiros micróbios de nossos pais, começando com a passagem pelo canal do parto e a primeira mamada, daí passamos a contraí-los do ambiente que nos cerca. Bebês e adultos têm microbiomas muito diferentes. Quando os bebês começam a ingerir alimentos sólidos, seu microbioma vai mudando aos poucos até se tornar mais semelhante ao dos adultos[50,51,52]. Esse processo geralmente termina aos três anos de idade, quando o microbioma de uma criança lembra aproximadamente o de um adulto.
- **Estilos de vida tradicional e moderno:** As pessoas que levam estilos de vida tradicionais, como os caçadores-coletores ou os agricultores que empregam técnicas agrícolas convencionais, têm um microbioma muito mais diversificado do que as pessoas que levam estilos de vida mais modernos[53,54] (a diversidade do microbioma faz bem e geralmente tem como resultado uma saúde mais vigorosa).

Influências moderadas

- **Uso de antibióticos:** Os antibióticos são uma das maiores descobertas da medicina no século xx. Eles contribuíram dramaticamente para a saúde e a longevidade humanas, pois são tratamento eficaz para o que já foi outrora a coisa que mais matava os seres humanos: as doenças infecciosas. Esse triunfo também tem um preço: os antibióticos têm um efeito de longo prazo sobre o microbioma, chegando mesmo a reduzir sua diversidade, embora os indivíduos respondam de maneiras diferentes ao uso de antibióticos[55,56,57,58]. Sendo assim, o tratamento com antibióticos não prescritos por médicos (por exemplo, quando você usa antibióticos para tratar um resfriado ou outra situação na qual eles são desnecessários), bem como os antibióticos presentes na comida graças à inoculação dos animais de corte, podem nos fazer mal alterando nosso microbioma saudável.

- **Ingestão de fibras:** Quem consome fibras tende a ter um microbioma mais diversificado do que as pessoas que consomem uma dieta pobre em fibras, embora seja possível recuperar ao menos parcialmente essa diversidade passando-se a uma dieta rica em fibras[59,60].

- **Exposição a medicamentos (que não sejam antibióticos):** Medicamentos que as pessoas tomam regularmente, como o acetaminofeno, inibidores da bomba de prótons e metformina, alteram o microbioma, e essa alteração pode contribuir para os efeitos colaterais provocados pela droga[61,62,63,64,65]. De fato, foi sugerido recentemente que a resposta variável das pessoas aos mesmos medicamentos talvez se deva a seus microbiomas diferentes. Pode ser que isso se aplique também às drogas anticâncer, que se mostram benéficas para alguns pacientes e, para outros, não. (A medicina personalizada é mais uma área de pesquisa vigorosa no momento, incluindo o tratamento personalizado do câncer[66].)

- **Genética:** Como já mencionamos antes, gêmeos idênticos não têm microbiomas idênticos, mas seus microbiomas são mais semelhantes entre si do que os de gêmeos fraternos. Alguns grupos de bactérias podem ser herdáveis, e até mesmo esses micróbios que evoluíram num grupo ancestral podem permanecer e continuar a beneficiar você mais do que os micróbios que você adquiriu apenas recentemente, durante sua própria existência[67,68,69].

    No entanto, ainda não se sabe até que ponto nossa constituição genética determina a aparência do nosso microbioma, e isso tem sido o alvo de intensas pesquisas científicas (inclusive a nossa).

- **Exercício:** Atletas radicais têm microbiomas diferentes dos de outras pessoas com a mesma idade, mesmo sexo e peso. Parte dessa variação talvez se deva ao fato de consumirem dietas diferentes, mas estudos com camundongos sugerem que o exercício, por si só, tem efeito sobre a composição do microbioma[70,71,72].

- **Colegas de quarto e animais de estimação:** Pessoas que vivem juntas compartilham características do microbioma, e os animais de estimação também afetam os microbiomas, embora os efeitos desses animais apresentem a tendência de se concentrar mais nos micróbios da pele do que nos micróbios do intestino[73].

Influências secundárias, mas ainda significativas

- **Mudanças alimentares de curto prazo:** O que você come hoje, fazer um regime de curto prazo, viajar ou outras alterações temporárias na sua dieta afetam seu microbioma, mas, se retomar seus hábitos alimentares regulares, seu microbioma também tenderá a reverter à condição anterior[74,75]. É parecido com o que vimos no nosso estudo sobre o pão: mudanças de curto prazo no microbioma correspondiam às mudanças de longo prazo das pessoas que comiam pão há muito tempo.

Transplantes fecais: ciência de ponta ou um experimento perigoso?

Dá para imaginar o transplante das fezes de outra pessoa para o seu cólon? Acredite ou não, trata-se de uma novidade científica que já se revelou um tratamento eficaz para algumas pessoas com certos problemas intestinais graves, como a infecção recorrente por C. diff. O tratamento é exatamente o que parece ser: as fezes de uma pessoa saudável são implantadas no reto de uma pessoa não sadia, e a teoria é que isso emprestará ao transplantado as bactérias benéficas do doador que podem ajudar a desbancar os vilões que andam causando os problemas na pessoa doente. Também existem outras maneiras de receber o transplante de microbiota fecal (FMT, na sigla em inglês) – em forma de pílulas, por exemplo –, mas, tradicionalmente, o transplante segue direto para o cólon. Quando esse tratamento é aplicado a pacientes que sofrem de infecção por C. diff resistente a antibióticos, mais de noventa por cento dos casos se resolvem em questão de semanas, o que é espantoso! Também tem sido usado para resolver alguns casos de colite ulcerativa. Isso é relevante porque C. diff é um problema mundial e, apesar de os antibióticos serem a primeira tentativa de tratamento, muitos casos são resistentes a antibióticos e recorrentes. Nesses casos, os FMTS passam a ser a próxima fase do combate. Realmente parece funcionar feito mágica (apesar de, no momento, apenas para curar as infecções de C. diff): a pessoa passa meses sofrendo com o problema e corre sério risco de perder a vida, aí é completamente curada por este tratamento.

Tentou-se um método semelhante para resolver algumas outras doenças, como a colite ulcerativa, o diabetes, a doença de Crohn, a doença inflamatória intestinal (DII) e até mesmo a síndrome metabólica, mencionada anteriormente, mas os resultados desses experimentos que envolvem transtornos crônicos têm sido mais variáveis. Já chegaram a sugerir que a resposta ao FMT é personalizada! Algumas pessoas reagem melhor aos transplantes de alguns doadores do que aos de outros. Isso sugere (e discutiremos o assunto mais detalhadamente nas seções a seguir) que o microbioma é um forte fator determinante que afeta nossa resposta individualizada à comida e ao tratamento médico.

A transferência fecal é um processo extremamente regulamentado: os médicos precisam de uma licença especial para usar o tratamento e, até o momento, só foi aprovada para tratar *C. diff*, mas é uma área de pesquisa em expansão. Uma empresa chamada OpenBiome, que coleta e armazena amostras fecais doadas por pessoas sadias, já providenciou mais de 16 mil tratamentos para clínicos gerais e mais de setecentos centros médicos em todos os estados norte-americanos e em outros seis países. Está longe, porém, de ser um tratamento padrão, e hoje não há indicação alguma de que o FMT terá êxito, ou ao menos um êxito confiável, no caso de qualquer outro problema que não a infecção por *C. diff*. Mesmo assim, muitos têm esperança de que esse tratamento possa ser expandido. É uma área de pesquisa vigorosa.

Nesse meio-tempo, não tente isso em casa! O FMT é um método bastante agressivo, grosseiro e até certo ponto incontrolável de modular o microbioma. Circulam histórias sobre pessoas que tentaram por conta própria, mas não dá para saber ao certo o que está na amostra fecal do doador, e pode ser que você transfira para si bactérias patogênicas ou, teoricamente, você poderia transmitir até mesmo a tendência do doador de desenvolver doenças. Um desses exemplos é o de uma mulher que teve sua infecção por *C. diff* tratada com êxito por um transplante fecal de sua filha obesa. A mulher rapidamente ganhou quinze quilos depois do procedimento, tornando-se obesa também. Resta saber se foi ou não uma complicação direta do FMT. Infelizmente, os possíveis resultados positivos de transferir amostras fecais de doadores magros para receptores obesos parecem ser temporários, ao menos nos estudos publicados até o momento.

A ideia de que os FMTs possam um dia eliminar as infecções intestinais e curar a obesidade é empolgante e promissora, mas ainda não chegamos lá. Para entender e controlar de fato o que estamos fazendo quando usamos o FMT, precisamos de uma compreensão mecanicista melhor de como a coisa funciona e de mais pesquisa e prática. Com esse conhecimento, talvez sejamos capazes de vislumbrar um futuro no qual os micróbios ou seus produtos serão transplantados, em vez de transplantarmos o microbioma intestinal inteiro de uma pessoa.

Pesquisa em destaque: ritmos circadianos[76]

O transtorno do ritmo circadiano é um dos resultados da tecnologia moderna e pode provocar alguns problemas de saúde. Já vimos indícios de que os trabalhadores do turno da noite correm mais riscos de sofrer com obesidade[77], ataques cardíacos[78] e câncer de mama[79]. Um estudo de 2011 chegou a demonstrar que, se você trabalhar no turno da noite durante dez anos ou mais, estará aumentando seu risco de desenvolver diabetes tipo 2 em quarenta por cento[80]. Mas o elo entre trabalhar à noite e doenças continuou pouco claro durante décadas. Já que existem dezenas de milhões de trabalhadores noturnos em diversas profissões (22,5 milhões ou mais na Europa, e mais de 15 milhões nos Estados Unidos), além de pessoas que costumam passar por vários fusos horários em viagens de avião e milhões de indivíduos que têm distúrbios do sono crônicos, provavelmente afetados por transtornos do ritmo circadiano, ficamos com a impressão de que o assunto era importante e precisava ser entendido melhor, além de nos deixar intrigados.

Por estarmos muito envolvidos com a pesquisa do microbioma, pensamos que certamente seria possível que o microbioma não fosse imune às alterações dramáticas na atividade gênica que acompanham a atividade circadiana. Já que os ritmos circadianos estão ligados à exposição à luz, e seus micróbios permanecem nas trevas do seu intestino, você talvez ache que o microbioma não poderia ter muita coisa a ver com os ritmos circadianos. Mas nós nos perguntamos se, já que as bactérias se alimentam diretamente da comida disponível e a ingestão costuma variar entre o dia e a noite, talvez existisse uma ligação entre o ritmo circadiano e o microbioma. Em geral, comemos durante o dia e dormimos à noite. Nossos processos digestivos são diferentes nesses períodos e, portanto, essas diferenças também podem ter um efeito profundo no microbioma. Achamos que isso parecia plausível e decidimos estudar a questão. Não sabíamos se encontraríamos ou não alguma coisa, mas isso faz parte da emoção da pesquisa: estudar e fazer experimentos com algo que ninguém testou ainda. E nos deparamos com uma verdadeira mina de ouro.

Surpreendentemente, descobrimos que o microbioma humano segue seu próprio ritmo circadiano, e esse ritmo é controlado tanto por nosso relógio biológico interno quanto por nossos horários e padrões de alimentação. Essas bactérias percebem esse ritmo e respondem de acordo com nossa resposta. Descobrimos, mais especificamente, que alguns micróbios são mais abundantes pela manhã, ou seja, estão crescendo e se replicando mais nesse período, e outros são mais abundantes à noite, quando é a vez deles de crescer e se replicar mais. Se um organismo mudar seu ciclo de sono/vigília – e, por conseguinte, seu ciclo de alimentação –, o microbioma mudaria em reação a isso?

Para descobrir a resposta, conduzimos um experimento com camundongos. Começamos, basicamente, fazendo com que "mudassem de turno", mantendo-os acordados quando deveriam estar dormindo; ou seja, demos aos animais um *jet lag* de oito horas. Os camundongos são noturnos e, portanto, neste caso, tivemos de mantê-los acordados durante o dia e os deixamos dormir apenas à noite. Diante desse *jet lag* induzido artificialmente, registramos alterações dignas de nota nos microbiomas dos camundongos, de tal maneira que os animais foram levados a um estado de disbiose intestinal, ou seja, sua microbiota deixou de funcionar corretamente, provocando alterações quantificáveis em sua saúde. Vimos mudanças tanto na composição quanto no funcionamento do microbioma; consequentemente, os camundongos se tornaram bem menos eficientes no que diz respeito ao crescimento celular, à reparação do DNA e à desintoxicação, além de desenvolverem obesidade e intolerância à glicose[81] – exatamente como os trabalhadores do turno da noite. Também conseguimos transferir as bactérias com *jet lag* para camundongos assépticos, e eles também ficaram obesos e desenvolveram intolerância à glicose.

Naturalmente, essa teoria é muito mais difícil de colocar à prova com seres humanos, mas conduzimos um estudo com um pequeno número de pessoas enquanto viajavam pelo mundo, incluindo voos de ida e volta entre os Estados Unidos e o Extremo Oriente. Essas viagens induziram um *jet lag* de aproximadamente oito horas, semelhante ao que havíamos induzido nos camundongos. (Viramos a sensação do *campus*, por oferecermos aos estudantes uma passagem de ida e volta grátis para os Estados Unidos em troca de algumas amostras de fezes.) Coletamos amostras das bactérias intestinais dessas pessoas três vezes no decorrer de duas semanas, obtendo "instantâneos" dos principais estágios do *jet lag*, e descobrimos que a composição de seus microbiomas mudaram, sim, e de maneiras surpreendentemente similares. Além disso, transferimos as bactérias de seres humanos com *jet lag* para camundongos assépticos e visualizamos claramente que a transferência de micróbios intestinais quando o *jet lag* estava no auge provocava muito mais obesidade e intolerância à glicose.

Ficamos aliviados ao descobrir que os micróbios intestinais dos viajantes voltavam ao normal duas semanas após o voo, e a transferência de suas bactérias para os camundongos nesse momento não levava mais a uma frequência maior de obesidade e intolerância à glicose. A nosso ver, o trabalho que fizemos fornece, enfim, uma explicação ao menos parcial para a observação epidemiológica de que os trabalhadores do turno da noite têm mais predisposição a desenvolver síndrome metabólica. O interessante é que, em estudos complementares, descobrimos que o ritmo circadiano do microbioma está muito ligado ao do hospedeiro. De fato, demonstramos recentemente que, ao alterarmos o ritmo do microbioma de camundongos, afetamos o funcionamento diurno de certos órgãos, como o fígado, afetando, por meio disso, a capacidade desses órgãos de decompor substâncias químicas e medicamentos[82].

O impacto do transtorno do ritmo circadiano é nítido, mas promover certas mudanças, como rejeitar um emprego lucrativo no turno da noite, recusar-se a fazer uma viagem transcontinental ou ir dormir ao pôr do sol e acordar com o romper da aurora, não são opções práticas e não permitiria que você aproveitasse os diversos prazeres da vida moderna. No entanto, nosso argumento é que, quanto mais aprendermos sobre como o microbioma se deixa afetar pelos ritmos circadianos, melhor será nossa compreensão de como podemos modificar esses efeitos por outros meios que não seja voltar a um regime rígido de despertar e dormir com o nascer e o pôr do sol.

Pesquisa em destaque: adoçantes artificiais[83]

Já falamos rapidamente da ligação entre adoçantes artificiais e ganho de peso, mas, caso você ainda consuma refrigerante dietético ou se quiser saber mais, conduzimos pesquisas específicas sobre o efeito que os adoçantes artificiais podem ter sobre o microbioma.

Como no caso do trabalho noturno, já se havia sugerido que o consumo de adoçantes artificiais não calóricos (AANC) está associado à obesidade e ao diabetes. É contraintuitivo, já que esses adoçantes não apresentam calorias, e várias alegações já foram feitas por pessoas que fazem dieta e também por organizações nacionais de que os adoçantes artificiais podem ajudar você a perder peso por meio da redução da ingestão de calorias. Queríamos descobrir por que tantos estudos científicos respaldam a ideia de que um produto com zero calorias contribuiria para o ganho de peso e os transtornos da glicemia a ele associados. Todos sabemos que muitas pessoas com sobrepeso bebem refrigerantes dietéticos, mas a maioria provavelmente presume que se trata de uma tentativa de perder peso, e não o motivo para o excesso de peso.

Antes de começarmos nossa pesquisa, investigamos os antecedentes. Como já mencionamos, a posição oficial da American Heart Association [Sociedade Norte-Americana de Cardiologia] e da American Diabetes Association [Associação Norte-Americana para o Diabetes] a respeito de adoçantes não nutritivos respalda o uso dessas substâncias, declarando o seguinte em 2012[84]:

- A substituição dos açúcares acrescentados a alimentos e bebidas por adoçantes não nutritivos pode ajudar as pessoas a alcançar e manter um peso corporal saudável, desde que a substituição não leve à ingestão de calorias adicionais posteriormente, como "compensação".
- Para as pessoas com diabetes, os adoçantes não nutritivos utilizados isoladamente ou presentes em alimentos e bebidas continuam a ser uma opção e, quando usados da maneira adequada, podem ajudar a controlar a glicose.
- A substituição dos açúcares acrescentados a bebidas e outros alimentos por adoçantes não nutritivos tem o potencial de ajudar as pessoas a alcançar e manter um peso corporal saudável e de ajudar os diabéticos a controlar a glicose.

A lógica por trás dessa declaração é aparentemente compreensível. A capacidade adoçante da maioria dessas substâncias artificiais de baixa caloria é, no mínimo, cem vezes maior que a do açúcar comum e, portanto, apenas uma pequena quantidade é necessária quando se usam esses substitutos do açúcar. Portanto, com uma quantidade menor, é possível satisfazer a vontade de comer algo doce e, com isso, ingerir menos calorias. Então a quantidade menor de calorias não deveria se traduzir em ganho de peso menor ou perda de peso maior?

Além do mais, com a exceção do aspartame, os adoçantes artificiais não calóricos não são digeridos pelo corpo. É isso que faz deles "não calóricos". Nossos corpos não retiram deles energia alguma. Eles nos oferecem a doçura que desejamos e passam por nosso organismo sem serem digeridos; portanto, como poderiam causar muita coisa?

No entanto, esse argumento era o x da nossa hipótese, aquilo que motivou nossa pesquisa sobre adoçantes artificiais e o microbioma: alimentos e nutrientes como as fibras (e certas substâncias químicas, como os adoçantes artificiais) que passam sem ser digeridos pelo estômago *entram* sem ser digeridos no *microbioma*, e isso quer dizer que é maior a probabilidade de influenciarem a ação do microbioma de uma maneira para a qual este se encontra despreparado. O microbioma está acostumado a receber fibras para digerir, que as bactérias consomem como alimento (as fibras são prebióticas). Mas o que o microbioma faria com os adoçantes artificiais? Desconfiávamos que os adoçantes artificiais poderiam ser tóxicos para as bactérias e que poderiam até mesmo matar espécies benéficas. Ou talvez alguns micróbios intestinais digerissem parte dos adoçantes artificiais, produzindo metabólitos pouco familiares que poderiam ser absorvidos pela pessoa e afetar sua saúde de alguma maneira. Fosse lá qual mecanismo, ninguém fizera essa pergunta antes e, portanto, decidimos fazê-la e procurar a resposta.

Acrescentamos dosagens elevadas (mas não mais altas que as quantidades hoje permitidas pela FDA, depois de calibradas proporcionalmente para o peso de um camundongo) dos três adoçantes artificiais mais usados – aspartame, sucralose e sacarina – à água de beber dos camundongos. Depois de várias semanas bebendo a água suplementada com esses adoçantes artificiais, ficamos chocados ao ver o efeito dramático que isso produziu: a maioria dos camundongos se tornou intolerante à glicose, ou seja, sua capacidade de metabolizar a glicose foi imensamente reduzida (a intolerância à glicose é um sinal característico de diabetes).

Ficamos surpresos com o fato de ninguém ter visto essa possível ligação entre adoçantes artificiais e intolerância à glicose. Nosso ceticismo científico não nos deixou, a princípio, acreditar no que estávamos vendo, por isso pedimos a nossos alunos que repetissem os experimentos. Vimos os mesmos resultados. Parecia que uma das maneiras mais fáceis e diretas de induzir a intolerância à glicose em camundongos era alimentá-los com adoçantes artificiais!

Nesse ponto, ficou claro que algo interessante estava acontecendo, porque, nesse ambiente controlado, os adoçantes artificiais tinham óbvios efeitos metabólicos adversos. Queríamos estudar melhor esse fenômeno surpreendente e nos concentramos em um dos três adoçantes mais usados, a sacarina. Repetimos os experimentos com a sacarina, usando um grupo de camundongos com patrimônios genéticos diferentes e dietas distintas, e obtivemos os mesmos resultados. Reduzimos gradualmente os níveis de sacarina fornecidos aos camundongos, mas, mesmo em níveis baixos, os camundongos ainda desenvolveram intolerância à glicose. As doses mais baixas de sacarina que induziram efeitos adversos eram comparáveis ao consumo normal de uma pessoa que fizesse uso de adoçantes artificiais no café e nos refrigerantes dietéticos.

O consumo de adoçantes artificiais não calóricos altera a composição e a função do microbioma e pode induzir a intolerância à glicose no hospedeiro, seja um camundongo ou um ser humano.

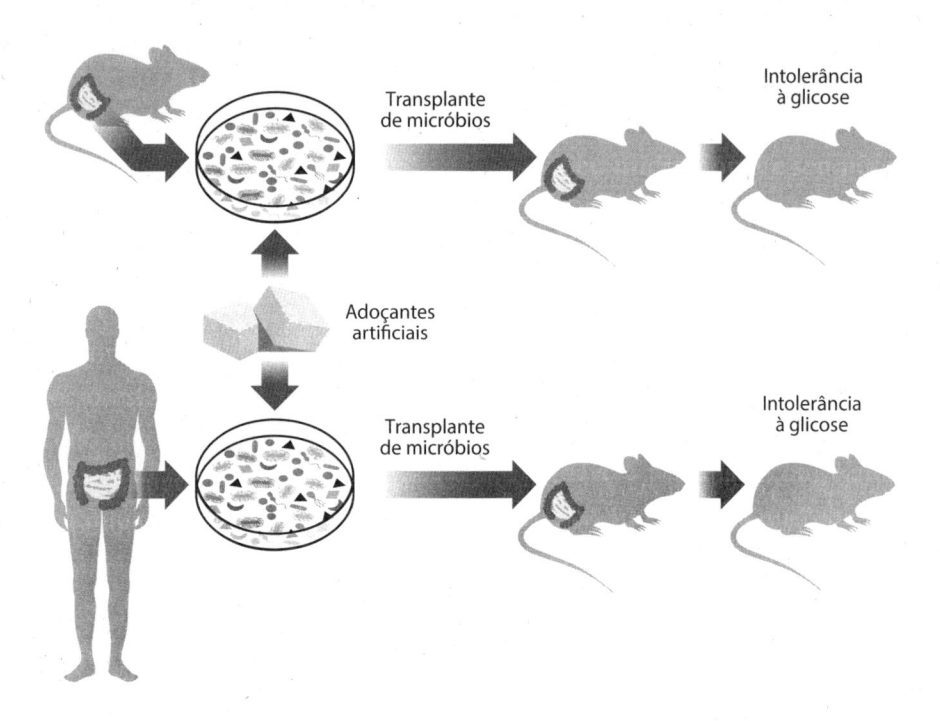

Ainda não entendíamos por que os adoçantes artificiais tinham esse efeito e, por isso, decidimos fazer novos experimentos. Em seguida, testamos a hipótese de que a microbiota intestinal estava envolvida nesse fenômeno. Imaginamos que as bactérias poderiam causar essa intolerância à glicose como reação aos adoçantes artificiais, que o corpo talvez não reconhecesse como alimento. Para tanto, primeiro tratamos os camundongos com antibióticos para erradicar seus microbiomas – e isso levou a uma *reversão total dos efeitos dos adoçantes artificiais sobre o metabolismo da glicose!* Foi um primeiro e forte sinal de que o microbioma estava de fato envolvido no metabolismo da glicose, mas não paramos por aí.

Em seguida, transferimos a microbiota de camundongos que consumiram adoçantes artificiais para camundongos "assépticos", e isso levou à transmissão integral da intolerância à glicose para os receptores. Era a prova conclusiva de que mudanças na flora intestinal estão envolvidas nos efeitos nocivos dos adoçantes artificiais.

Por último, fizemos o experimento definitivo: pegamos a microbiota de camundongos normais que nunca haviam consumido adoçantes artificiais e a cultivamos em frascos, fora do corpo, na presença de adoçantes artificiais, para eliminar a influência de quaisquer outros elementos. Aí transferimos essa microbiota cultivada externamente para camundongos assépticos. Queríamos saber o que aconteceria com os camundongos que nunca haviam consumido adoçantes artificiais se fossem expostos a bactérias que haviam consumido essas substâncias. Isso também induziu a intolerância à glicose nos camundongos assépticos. Estávamos cada vez mais convencidos de que os adoçantes artificiais tinham um efeito negativo relevante sobre a flora intestinal!

Uma caracterização detalhada da microbiota desses camundongos revelou mudanças profundas nas populações bacterianas, incluindo o desenvolvimento de funções microbianas que sabidamente provocam uma propensão à obesidade, ao diabetes e às complicações derivadas desses problemas tanto em camundongos quanto em seres humanos.

Ainda não estávamos totalmente satisfeitos, talvez porque os resultados ainda parecessem tão surpreendentes. Queríamos saber se o efeito seria aplicável aos seres humanos e, por isso, conduzimos um experimento controlado de pequena escala. Pedimos a um grupo de voluntários que normalmente não comiam nem bebiam alimentos adoçados artificialmente para consumi-los durante uma semana. Coletamos amostras de microbioma e examinamos a glicemia em jejum de cada participante no começo do estudo. Aí todos passaram a registrar tudo o que comiam, incluindo os adoçantes artificiais, num aplicativo para celular que desenvolvemos. Passada essa semana, voltamos a examinar o microbioma e o nível de açúcar no sangue de todos os envolvidos. Os resultados mostraram que aproximadamente metade dos voluntários começara a desenvolver intolerância à glicose depois de apenas uma semana consumindo adoçantes artificiais nos níveis hoje permitidos pela FDA! Para nós, isso é alarmante e motivo suficiente para proceder a uma investigação mais agressiva sobre a segurança desse aditivo. Repare, também, que metade dos indivíduos respondeu de maneira dramática aos adoçantes artificiais, mas a outra metade não.

A composição de suas microbiotas intestinais explicava a diferença. Descobrimos duas populações diferentes de bactérias intestinais humanas: uma delas induzia a intolerância à glicose quando exposta aos adoçantes artificiais e a segunda parecia desconsiderar completamente essas substâncias. Também descobrimos que éramos capazes de prever, baseando-nos nas amostras de microbioma que coletamos antes do consumo de adoçantes artificiais, quais indivíduos responderiam negativamente a essas substâncias antes mesmo que estas fossem consumidas.

Baseando-nos em nossa pesquisa, acreditamos que certas bactérias nos intestinos daqueles que desenvolveram intolerância à glicose reagiram aos adoçantes químicos secretando metabólitos que provocaram uma reação inflamatória semelhante ao que aconteceria no caso de algumas pessoas depois de ingerir uma grande quantidade de açúcar. E isso promoveu mudanças quantificáveis na capacidade do corpo de utilizar o açúcar. Apesar de o adoçante artificial não ser açúcar e não conter caloria alguma, seu efeito sobre o microbioma ainda era bastante similar: parecia que o microbioma percebia os adoçantes artificiais como açúcar, qualquer que fosse seu teor calórico.

Essa pesquisa recebeu um bocado de publicidade internacional. Os resultados foram tão conclusivos que, a nosso ver, justificam a condução de experimentos em larga escala com seres humanos como parte da reavaliação das recomendações oficiais no que diz respeito aos adoçantes artificiais. E os resultados desses experimentos talvez justifiquem a reavaliação do atual consumo maciço e não regulamentado de produtos adoçados artificialmente.

Nós dois, pessoalmente, usávamos adoçantes artificiais no café e bebíamos refrigerantes dietéticos, e nunca imaginamos que fossem nocivos. Achávamos que eram benéficos. Mas, diante de nossos resultados surpreendentes, decidimos não usá-los mais, e sabemos que muitas outras pessoas também deixaram de usá-los depois de ler nosso estudo. (Uma observação para os curiosos: a estévia não é um adoçante artificial e não a incluímos em nosso estudo.)

Também acreditamos que por haver algumas pessoas cuja flora intestinal não reagiu aos adoçantes, esta pesquisa também é mais uma prova de que a personalização nutricional é necessária, principalmente se levarmos em consideração a configuração singular do microbioma de cada indivíduo. Empresas em condições de traçar o perfil do microbioma das pessoas estão surgindo e realizando esses exames a um preço acessível e, portanto, você mesmo poderá em breve descobrir se é tolerante ou não a esses adoçantes. Até lá, porém, acreditamos que jogar com as probabilidades é a melhor saída para a maioria. É melhor parar de beber refrigerantes dietéticos, de usar adoçantes artificiais no café e no chá e de ingerir alimentos contendo adoçantes artificiais, até você saber, com certeza, se os adoçantes artificiais não prejudicam seu metabolismo. (Mas não volte a consumir açúcar: é igualmente prejudicial, mas de outras maneiras! Seria muito mais seguro e saudável beber água, em vez de refrigerante.)

Ainda temos muito a aprender a respeito do microbioma, especialmente o que podemos fazer para manipulá-lo em nosso benefício.

Sabemos que as fibras ajudam a cultivar um microbioma saudável, e sabemos que adoçantes artificiais e certos estilos de vida podem ter um efeito negativo. Temos indícios de que os flavonoides podem ajudar a prevenir a retomada de peso, mas ainda não sabemos ao certo se os suplementos probióticos realmente fazem alguma coisa. Basicamente, ainda temos muito a aprender e, portanto, tirando comer fibras e evitar adoçantes artificiais, ainda não podemos fazer afirmações categóricas. Acreditamos que, entendendo melhor o papel do microbioma e seus metabólitos nos problemas de saúde, conseguiremos planejar intervenções mais específicas, capazes de eliminar certas bactérias ou introduzir outras que nos ajudem. Talvez um dia tudo isso seja possível com cápsulas contendo aquilo de que nosso microbioma precisa. Mas, até lá, temos outra medida mais simples para compreender nossas respostas pessoais e as respostas de nossos microbiomas aos alimentos que ingerimos e ao modo como vivemos. Essa medida é o açúcar no sangue: a glicemia.

CAPÍTULO 6

Glicemia: a resposta suprema do seu corpo à comida

Shay é um piloto comercial que segue um cronograma regular de voos e, durante anos, manteve a mesma rotina diária. À mesma hora todos os dias, ele pilotava um voo que seguia para o mesmo lugar e voltava para casa no mesmo dia. A viagem de ida e volta levava várias horas e, portanto, ele sempre levava um lanche. Ele comia o mesmo lanche (um sanduíche) logo após o voo de ida, mas, no voo de volta, sempre se sentia cansado. Isso o incomodava, naturalmente, porque os pilotos comerciais precisam estar alertas, e o cansaço dificulta um pouco mais as coisas para quem quer se manter em vigília. Ele não conseguia entender por que se sentia cansado, pois dormia o suficiente e se exercitava com regularidade. Torcia para não estar desenvolvendo nenhum tipo de doença. Aí ele participou de nosso estudo.

Quando começou a monitorar sua glicemia como parte de nosso estudo, Shay descobriu algo surpreendente: toda vez que comia pão, tinha um pico de glicemia. O pão não produz esse efeito em todo mundo. Hoje também sabemos (como explicamos no capítulo 1) que até mesmo *tipos diferentes* de pão podem produzir respostas distintas em pessoas diferentes. Algumas pessoas comem pão, ou um tipo específico de pão, e têm apenas uma elevação suave na glicemia. Outras têm elevações pronunciadas, e Shay se encaixava nesse último grupo; portanto, o pão parecia ser o provável culpado pelo cansaço que ele sentia à tarde. Shay decidiu tentar trocar o sanduíche por uma refeição de bordo padrão, que geralmente continha outro alimento rico em amido que não o pão, como arroz ou massa. Depois de mudar o que comia, seu cansaço da tarde *desapareceu por completo*.

Será que algo tão simples como trocar pão por massa ou arroz poderia ter um efeito tão dramático sobre o cansaço da tarde? Uma pergunta mais precisa seria: será que algo tão simples quanto trocar pão por massa ou arroz poderia ter de fato um efeito tão dramático sobre os níveis de açúcar no sangue? A resposta, naturalmente, é *sim*.

A glicemia é uma peça importante do quebra-cabeça da nutrição personalizada, pois afeta sua energia e seu nível de cansaço (como era o caso de Shay), mas a instabilidade da glicemia (elevações grandes, depressões significativas) também pode afetar negativamente muitos aspectos da sua saúde. Mas o que exatamente é a glicemia e por que é tão importante? Por que continuamos a falar do açúcar no sangue e por que fizemos dele o foco de nossa pesquisa? Eis o que você precisa saber.

GLICEMIA: SUA FONTE PESSOAL DE ENERGIA

Nosso corpo e cérebro funcionam principalmente à base de açúcar e, portanto, você pode pensar que precisa de um bocado dessa substância. No entanto, se seu nível de açúcar no sangue estiver dentro da normalidade, você provavelmente terá apenas cinco gramas de açúcar no corpo inteiro: ou seja, pouco mais que uma colher de chá! Mas mesmo uma quantidade tão pequena é crucial para a sobrevivência. O nível normal de glicose no sangue é de 80 mg/dl. Se sua glicemia ficasse abaixo de 60 mg/dl, você teria um patamar baixo de açúcar no sangue ou estaria em condição hipoglicêmica. Se sua glicemia caísse para 40 mg/dl (aproximadamente meia colher de chá), você provavelmente começaria a sentir tontura ou fraqueza. Uma nova redução poderia fazer você desmaiar ou talvez até perder a vida, se o problema não fosse logo tratado. Na outra extremidade do espectro, se você fosse diabético e sua glicemia chegasse aos perigosos e elevados patamares de 300 a 400 mg/dl (aproximadamente 25 gramas ou cinco colheres de chá), sua saúde estaria em risco, tanto a curto quanto a longo prazo.

Para você ter uma ideia de como a dieta pode afetar o açúcar no seu organismo, uma lata de 350 mililitros de qualquer tipo de refrigerante não dietético contém 40 gramas ou oito colheres de chá de açúcar. É o suficiente para elevar sua glicemia muito acima do patamar alto do diabetes. Um corpo sadio consegue lidar com um influxo tão alto de açúcar de tempos em tempos, mas, se ocorrer várias vezes ao dia, isso pode alterar rapidamente o equilíbrio glicêmico, movendo-o para a zona das doenças crônicas e colocando sua saúde em risco.

Quando você ingere carboidratos (sejam doces, pães, massas, arroz, frutas ou hortaliças), seu corpo os converte em glicose, que alimenta seus músculos, órgãos e cérebro. Manter níveis saudáveis de glicemia é crucial para o bom funcionamento do organismo, e seu corpo tem mecanismos complexos para controlar rigidamente o açúcar no seu sangue, a fim de mantê-lo dentro de uma variação restrita e benéfica, para que você tenha a energia de que precisa: não pode ser de menos (hipoglicemia), o que pode causar confusão, tontura, tremores, ansiedade, convulsões e inconsciência; e não pode ser demais (hiperglicemia), o que pode causar sede exagerada, urinação excessiva, fraqueza, confusão, desequilíbrios perigosos do pH do sangue, danos neurais e até mesmo, em alguns casos, coma diabético e morte.

O controle do açúcar no sangue é um equilíbrio delicado que envolve diversos sistemas do seu corpo. Eis como o processo funciona:

1. Quando você ingere alimentos que contêm carboidratos, seus ácidos estomacais e enzimas digestivas reduzem e convertem esses açúcares e amidos em glicose.
2. Quando a glicose chega a seu intestino delgado, é absorvida com uma eficiência incrível por projeções capilares minúsculas, chamadas de *microvilos*, e direcionada para a corrente sanguínea. A quantidade que passa para seu sangue depende de quanto e do que você comeu. Se tiver ingerido uma grande quantidade de qualquer tipo de comida, ou se tiver consumido certos tipos de carboidrato, sua glicemia pode se elevar acima do normal, ultrapassando a variação restrita que seu corpo tenta manter. A isso se dá o nome de *hiperglicemia pós-prandial* (ou *pós-refeição*), ou o que nós chamamos aqui de pico de glicemia.
3. Tão logo detecta a presença excessiva de glicose no seu sangue, o cérebro envia um sinal para o pâncreas. Células especializadas denominadas *células betas*, localizadas em "ilhas" ou minúsculos aglomerados de células no pâncreas (chamadas de *ilhotas de Langerhans*), "percebem" os níveis de açúcar do corpo. Elas secretam pequenos jatos de insulina durante todo o dia e liberam quantidades maiores da substância logo na sequência de picos de glicemia após as refeições. Essas células betas são cruciais para a produção de insulina suficiente e a manutenção de uma glicemia estável. No diabetes juvenil, dependente de insulina ou de tipo 1, pessoas jovens desenvolvem uma inflamação intensa nas ilhotas de Lan-

gerhans que acaba levando à destruição desses aglomerados. Para continuarem vivas, as pessoas que têm diabetes tipo 1 vão ter de injetar insulina pelo resto de suas vidas, como reposição para as células betas do pâncreas que foram destruídas. A insulina é como uma chave que destranca as células para receber a glicose. Se você ingerir uma grande quantidade de comida ou consumir certos carboidratos e sua glicemia subir excessivamente, seu corpo poderá reagir de maneira desproporcional, liberando insulina em demasia. Isso pode reduzir demais o nível de glicose no seu sangue (hipoglicemia). Um dos sintomas disso é sentir muita fome logo depois de comer, quando você deveria se sentir saciado. (Na próxima seção, mostraremos a você como usar seu grau de fome para monitorar a glicemia.)

4. Enquanto o pâncreas controla a produção de insulina, outros órgãos – principalmente o fígado e os músculos – usam a insulina para converter o açúcar no sangue em energia. O fígado, por exemplo, consome mais glicose e a converte em glicogênio, para armazenar energia. (Os estoques de glicogênio são bem limitados. Até mesmo os atletas só conseguem armazenar aproximadamente 3 mil calorias em forma de glicogênio.) Todo o açúcar remanescente que não é usado pelas células nem pelo fígado (e talvez esteja por aí caso sua glicemia tenha subido muito) ou por outros órgãos (como os músculos, o coração ou o cérebro) é convertido em gordura e armazenado nas células adiposas. É assim que os picos de glicemia podem levar à obesidade: a glicemia constantemente elevada e acima do que seu corpo precisa leva ao armazenamento contínuo do excesso de açúcar em forma de gordura de alto teor energético nas células adiposas. Quanto mais açúcar em excesso você tiver no sangue, maiores serão os estoques de gordura que você vai acumular.

Resposta da glicose após a refeição

Eixo Y: Glicemia pós-refeição
Eixo X: Tempo (horas) — 0, 1, 2

Fim da refeição

Armazenamento como gordura

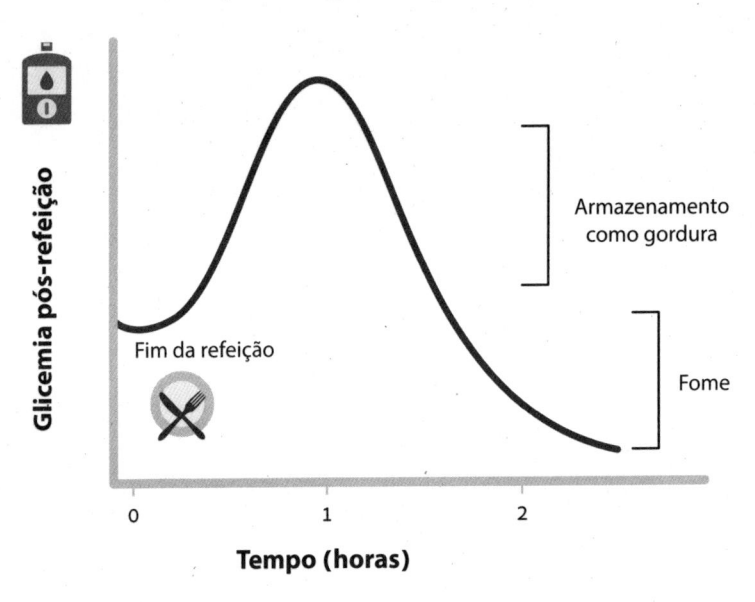

Fome

5. Tão logo o açúcar é armazenado no sangue, seu corpo percebe que precisa de mais combustível (açúcar no sangue) e você volta a sentir fome. Normalmente, isso deve acontecer umas três ou quatro horas depois da refeição mais recente, bem a tempo da próxima refeição. Quando você volta a comer, o ciclo recomeça.

Quando a glicemia sobe demais

Se você é saudável e ingere uma quantidade de comida que seu organismo consegue processar porque evoluiu para isso, então seu controle de glicemia deve dar conta do recado. É raro ocorrer uma falha no controle da glicemia, como é o caso do diabetes juvenil ou de tipo 1. Às vezes, porém, se as pessoas comem demais, ou ingerem os alimentos errados durante muito tempo, isso pode interferir no sistema de controle do açúcar no sangue, levando a níveis de glicemia elevados demais. Em resposta, a insulina pode aumentar em demasia, e esse desequilíbrio pode provocar uma série encadeada de problemas de saúde.

Resistência à insulina

Níveis elevados e crônicos de açúcar no sangue submetem todo o organismo a um grande estresse. Isso vale especialmente quando você tem uma tendência que vem de família a apresentar um controle anormal da glicemia e/ou diabetes tipo 2. Cedo ou tarde, isso pode levar a um problema de saúde chamado de *resistência à insulina*: o corpo perde a sensibilidade aos efeitos da insulina. Ao desenvolver esse problema, você vai precisar de mais insulina do que antes para fazer o açúcar entrar nas suas células. Já que esse processo destrutivo muitas vezes não tem sintomas, a resistência à insulina vem sendo chamada de "assassino silencioso"[1]. Você talvez só venha a saber que tem esse problema depois de sofrer por anos a fio, porque os níveis de glicose só serão perceptíveis quando já estiverem extremamente distorcidos. No começo, o pâncreas reage à glicemia elevada aumentando a produção de insulina. Essa insulina a mais empurra boa parte desse excesso de açúcar para as células e pode normalizar parcialmente a glicemia elevada. Com o passar do tempo, todo esse esforço pode exaurir as células betas do seu pâncreas. O órgão chega a um ponto em que não consegue mais suprir toda a insulina necessária para manter uma glicemia decente, e é aí que a resistência à insulina progride para o diabetes adquirido ou de tipo 2.

Uma analogia que gostamos de usar é a do termostato e do condicionador de ar. O condicionador de ar com termostato foi projetado para manter sua casa a uma temperatura constante, de modo que, quando a temperatura cai abaixo de certo nível, o aparelho é desligado e, quando ela sobe acima de certo nível, o aparelho é ligado. No entanto, se esquecerem a porta da frente aberta ou se o dia estiver anormalmente quente, até mesmo um condicionador de ar em boas condições talvez tenha de funcionar continuamente, sem conseguir manter a temperatura da sala constante, e pode ser que acabe quebrando. Da mesma maneira, seu corpo tem mecanismos para manter a glicemia sob controle, mas, se sua dieta e estilo de vida atrapalharem esses mecanismos (você anda "deixando a porta aberta"), eles podem falhar e criar uma situação destrutiva.

Morte das células betas produtoras de insulina

Apesar de ainda não sabermos ao certo o que mata as células betas no diabetes adquirido crônico, a glicemia elevada provavelmente contribui bastante para essa deterioração:

- Um estudo mostrou que em pessoas cuja glicemia passava apenas ligeiramente dos 100 mg/dl, duas horas após um exame de tolerância à glicose já havia uma disfunção detectável das células betas, e a cada pequena elevação da glicemia na marca de duas horas, o mal funcionamento das células betas ficava mais evidente[2].
- Outro estudo mostrou que, nas pessoas com uma glicemia ligeiramente acima do normal (glicemia de jejum entre 110 e 125 mg/dl), havia uma perda média de quarenta por cento das células betas[3].
- Um terceiro estudo mostrou que, quando camundongos recebiam transplantes de células betas, essas células sobreviviam muito melhor quando a glicemia do animal permanecia abaixo dos 150 mg/dl. Nos roedores em que a glicemia se elevava acima dos 150 mg/dl, a mortalidade das células betas transplantadas era muito mais alta.

Síndrome metabólica

Em muitos casos, as pessoas que sofrem de resistência à insulina também desenvolvem vários problemas de saúde concomitantes, inclusive obesidade (particularmente na cintura), pressão alta, triglicérides altos, colesterol elevado e acúmulo de gordura nas células do fígado (denominado *esteatose hepática* ou *fígado gorduroso*). Coletivamente, elas definem uma condição chamada de *síndrome metabólica*. Perto de quarenta por cento da população adulta dos Estados Unidos sofre com um ou mais elementos da síndrome metabólica. Apesar de não existirem sintomas físicos "perceptíveis", trata-se de uma condição perigosa que predispõe você a vários outros problemas de saúde graves, desde o diabetes às doenças cardíacas. Como já discutimos no capítulo 2, a epidemia de síndrome metabólica que vem afetando nossa espécie no último século foi associada intimamente a várias mudanças na nutrição e no estilo de vida que adotamos com a modernização, e muitas dessas mudanças afetaram de maneira drástica nosso microbioma intestinal, com efeitos colaterais que influenciam o resto do nosso corpo.

Pré-diabetes

Se seu corpo levar mais tempo que o normal para controlar a glicemia e precisar de insulina extra para fazer isso acontecer, pode ser que você seja pré-diabético. Oficialmente, o diagnóstico se dá quando os níveis de açúcar no sangue em jejum ficam entre 100 e 125 mg/dl com certa regularidade. É uma condição grave, porque os pré-diabéticos têm a tendência de progredir para o diabetes tipo 2 em poucos anos. Também é uma condição comum e que muitas vezes não é diagnosticada: estima-se que 470 milhões de pessoas no

Ocidente terão pré-diabetes por volta do ano 2030[4], e muita gente talvez só venha a saber disso quando já tiver progredido para o diabetes. O pré-diabetes também é algo que não se consegue perceber. Pode ser que você não tenha sintomas perceptíveis, e é por isso que o problema persiste durante anos sem ser diagnosticado.

Diabetes tipo 2

Assim que a glicemia chega a certo patamar – por exemplo, dois ou mais exames mostram que a glicemia de jejum é de 126 mg/dl ou mais –, o diagnóstico passa a ser de diabetes tipo 2. Diferente do diabetes tipo 1, que não é provocado pela dieta e pelo estilo de vida, e sim por uma destruição inflamatória do pâncreas, o diabetes tipo 2 é afetado em grande medida pela dieta e pelo estilo de vida (e muitas vezes tem tratamento, principalmente no estágio pré-diabético, com mudanças na dieta e no estilo de vida). Essa distinção importante implica que, com a adaptação a uma dieta eficiente que baixe os níveis de açúcar no sangue, talvez sejamos capazes de prevenir, retardar ou até mesmo reverter o diabetes tipo 2.

Oficialmente, o diabetes tipo 2 é diagnosticado por meio de três exames: um exame de glicemia de jejum (seu nível de açúcar no sangue ao acordar e depois de uma noite inteira sem comer), um exame de tolerância à glicose (como sua glicemia reage logo depois de você beber uma solução de glicose em estado puro), e um exame de hemoglobina A1c (HbA1c) (um indicador sanguíneo de seus níveis de glicose nos últimos dois ou três meses).

Depois de desenvolver diabetes tipo 2, existem vários tipos de terapia que podem ajudar a controlar sua glicemia. Podem prescrever diversos medicamentos (como a sulfonilureia) que estimulam as células betas com desempenho aquém do esperado a produzir mais insulina. Você pode tomar outros fármacos (como a metformina, dentre outros) que estimulam seu fígado e órgãos periféricos a captar mais açúcar. E/ou você pode tomar injeções de insulina para suplementar a produção reduzida do seu pâncreas exaurido. Alguns diabéticos podem não precisar de insulina, mas, se a doença não for controlada, provavelmente vão precisar dela em algum momento.

HbA1c: a glicemia no decorrer do tempo

HbA1c é um exame que mede a porcentagem da sua hemoglobina glicosilada, ou seja, a hemoglobina que tem uma molécula de glicose ligada a ela. O resultado normal estaria em torno de cinco por cento ou menos. Níveis mais elevados indicam que uma quantidade exagerada da sua hemoglobina está ligada a moléculas de açúcar. Esse exame é interessante porque, se um único exame de glicemia de jejum só consegue prever o nível de glicose de uma pessoa no momento da mensuração, o exame de HbA1c pinta um quadro de longo prazo: representa sua glicemia média nos últimos dois ou três meses. Se a glicemia subir com frequência e regularidade, isso aparecerá refletido na porcentagem de HbA1c.

Vários estudos associaram níveis anormais de HbA1c com o risco de desenvolver doenças cardíacas, mesmo em não diabéticos. Um estudo demonstrou que os não diabéticos com níveis de HbA1c abaixo de cinco por cento tinham baixa incidência de doenças cardiovasculares e mortalidade, fosse qual fosse a causa, mas que cada incremento de um por cento acima do patamar dos 5% estava associado a um risco relativamente mais alto de morrer de fosse lá qual a causa, mesmo depois de controlados outros fatores que poderiam afetar os resultados, como o excesso de peso, pressão alta, nível elevado de colesterol e histórico de doença cardiovascular[5]. Outro estudo mostrou que os níveis de HbA1c podem prever ataques cardíacos em pessoas com níveis normais de açúcar no sangue[6]. Por todos esses motivos, trata-se de um exame conveniente para analisar as tendências da glicemia e diagnosticar o pré-diabetes ou o diabetes.

É nossa opinião que esses problemas se distribuem num espectro. Você não está normal e saudável certo dia e, de repente, pré-diabético(a) ou diabético(a) no dia seguinte. As pessoas desenvolvem essas condições gradualmente, com o passar do tempo, muitas vezes no decorrer de anos e, em geral, sem perceber o que está acontecendo. Podem ou não saber que se tornaram resistentes à insulina ou pré-diabéticas. Podem não saber que têm síndrome metabólica, e é comum que não saibam que têm diabetes plenamente desenvolvido. Os resultados exatos dos exames que os médicos usam no momento para diagnosticar a síndrome metabólica, o pré-diabetes e o diabetes são, para sermos sinceros, um tanto arbitrários. Existem intervalos oficiais de variação, mas todos são pontos de parada ao longo de uma estrada que leva a uma saúde ruim, e todos têm um elemento em comum: o controle prejudicado da glicemia.

Talvez seja perturbador saber que tantas pessoas seguem sem diagnóstico, mas surpreendentemente não é. Não se sente o diabetes. Se você estiver muito acima do peso, pode ser que seu médico desconfie, e a obesidade é um fator de risco para os problemas de controle glicêmico, mas os diabéticos nem sempre têm sobrepeso e nem todos os obesos são diabéticos.

Se solicitado, o médico poderia prescrever um exame de glicemia no seu check-up anual, mas isso provavelmente indicaria apenas seu nível de açúcar no sangue em jejum, que pode ou não informar com que eficiência você está controlando a glicemia diariamente.

Mas existe um fator mensurável que pode indicar melhor problemas com o controle glicêmico, uma medida capaz de prever se você tem propensão a desenvolver resistência à insulina, síndrome metabólica ou um pré-diabetes que progrida para o diabetes tipo 2. Chama-se *resposta glicêmica pós-prandial*.

Já mencionamos a resposta glicêmica após uma refeição neste livro, pois foi incluída em nossa pesquisa anterior. Mas agora essa medida tem relevância direta para você. A pesquisa confirmou que a resposta glicêmica logo após comer está diretamente relacionada às suas chances de não só desenvolver diabetes, como também doenças cardíacas, câncer e outras doenças crônicas[7,8,9]. Essa "resposta glicêmica pós-prandial", ou resposta do açúcar no sangue após uma refeição, talvez seja um indicador mais preciso ou mais precoce de pré-diabetes do que a glicemia de jejum, exames de tolerância à glicose ou de HbA1c. E você mesmo pode medi-la. Como veremos no capítulo seguinte, trata-se de um foco importante de nossa pesquisa sobre nutrição personalizada. Também será o seu foco tão logo você comece a ler o programa alimentar apresentado neste livro, porque à medida que sua glicemia sobe logo depois de você comer qualquer coisa mede diretamente quanto esse alimento pode ser prejudicial à sua saúde. A frequência com que você come esses alimentos nocivos pode indicar o risco de você desenvolver diabetes no futuro.

Outras razões para controlar a glicemia

O diabetes não é o único problema que pode se desenvolver a partir de um controle de glicemia comprometido e uma glicemia muito alta. Quando o açúcar no sangue permanece alto demais durante muito tempo ou sobe em demasia após as refeições com certa regularidade, você também correrá um risco maior de desenvolver:

- **Ganho de peso e gordura corporal excessiva.** Estudos demonstram que ocorre um aumento na queima de gordura (oxidação de gorduras) logo depois de uma refeição que não eleva substancialmente o nível de glicose, ao passo que o armazenamento de gordura é maior depois de uma refeição com uma resposta glicêmica elevada, ao menos em parte graças aos efeitos anabólicos da insulina[10]. A pesquisa com ratos mostra que respostas glicêmicas mais altas após as refeições levaram ao ganho de peso e que respostas insulínicas mais altas (provocadas por respostas glicêmicas elevadas) aumentaram a gordura corporal[11,12]. Em outras palavras, se os alimentos que você ingere causarem picos e depressões de glicemia, será mais provável você armazenar gordura e ganhar peso do que se comesse alimentos que mantêm sua glicemia mais regular.

- **Fome, vontade de comer alimentos específicos e pouca energia.** Quando os picos de glicemia acionam a secreção de insulina, isso pode fazer o nível de açúcar no sangue despencar abaixo da glicemia basal de determinada pessoa (o nível de açúcar no sangue antes da refeição ou ao acordar). Isso provoca uma sensação intensa de fome, uma vontade particular de comer açúcar ou amido, que muitas vezes leva à sobrealimentação na sequência, dando continuidade ao ciclo vicioso e insalubre de comer, sentir fome e comer de novo. Muitas pessoas também dizem sentir cansaço e ter pouca energia quando ocorrem picos e depressões na glicemia.
- **Mortalidade.** Pode parecer um exagero afirmar que, se sua glicemia subir após as refeições, suas chances de morrer aumentam. Entretanto, pelo menos um estudo mostrou que níveis mais altos de glicose no sangue uma hora após as refeições, mesmo quando ainda se encontravam dentro da variação "normal", eram uma boa maneira de prever o risco de morrer por qualquer que fosse a causa no caso de mais de 2 mil pessoas saudáveis (não diabéticas) no decorrer dessa pesquisa de 33 anos[13]. A glicemia elevada por si só não mata ninguém, mas leva ou está associada a muitas consequências para a saúde que podem aumentar suas chances de morrer precocemente.
- **Doenças cardíacas.** Sabemos que a glicemia elevada contribui, em geral, para as doenças cardíacas. Trata-se de algo que foi bem demonstrado por vários estudos. Um deles, especifi-

camente, mostrou uma associação significativa entre níveis elevados e frequentes de açúcar no sangue e intercorrências cardíacas, além de uma tendência geralmente maior de morrer de qualquer que fosse a causa durante a pesquisa complementar de catorze anos que se seguiu ao estudo[14]. Em outras palavras, o estudo sugeriu que, se sua tendência é apresentar glicemia elevada depois das refeições, então você corre um risco maior de sofrer um ataque cardíaco ou morrer de outra causa qualquer!

Outro estudo mostrou que glicemia elevada uma hora após um exame de tolerância à glicose (que simula uma refeição) está correlacionada a diversos indicadores de doenças cardíacas, como inflamação, anormalidades lipídicas e resistência à insulina, mesmo nos não diabéticos[15]. Um terceiro estudo mostrou que, em mulheres menopausadas não diabéticas, não havia associação alguma com a glicemia de jejum e a arteriosclerose (estreitamento das grandes artérias, mesmo aquelas que irrigam o coração, o cérebro e os órgãos periféricos, o que leva a ataques cardíacos e acidentes vasculares cerebrais), mas havia uma forte associação entre glicemia elevada depois de um exame de tolerância à glicose e a progressão da arteriosclerose, a causa isquêmica subjacente das doenças cardíacas e da maioria dos casos de acidente vascular cerebral[16]. Outro estudo demonstrou que a glicemia elevada deixa o colesterol LDL (o "ruim") "mais aderente", com chances maiores de grudar na parede arterial, aumentando o risco de doença cardíaca coronária: mais indícios de que a glicemia anormal, e não só o colesterol anormal, é um fator de risco e que, na verdade, os dois fatores talvez cooperem para piorar as doenças cardiovasculares[17].

Esses vínculos com os problemas cardiovasculares – e nota-se que são vários – estão relacionados às *respostas glicêmi-*

cas pós-prandiais, e não apenas às respostas glicêmicas em jejum, aos diagnósticos de diabetes ou outros fatores de risco tipicamente ligados à glicemia[18]. *É a resposta glicêmica após a refeição que importa*, muito antes de qualquer doença ser diagnosticada, e é exatamente essa resposta glicêmica pós-prandial que pode ser controlada pela dieta personalizada. Esse é um dos motivos para termos escolhido essa medida em nossa pesquisa, como veremos no próximo capítulo, e o motivo para a termos escolhido para você testar pessoalmente, como veremos na "Parte II: Programa alimentar personalizado".

- **Câncer.** Apesar de não termos provas diretas de que a glicemia elevada após as refeições causa câncer, existem pesquisas interessantes[19,20,21,22,23] que sugerem que a glicemia pós-prandial elevada e a glicemia de jejum elevada talvez estejam associadas a um risco maior de o tumor progredir. Existe um fenômeno chamado de *efeito Warburg*, descoberto em 1924 pelo fisiologista alemão e ganhador do prêmio Nobel Otto Warburg. Numa de suas descobertas importantes, Warburg mostrou que as células cancerosas têm um metabolismo muito diferente do das células comuns. Elas dependem muito do açúcar para sobreviver e crescer, metabolizando a glicose muito mais velozmente que as células sadias. A ideia de que o "açúcar alimenta o câncer" já circula por aí há muitos anos por causa dessa pesquisa, mas geralmente apenas nas rodas da medicina holística. Quando a genética do câncer se tornou uma área de estudo popular, a ideia do açúcar como ator principal foi deixada de lado, mas os pesquisadores do câncer voltaram recentemente a se concentrar nesse fenômeno. É possível (embora novas pesquisas sejam necessárias) que seja de fato mais provável que os tumores se deem bem e cresçam num ambiente rico em glicose[24,25] e que, quando o suprimento de glicose é limitado, o crescimento do tumor seja afetado, mas ainda se trata de uma teoria preliminar. Acreditamos que seja um campo de pesquisa promissor. Também têm aparecido pesquisas associando a glicemia pós-prandial elevada ao câncer, a glicemia de jejum elevada ao câncer, e um relatório que demonstra que a eliminação de carboidratos alimentares pode retardar a progressão da doença. Essas associações merecem ser mais estudadas nos seres humanos.

- **Demência.** Quem tem na família alguém que sofre de demência provavelmente tem todos os motivos para querer evitar esse problema degenerativo do cérebro. Controlar a glicemia pode ser uma maneira eficaz de fazer isso. Há uma teoria de que avarias nos vasos sanguíneos provocadas por níveis altos frequentes de açúcar no sangue também se estendem aos vasos sanguíneos do cérebro. Esse dano poderia impedir o sangue de chegar ao cérebro, agravando os sintomas de demência. Existem vários estudos que demonstram que o diabetes tipo 2 é um fator de risco da demência. A demência e o diabetes compartilham várias características, como o metabolismo de glicose prejudicado, a resistência à insulina, o estresse oxidativo e a amiloidose (a produção de placas amiloides no cérebro, associadas ao risco de demência em alguns indivíduos idosos[26]), e, quando os dois transtornos concorrem, é provável que uma condição piore a outra[27].

    O interessante é que ao menos um estudo mostrou haver uma correlação entre níveis de açúcar no sangue acima da média, mesmo quando não são altos o suficiente para serem considerados indicativos de diabetes, e um risco maior de demência[28]. Outro estudo perturbador mostrou que a glicemia no extremo mais elevado da variação normal em pessoas não diabéticas pode estar associada ao risco de comprometimento cognitivo e pode aumentar o risco de encolhimento do cérebro associado à velhice e à demência, mais especificamente o da atrofia do hipocampo[29]. Talvez os níveis de glicose no sangue que hoje são considerados normais já sejam altos demais.

- **Dano neural.** Considera-se o dano neural uma complicação comum do diabetes de longo prazo. Contudo, mesmo no caso de diabéticos, a pesquisa sugere que o dano neural pode ocorrer quando a glicemia permanece elevada duas horas após uma refeição[30]. Outro estudo demonstrou que, apesar de os diabéticos terem fibras nervosas grandes danificadas, os não diabéticos (ou pré-diabéticos) com glicemia pós-prandial elevada apresentavam dano quantificável em fibras nervosas pequenas[31].

Relações da glicemia pós-prandial elevada com a saúde

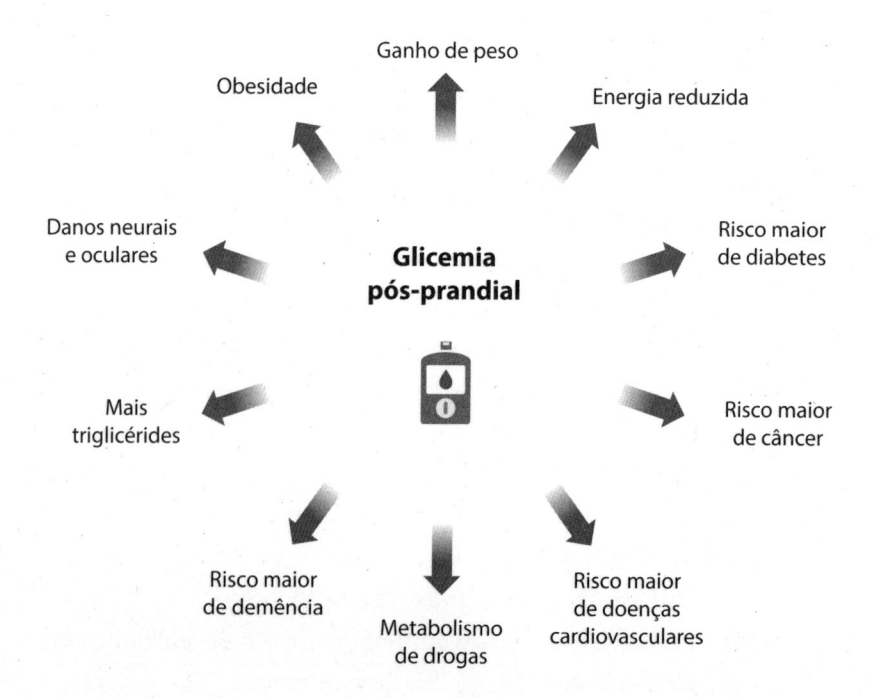

- Ganho de peso
- Obesidade
- Energia reduzida
- Danos neurais e oculares
- **Glicemia pós-prandial**
- Risco maior de diabetes
- Mais triglicérides
- Risco maior de câncer
- Risco maior de demência
- Metabolismo de drogas
- Risco maior de doenças cardiovasculares

É importante perceber que sua glicemia muda *principalmente* em resposta à comida, de modo que aquilo que você come é crucial para o controle da glicose no sangue e, consequentemente, para o controle do peso e regulação da saúde. As escolhas alimentares não têm a ver apenas com calorias e nutrientes. Se comer para manter sua glicemia estável, você vai diminuir o risco de desenvolver obesidade e doença metabólica, sem contar que também vai aumentar sua energia e diminuir a sonolência.

A causa da sua glicemia anormal pode ser simples, tão simples quanto aquele sanduíche que você come todos os dias. Ou pode ser mais complicada, o resultado de uma variedade de escolhas e hábitos alimentares. (É o que você vai descobrir na parte II.)

O problema é que a maioria das pessoas não tem ideia de qual é seu nível de glicose no sangue em determinado momento. Shay, o piloto que participou de nosso estudo, só descobriu que o pão fazia sua glicemia subir muito porque se inscreveu na nossa pesquisa. Felizmente, você tem como descobrir o que sua glicemia anda aprontando, e não vai precisar participar de uma pesquisa para isso. Explicaremos como você pode monitorar sua glicemia com um aparelho simples na parte II.

Como melhorar o controle da glicemia

Mas temos boas notícias: a qualquer momento desse declínio disfuncional que começa com picos de glicemia após as refeições e progride para resistência à insulina e diabetes, uma mudança na dieta e no estilo de vida que produza menos picos de glicose e mais níveis normais de açúcar no sangue pode ajudar a reverter o dano. Aquilo que decidimos comer é o que mais afeta o que nossa glicemia faz e, portanto, podemos tomar decisões diferentes e influenciar nossa própria glicemia de maneira muito eficaz. A questão é: quais são as escolhas diferentes que devemos fazer?

Existem muitas teorias sobre qual seria a melhor maneira de controlar a glicemia. Sabemos que o exercício ajuda – mais especificamente, períodos breves de exercício de alta intensidade[32], mas o exercício de intensidade moderada também funciona[33]. Sabemos que uma dieta de baixo carboidrato ajuda algumas pessoas[34,35], que uma dieta de baixa gordura parece ajudar outras[36], que uma dieta vegana comprovadamente ajudou outras ainda[37], e que uma dieta rica em cereais integrais também parece ter ajudado[38]. A American Diabetes Association [Associação Norte-Americana para o Diabetes] recomenda escolher alimentos que tenham um impacto maior sobre a glicemia[39], e algumas pesquisas respaldam essa orientação[40]. Outras pesquisas, porém, sugerem que isso em nada ajuda a reduzir o risco de diabetes ou doenças cardíacas[41]. O fato de existirem tantas pesquisas conflitantes em relação ao que de fato ajuda a controlar a glicemia é, a nosso ver, mais uma prova de que o controle da glicose no sangue é uma questão extremamente individual. Vamos investigar mais de perto um método que tem recebido um bocado de atenção por sua suposta capacidade de controlar flutuações da glicemia: comer alimentos com um índice glicêmico (IG) mais baixo. Seria essa, enfim, a resposta universal para o controle da glicemia?

Como o estilo de vida afeta a glicemia

A comida pode ser a coisa que modifica a glicemia de maneira mais evidente, mas outras opções de estilo de vida que nada têm a ver com sua dieta também podem afetar bastante o nível de glicose no sangue e, em última instância, o risco de desenvolver diabetes. No geral, exatamente como acontece com a comida, os fatores relacionados ao estilo de vida que podem fazer sua glicemia subir ou cair têm a tendência de variar bastante:

- *Exercício de alta intensidade.* Durante o exercício de alta intensidade, a glicemia sobe, porque seu corpo está digerindo glicogênio para ser usado por suas células musculares. No entanto, essa elevação de curto prazo da glicemia vale a pena, porque seus efeitos benéficos, que incluem o aumento da sensibilidade à insulina (o oposto da resistência à insulina e a condição natural do seu corpo) e um controle melhor da glicose, persistirão até três dias depois do exercício.
- *Sono.* As pesquisas mostram que o sono inadequado prejudica o metabolismo de glicose e aumenta o nível de insulina[42], que, por sua vez, pode levar à obesidade e ao diabetes.
- *Estresse.* O estresse está ligado aos picos de glicemia, e os níveis elevados de açúcar no sangue, mesmo entre não diabéticos, podem provocar problemas de saúde graves, particularmente em pessoas que sofreram algum trauma ou têm uma doença grave[43]. Em algumas pessoas, o estresse também pode levar a uma redução excessiva da glicose no sangue.
- *Medicamentos.* Existem vários medicamentos que sabidamente aumentam a glicemia[44], entre eles as pílulas contraceptivas, a progestina, a vitamina niacina, certos descongestionantes, barbitúricos, corticosteroides, antipsicóticos e diuréticos[45]. Outros medicamentos podem provocar quedas exageradas do açúcar no sangue (hipoglicemia), entre eles alguns antibióticos, betabloqueadores e, naturalmente, remédios para o diabetes, como a metformina e a insulina[46].
- *Tabagismo.* O tabagismo aumenta o risco de desenvolver resistência à insulina[47], o que pode levar a níveis altos de glicose no sangue.
- *Flutuações hormonais.* A glicemia de algumas mulheres sobe quando estão menstruadas, mas não a glicemia de outras[48]. Esse efeito parece ser bastante individual.
- *Jejum.* Passar muito tempo sem comer pode provocar uma queda exagerada na glicemia[49].

- *Adoçantes artificiais.* Nossa pesquisa mostra que os adoçantes artificiais alteram a flora intestinal de tal maneira que isso pode transtornar o metabolismo de glicose em algumas pessoas[50].

Esses fatores deixam claro que se adaptar a um estilo de vida saudável – dormir o suficiente, controlar o estresse, deixar de fumar e evitar adoçantes artificiais – aumentará suas chances de manter uma glicemia estável, mesmo se você nunca medi-la, e essa adaptação vale a pena, além de provavelmente não ter nenhum efeito negativo sobre a saúde. Contudo, o único jeito de encontrar a melhor maneira de determinar exatamente o que afeta seus níveis de glicose no sangue e como normalizá-los com o tempo é fazer os exames de glicemia.

O ÍNDICE GLICÊMICO

O IG é um sistema de classificação dos alimentos de acordo com quanto eles influenciam a glicemia. Baseia-se numa graduação de 1 a 100. Os alimentos sem carboidratos, como o azeite ou um bife, não têm IG justamente porque não contêm carboidratos e, portanto, não devem afetar diretamente a glicemia. A glicose em estado puro tem classificação 100, pois deve aumentar a glicemia (glicose no sangue) mais que qualquer outro alimento. Todo alimento que contém carboidratos tem uma graduação entre 1 e 100. Parece razoável, principalmente porque a ingestão de alimentos de IG baixo não só é estimulada nos livros que tratam de saúde, como também faz parte de muitas dietas populares. Teoricamente, o consumo de alimentos com IG elevado provocaria um pico glicêmico, e o consumo de alimentos de IG baixo manteria mais estável o nível de açúcar no sangue. Se tivéssemos como saber ao certo qual é a probabilidade de um alimento fazer sua glicemia disparar ou não, poderíamos, enfim, saber o que você deveria comer para beneficiar ao máximo sua saúde. O problema é que o IG não revela de fato essa informação. A maioria dos valores de IG que você vê em livros ou na internet se baseia num experimento conduzido por apenas uma empresa (não existe uma organização oficial que faça isso ou aprove a publicação de valores de IG). Nesse experimento, um pequeno grupo de pessoas bebeu glicose em estado puro e teve sua glicemia mensurada. Em seguida, os participantes comeram alimentos diferentes, e seus valores glicêmicos foram registrados; calculou-se uma média para se chegar a um valor final entre 1 e 100[51]. Até aqui, tudo bem. Mas não se esqueça de como é limitante seguir apenas a média. Se todos que comessem determinado alimento – digamos, uma banana – tivessem respostas glicêmicas muito semelhantes, então a média poderia ser considerada um indicador razoavelmente confiável de como a maioria das pessoas reage a esse alimento. Se, no entanto, a resposta glicêmica a um alimento – uma maçã, por exemplo – variasse bastante, com algumas pessoas demonstrando uma resposta elevadíssima às maçãs e outras, uma resposta baixíssima, então a média dessas respostas não traria nenhuma informação útil para nenhum dos sujeitos de pesquisa. Você nunca saberia se sua resposta ao tal alimento foi altíssima ou baixíssima somente a partir do IG, que seria um valor médio.

Por exemplo, a figura a seguir mostra as reações de um grupo de pessoas que teve suas respostas glicêmicas a bananas e maçãs testadas. As respostas às bananas são muito parecidas. Uma média desses valores, todos amontoados em torno de 65, provavelmente descreverá com precisão a maioria das pessoas. As respostas às maçãs, porém, variam de aproximadamente 45 até quase 90. A média para uma maçã também seria 65, idêntica à de uma banana. Mas a resposta individual a uma maçã poderia se encontrar em qualquer ponto da dispersão de 45 a 90 (e talvez até mesmo fora dela). É provável

Dois alimentos com o mesmo índice glicêmico (em média), mas comportamentos muito distintos de um indivíduo para outro

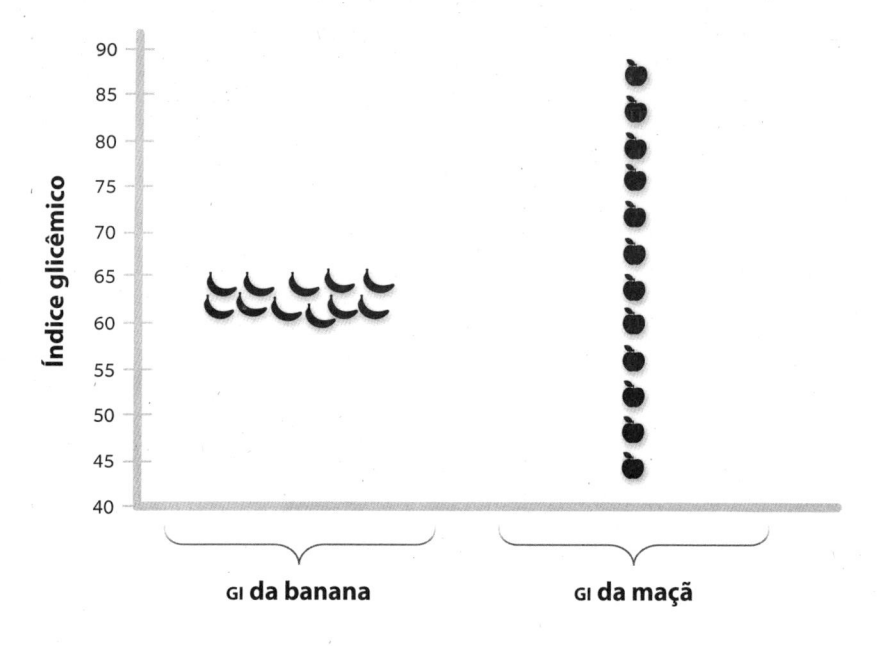

GI da banana

GI da maçã

que você respondesse à banana exatamente como as pessoas desse estudo, mas não no caso da maçã. Só com o IG, você nunca saberia ao certo se as maçãs fazem sua glicemia subir demais ou seriam uma boa opção no seu caso particular. Portanto, saber qual é o IG de uma banana talvez seja útil, mas saber o IG de uma maçã provavelmente não será. O índice glicêmico, por si só, não é capaz de informar quais valores correspondem às suas reações a determinado alimento.

Existem mais alguns problemas com os valores de IG:

- O IG pode ser usado apenas no caso de alimentos e refeições para os quais o índice foi medido. Não se pode extrapolar o IG de um alimento não mensurado com base no IG que já existe para alimentos mensurados.

- O IG não é cumulativo, ou seja, não se pode medir o IG do brócolis, por exemplo, e somá-lo ao IG das cenouras e saber ao certo como vai se comportar uma refeição que contenha brócolis e cenouras. Já que as pessoas geralmente não comem alimentos isolados, qualquer combinação de alimentos pode inutilizar os valores de IG de cada um deles.
- Não há como saber qual será o impacto de acrescentar a uma refeição ingredientes que talvez não tenham sido mensurados. Os brócolis e as cenouras cobertos com um creme caseiro ou um molho de queijo seriam uma incógnita.
- O IG também é usado para estimar a carga glicêmica (CG) e mede a relação entre o teor de carboidratos de determinado alimento e a quantidade de carboidratos de uma porção desse alimento. Por exemplo, se o IG da batata assada for 111, a CG de uma batata assada de 142 gramas seria 33. É difícil entender o que esses diversos valores indicam, e não dá para determinar o que acontecerá com esses valores se você acrescentar manteiga e creme azedo à sua batata assada, ou se sua batata assada pesar 227 gramas, e não 142. E, mesmo sem considerarmos a CG, a influência da glicemia não é linear. Não há como determinar de que maneira o IG mudará de acordo com o tamanho da porção.
- Usar o IG pode ser problemático, e as pesquisas sobre a eficácia de se alimentar de acordo com o IG confirmam isso. Alguns estudos mostram que uma dieta rica em alimentos de IG elevado está associada a um risco maior de diabetes e doenças cardiovasculares, ao passo que outros não apontam nenhum tipo de associação. Tudo isso nos faz questionar a vantagem de usar o IG para encontrarmos os alimentos corretos para baixar a glicemia. Já que as pesquisas sobre a eficácia do IG variam tanto, esse é mais um motivo para que a

única maneira legítima de escolher os alimentos que certamente vão manter sua glicemia estável seja conhecer suas respostas glicêmicas. Se você não era uma das pessoas envolvidas no experimento utilizado para criar o IG, você nunca saberá quais serão seus valores de glicemia depois de ingerir um alimento. Pode ser que sua resposta, na verdade, seja muito diferente e até mesmo diametralmente oposta à das pessoas avaliadas, cujas respostas, de qualquer maneira, foram reduzidas a uma média. O IG talvez não tenha nada a ver com você como indivíduo.

Suas respostas glicêmicas não têm igual e, mesmo que possam corresponder algumas vezes a medidas padronizadas como o índice glicêmico, isso nem sempre vai valer. Não há como saber se "regras" glicêmicas derivadas a partir de outra pessoa vão se aplicar a você.

CONTAGEM DE CARBOIDRATOS

Uma maneira mais simples de descobrir como controlar a glicemia e que é tentada por muitas pessoas – e um método que os médicos costumam recomendar aos pacientes diabéticos – é a contagem dos gramas de carboidrato. Quem já experimentou uma dieta de baixo carboidrato provavelmente está familiarizado com o conceito. Já que as refeições ricas em carboidratos costumam (em média) induzir respostas glicêmicas pós-prandiais mais altas, a contagem de carboidratos parece ser um método racional para estimar a elevação da glicemia após as refeições.

Observamos esse resultado no estudo que mencionaremos no próximo capítulo: dentre as quase 50 mil refeições consumidas pelos participantes de nossa pesquisa, descobrimos uma associação significativa entre o teor de carboidratos e a resposta glicêmica pós-prandial. Houve, porém, muitas exceções: pessoas que tiveram uma resposta glicêmica elevada a refeições com baixo teor de carboidratos e pessoas que tiveram uma resposta glicêmica baixa a uma refeição com alto teor de carboidratos. Só porque a maioria reagiu com uma resposta glicêmica pós-prandial alta a uma refeição rica em carboidratos não significa que todos responderam da mesma maneira e, de fato, muitos não o fizeram. Portanto, da mesma maneira que o IG, a contagem de carboidratos *poderia* indicar como você responderá a um alimento, mas não dizer ao certo se arroz, pão, cookie ou sorvete está gerando picos de glicemia prejudiciais a você.

Outra pesquisa mostrou que a contagem de carboidratos não funciona muito bem[52]. Os motivos para isso são dois:

1. Como observamos em nosso estudo, as pessoas têm sensibilidades diferentes aos carboidratos. Algumas pessoas respondem com veemência, outras não. Portanto, um único valor para prever a resposta de todo mundo a certa quantidade de carboidratos não funcionaria.
2. As refeições são complexas. Algumas contêm mais gorduras ou proteínas, o que costuma embotar a resposta glicêmica pós-prandial (mas nem sempre). O contexto também é importante. Se as refeições ocorrem antes ou depois de exercícios ou em momentos diferentes do dia, esses fatores também vão afetar o resultado. Ou seja, já foi demonstrado que duas refeições idênticas na quantidade de calorias que variam em relação às gorduras ou proteínas, à proximidade do exercício ou à hora do dia apresentam respostas glicêmicas muito variáveis em pessoas diferentes. Por esses motivos, um modelo que usa apenas o teor de carboidratos não será capaz de prever adequadamente a resposta.

Contagem de carboidratos para diabéticos

Os diabéticos de tipo 1 que perderam suas células betas por causa de uma inflamação pancreática e são dependentes de injeções de insulina muitas vezes são orientados a contar os carboidratos para ajudar a determinar a dose de insulina que terão de injetar depois das refeições para manter seus níveis de glicose intactos, mas a literatura científica já apontou que esse método não funciona muito bem. Os pacientes costumam relatar que, quando baseiam a dose na contagem de carboidratos, às vezes não injetam insulina suficiente e sua glicemia continua elevada demais após as refeições, ou injetam insulina em demasia e entram num perigoso estado hipoglicêmico, precisando de mais açúcar para elevar sua glicemia a um patamar seguro. Isso geralmente se transforma num ciclo vicioso.

Temos um amigo comum com diabetes tipo 1 que descreve esse mesmo problema. Ele nos contou que, para ele, é muito difícil prever sua glicemia com base na contagem de carboidratos e que seus níveis às vezes dependem da hora do dia, do fato de ter praticado ou não exercícios no dia anterior e de outros fatores que nada têm a ver com o teor de carboidratos de suas refeições. Isso é muito frustrante, pois se trata de uma tarefa diária estimar constantemente suas respostas para controlar a glicemia. Um dos objetivos de longo prazo de nossa pesquisa é descobrir um método melhor, mais preciso e, consequentemente, mais seguro para os diabéticos determinarem quais devem ser suas doses de insulina. Na verdade, estamos realizando neste momento uma pesquisa sobre esse novo e empolgante conceito, tanto com o diabetes juvenil (tipo 1) quanto com o diabetes adquirido (tipo 2).

Mas existe uma coisa que está a seu alcance descobrir e que pode afetar seu peso, disposição e riscos à saúde. Você pode determinar a resposta glicêmica particular à refeição que acabou de fazer, em tempo real. Você pode medir sua glicemia e obter de imediato informações sobre o efeito da comida que acabou de ingerir. Diferente de procurar uma lista de índices glicêmicos na internet e torcer para encontrar ali alguma informação que seja útil para você, a glicemia é fácil de medir, é precisa e revela uma resposta individual à ingestão de determinados alimentos.

Escolhemos a glicemia como o cerne de nossa pesquisa e a utilizamos como a principal medida que nos ajudou a determinar, para cada indivíduo, quais alimentos exatamente levam a uma resposta glicêmica positiva e quais deles levam a perigosos picos de açúcar no sangue. Foi um experimento fascinante, surpreendente, esclarecedor e de mudar paradigmas que demonstrou quanto cada pessoa é capaz de aprender sobre como se alimentar de maneira personalizada e também o que acontece quando planejam uma dieta personalizada com base nesses resultados glicêmicos.

CAPÍTULO 7

Projeto de Nutrição Personalizada

Donna e família eram dos Estados Unidos, mas já viviam em Israel havia alguns anos. Antes de mudarem de país, acreditavam que passar da dieta padrão norte-americana para a "dieta mediterrânea" seria benéfico para todos os membros da família. Tinham ouvido falar da maneira supostamente saudável como as pessoas se alimentavam nesta parte do mundo. Em vez disso, porém, depois de já estarem morando em Israel havia algum tempo, a família toda ganhou peso. Donna e o marido, Charles, ficaram preocupados. Por que estavam ganhando peso num ambiente tão cheio de opções alimentares saudáveis? Por que seus filhos estavam ganhando peso? Queriam participar do Projeto de Nutrição Personalizada não só para que pudessem ajudar a ciência, mas também para que pudessem aprender algo a respeito de si mesmos. Não imaginavam que isso mudaria suas vidas.

Donna e Charles se inscreveram no nosso estudo e começaram a monitorar suas respostas glicêmicas aos alimentos. A primeira coisa que descobriram tinha a ver com hambúrguer. O hambúrguer era um dos pratos prediletos da família, algo que eles sempre serviam com uma pontada de culpa, imaginando que fosse "porcaria". Ficaram bastante surpresos ao descobrir que essa predileção da família produzia respostas glicêmicas perfeitamente saudáveis no caso dos dois. No entanto, muitos dos alimentos que a família consumia bastante, como cereais, pão sírio e arroz, faziam a glicemia de Donna e Charles atingir patamares anormalmente elevados. Apesar de responderem de maneira diferente a certos alimentos, também encontraram muitos que faziam bem a ambos, mas geralmente não eram os alimentos que esperavam. Terminado o estudo, formularam a dieta da família de modo a girar em torno dos alimentos "bons" para ambos e a se afastar dos alimentos "ruins" para ambos. As crianças não foram testadas (o estudo incluía apenas pessoas a partir dos dezoito anos), mas eles esperavam que, pelo fato de os dois terem tantos resultados em comum, seus filhos provavelmente responderiam de maneira semelhante. Exatamente como esperavam, todos os membros da família começaram a perder peso aos poucos, mesmo as crianças. Todos também notaram que tinham mais energia. O filho mais velho entrou para um time de futebol local, e Donna e Charles logo perceberam (e contaram aos amigos) que haviam, enfim, encontrado uma maneira racional de mudar completamente a saúde e a disposição da família inteira, de uma maneira compatível com a vida e as preferências de cada um deles.

A individualidade da resposta aos alimentos faz sentido, intuitivamente falando. Sabemos que somos todos diferentes. Sabemos que cada um tem uma configuração genética e um estilo de vida distintos e, nos últimos anos, aprendemos que a flora intestinal de cada um de nós apresenta uma composição diferente. Esses fatores se exprimem como enzimas diferentes, genes diferentes, genes bacterianos diferentes e, provavelmente, como vários outros fatores singulares que ainda estamos por descobrir. Não é de se admirar que todos respondamos de maneira distinta aos mesmos alimentos. Não é de se admirar que as dietas e recomendações alimentares voltadas para todo mundo não funcionem para todo mundo. É quase como se nossa suposição inicial devesse ter sido que pessoas diferentes responderiam de maneira distinta a, digamos, uma fatia de pão, um cookie ou uma chuleta; a um hambúrguer ou a uma tigela de cereal. Se todos respondêssemos da mesma maneira, aí sim teríamos um resultado surpreendente.

Mesmo que não tenha o respaldo de nenhum dado científico, também faz sentido imaginar que uma dieta universal não tenha a mesma eficácia com todo mundo. Mas isso ainda não foi realmente comprovado de maneira satisfatória. Tampouco é a prática ou o pensamento atuais de agências governamentais e criadores de conteúdos programáticos que buscam oferecer aconselhamento e orientações sobre alimentação.

Queremos mudar esse pensamento. Nossa própria pesquisa, realizada com um número até então inaudito de mais de mil participantes, demonstrou, para todos os efeitos, por que exatamente a nutrição, para que beneficie ao máximo qualquer ser humano em sua individualidade, precisa ser absolutamente personalizada.

PREPARAÇÃO DO ESTUDO

Sabíamos que precisávamos de uma nova metodologia para entender e, com alguma sorte, prever a resposta glicêmica pós--prandial nos indivíduos. Graças às insuficiências do índice glicêmico, também sabíamos que médias obtidas a partir de grupos de pessoas não fornecem informações suficientes para uma pessoa específica que queira controlar sua glicemia. Nosso primeiro objetivo era provar que pessoas diferentes respondem de maneira distinta aos alimentos: aos mesmos alimentos na mesma quantidade.

Como já foi discutido, escolhemos a glicemia como principal indicador porque:

- a glicemia pós-prandial oferece uma resposta imediata e quantificável à comida;
- a flutuação da glicemia é um bom indicador de peso e problemas de saúde;
- o monitoramento da glicemia tem uma boa tecnologia à sua disposição: conseguimos medir a glicemia de nossos sujeitos de pesquisa a cada cinco minutos durante uma semana inteira, o que gerou um total aproximado de 50 mil respostas glicêmicas a refeições e petiscos.

Começamos recrutando mil voluntários saudáveis para participar de nosso estudo. Ficamos felizes em saber que as pessoas estavam ansiosas para participar, declarando que queriam aprender mais a respeito de si mesmas, obter informações personalizadas sobre o que comer, saber o que havia em seus microbiomas e/ou perder peso.

As pessoas que tomaram parte no nosso estudo variavam em idade entre os dezoito e os setenta anos e não haviam sido diagnosticadas com diabetes adquirido (era uma exigência para a participação, pois queríamos estudar a resposta glicêmica em pessoas saudáveis e não diabéticas). Aproximadamente metade dos participantes estava acima do peso e cerca de um quarto deles era formado por obesos, o que reproduzia a população adulta e não diabética em Israel, onde conduzimos a pesquisa, nos Estados Unidos e nos países desenvolvidos em geral.

Primeiro, coletamos um bocado de informações a respeito de cada pessoa: com que frequência comiam, como viviam e qual era seu histórico médico. Tomamos medidas físicas, como peso, altura e circunferência dos quadris. Fizemos uma série de exames de sangue e colhemos amostras de fezes de cada um dos participantes para traçar um perfil de seus microbiomas.

Por que incluir o microbioma?

Dentre todos os indicadores no nosso estudo, a flora intestinal talvez fosse o fator mais inaudito e interessante que examinamos. Nenhum outro pesquisador da glicemia fez isso, então por que incluí-lo? Como já discutimos no capítulo 5, e como os cientistas estão descobrindo neste momento, o microbioma exerce efeitos importantes sobre o peso, a saúde e as respostas glicêmicas. Também sabemos, graças às nossas pesquisas, que todo mundo tem um microbioma "característico" e sem igual; portanto queríamos descobrir se essa individualidade tinha algo a ver com respostas glicêmicas singulares. Nossa pesquisa anterior sobre o microbioma já tinha se revelado esclarecedora e, sendo assim, achamos necessário descobrir se o microbioma era um dos protagonistas da nutrição personalizada. E era, como você verá no decorrer deste capítulo.

Em seguida, conectamos cada participante a um sensor de glicose e monitoramos continuamente sua glicemia durante uma semana inteira (hoje essa tecnologia só está disponível a pacientes diabéticos sob prescrição médica, mas apresentaremos, na próxima seção, uma adaptação desse método usando glicosímetros). No decorrer dessa semana, os participantes registraram tudo o que comeram num aplicativo para celular desenvolvido por nós, o mesmo *app* que personalizamos para os leitores deste livro usarem. Deixamos os sujeitos da pesquisa comerem o que normalmente comeriam em boa parte das refeições, mas queríamos padronizar uma refeição para todos os participantes e, sendo assim, sempre fornecemos a todos eles um desjejum que alternava pão puro, pão com manteiga, frutose em pó misturada à água ou glicose em pó misturada à água. Temos de admitir que não era lá um café da manhã particularmente delicioso ou substancial, mas permitia comparar com precisão várias respostas a refeições padronizadas para toda a população do nosso estudo. No total, coletamos dados sobre quase 7 mil desjejuns distintos, além de cinquenta refeições diferentes por participante, totalizando por volta de 50 mil refeições para as mil pessoas, com o registro de 10 milhões de calorias, além de uma quantidade descomunal de dados relacionados sobre a saúde de toda essa gente.

O resultado desses parâmetros foi nos vermos com uma quantidade sem precedentes de dados muito específicos com a qual trabalhar, e isso também fazia do nosso estudo a maior pesquisa até então concentrada na resposta glicêmica.

Na segunda fase do estudo, pegamos essa quantidade maciça de dados e a usamos para criar um algoritmo capaz de prever, mesmo para alguém que não tivesse participado da pesquisa, qual exatamente seria sua resposta glicêmica pós-prandial à maioria dos alimentos, com base em alguns indicadores simples de saúde e numa amostra do microbioma.

O que descobrimos

Depois de analisar todos os dados que chegaram, percebemos que estávamos diante de uma constatação espantosa: *tudo era pessoal*. Em outras palavras, para cada descoberta clínica ou nutricional que fizemos neste estudo, havia *várias pessoas com resultados diferentes*. Por exemplo, para cada alimento que, em média, apresentava alguma probabilidade de provocar uma resposta glicêmica elevada (como o pão sírio, por exemplo), havia pessoas com uma resposta glicêmica baixa a esse mesmo alimento, e para cada alimento que, em média, apresentava alguma probabilidade de provocar uma resposta glicêmica baixa (como o chocolate, provavelmente graças a seu elevado teor de gordura), havia pessoas com uma resposta glicêmica elevada. Na figura a seguir, vê-se que alimentos diferentes apresentam médias distintas. Por exemplo, o chocolate e o sorvete apresentam baixas respostas glicêmicas pós-prandiais, mas as barras mostram as variações *reais* (não reduzidas a uma média) dos participantes do estudo. Nota-se que, no caso de refeições com elevadas respostas glicêmicas pós-prandiais médias, também houve pessoas que responderam até mais baixo do que aqueles que reagiram a refeições com médias baixas.

Respostas glicêmicas médias a alimentos diferentes em nosso estudo
Distribuídas de acordo com a resposta média. As barras representam os percentis 25–75. Observe que, para cada alimento, há uma grande variabilidade entre as pessoas no que se refere à resposta glicêmica.

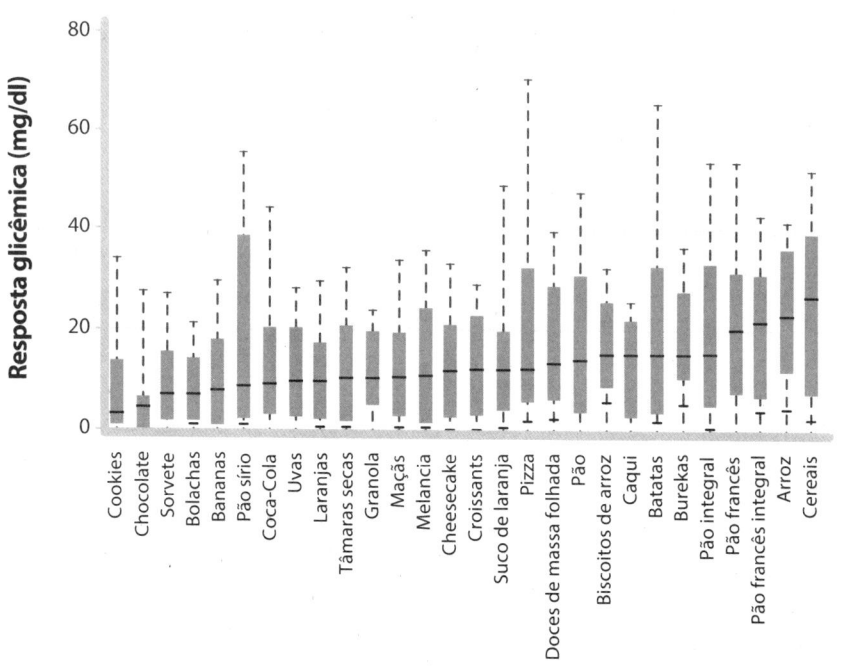

Antes de nos aprofundarmos na variabilidade e no aspecto pessoal de nosso estudo, vamos discutir as tendências não pessoais e significativas que este nos revelou. Cuidado: trata-se de tendências *genéricas*, e sua resposta individual pode ser diferente da resposta da maioria, mas é *provável* que você tenha respostas semelhantes. Exames de sangue podem confirmar isso, mas, antes de tentá-los, eis algumas coisas a considerar a respeito do que afetou as flutuações de glicemia em muitos, se não na maioria, dos participantes de nosso estudo. As primeiras quatro tendências que descreveremos nas páginas a seguir estão relacionadas à comida, mas as outras estão ligadas à pessoa que a ingere.

Primeira tendência geral: teor de carboidratos

Como já mencionamos no capítulo anterior, vimos uma tendência de o teor de carboidratos se correlacionar de maneira significativa com a resposta glicêmica pós-prandial. Quanto mais carboidratos, em geral, mais elevada a resposta. Muitas pessoas no estudo eram particularmente sensíveis aos carboidratos, ou seja, sua resposta glicêmica às refeições acompanhava de perto o teor de carboidratos. Essas pessoas provavelmente fariam bem, de modo geral, se contassem os carboidratos ou até mesmo seguissem o IG, na ausência de informações mais específicas.

No entanto, também encontramos muitas pessoas que não eram sensíveis aos carboidratos e, no caso dessa gente, o teor de carboidratos na comida tinha pouca ou nenhuma relação com a resposta glicêmica pós-prandial. Foi uma surpresa, mas não restava dúvida. Também havia um gradiente de pessoas entre esses dois extremos – de alta a baixa sensibilidade –, além de uma variabilidade na resposta a alimentos ricos em carboidratos específicos (por exemplo, uma resposta alta/baixa ou baixa/alta à solução de frutose se comparada ao pão branco, ou do sorvete se comparado aos cookies).

Tendência dos carboidratos: um teor mais elevado de carboidratos na refeição está associado, em média, a uma resposta glicêmica mais alta.

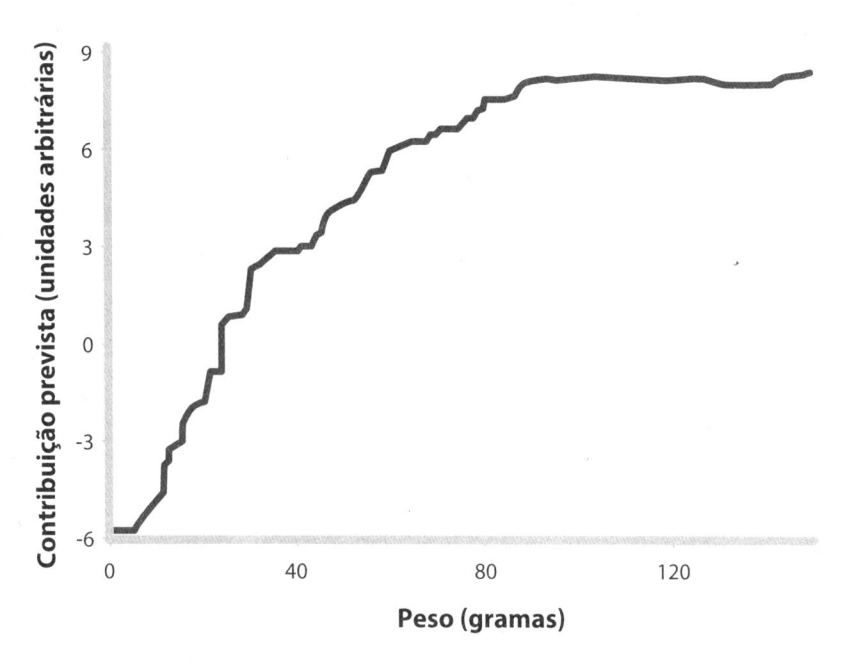

No geral, a contagem de carboidratos, por si só, *não previa com segurança* a resposta glicêmica pós-prandial de nenhum dos indivíduos, mas a correlação, em geral, existia.

Segunda tendência geral: teor de gorduras

Em geral, quanto mais gordura acrescentadas à refeição, mais baixa será a resposta glicêmica pós-prandial. Pode parecer surpreendente, mas, na verdade, é compatível com estudos anteriores que demonstraram que o acréscimo de gordura às refeições pode reduzir a resposta glicêmica pós-prandial[1]. Mas, também neste caso, descobrimos que esse efeito variava de acordo com a pessoa e, portanto,

Tendência das gorduras: um teor mais elevado de gorduras na refeição está associado, em média, a uma resposta glicêmica mais baixa.

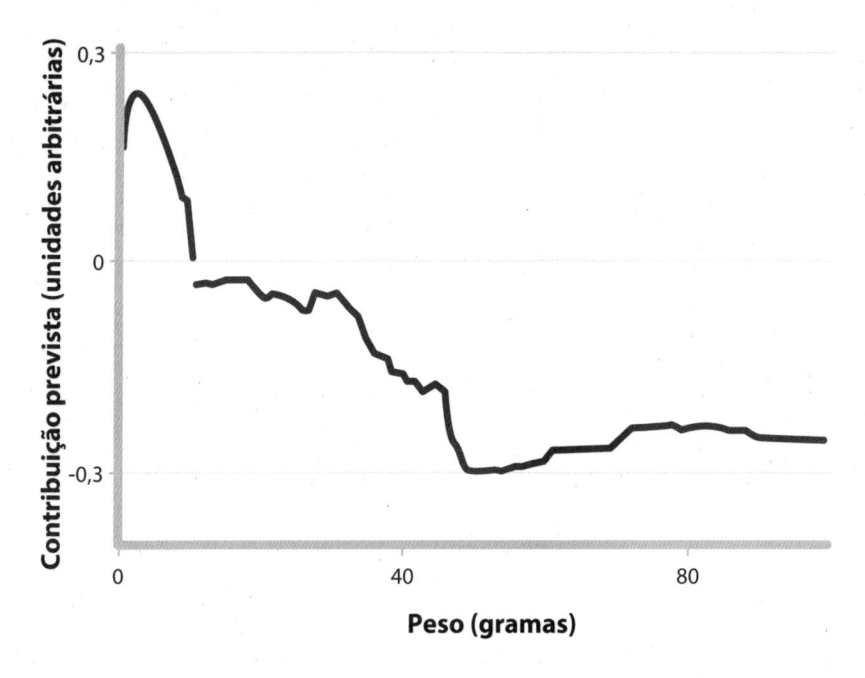

[Gráfico: eixo Y "Contribuição prevista (unidades arbitrárias)" de -0,3 a 0,3; eixo X "Peso (gramas)" de 0 a 80]

não era uma estratégia confiável para todo mundo. Muitas pessoas no estudo tiveram uma resposta glicêmica pós-prandial reduzida quando gorduras foram acrescentadas, mas, no caso de outras, essa adição teve pouco ou nenhum efeito. Se você descobrir que tem um pico glicêmico ao comer alimentos ricos em carboidratos, como o pão, pode ser que consiga corrigir isso simplesmente acrescentando um pouco de gordura, como manteiga, por exemplo.

Terceira tendência geral: teor de fibras

A tendência relacionada às fibras mostrou-se interessante de maneira complicada. Em geral, a tendência de mais fibras na refeição era a de aumentar a resposta glicêmica pós-prandial no caso dessa refeição específica, mas tinha um efeito positivo e de longo prazo sobre *refeições futuras*, no sentido de diminuir o pico de glicemia. Em outras palavras, 24 horas depois de fazer uma refeição rica em fibras, a resposta glicêmica da maioria das pessoas melhorava, mesmo quando a refeição rica em fibras houvesse provocado uma resposta glicêmica pós-prandial mais elevada.

Já que digerimos fibras alimentares exclusivamente via flora intestinal, desconfiamos que esse efeito positivo de reduzir a resposta glicêmica pós-prandial em refeições futuras talvez se deva a uma ligeira alteração das bactérias intestinais em resposta ao acréscimo de fibras.

No entanto, apesar de nos termos deparado com muitas pessoas que sofriam efeitos adversos imediatos e efeitos benéficos de longo

Tendência das fibras: um teor mais elevado de fibras na refeição está associado, em média, a uma resposta glicêmica mais alta.

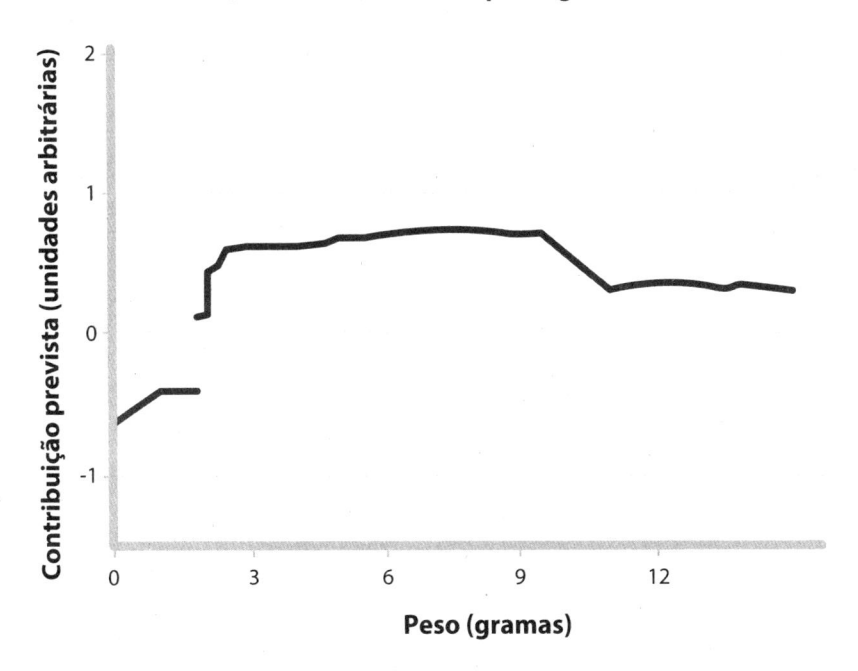

prazo graças às fibras, também pode ser que algumas pessoas sofram efeitos positivos tanto imediatos quanto de longo prazo. Outras podem sofrer efeitos negativos imediatos e de longo prazo por causa das fibras. É o que esperaríamos encontrar, considerando os indícios que levantamos no projeto de personalização, mas esse campo precisa de mais pesquisas. No seu caso, você terá a oportunidade de descobrir, na parte II deste livro, se sua resposta a alimentos ricos em fibras é positiva ou negativa.

Quarta tendência geral: teor de sódio e água

Em geral, um teor mais alto de sódio na comida estava associado a uma resposta glicêmica pós-prandial mais elevada, mas um teor mais alto de água estava associado a uma resposta glicêmica pós-

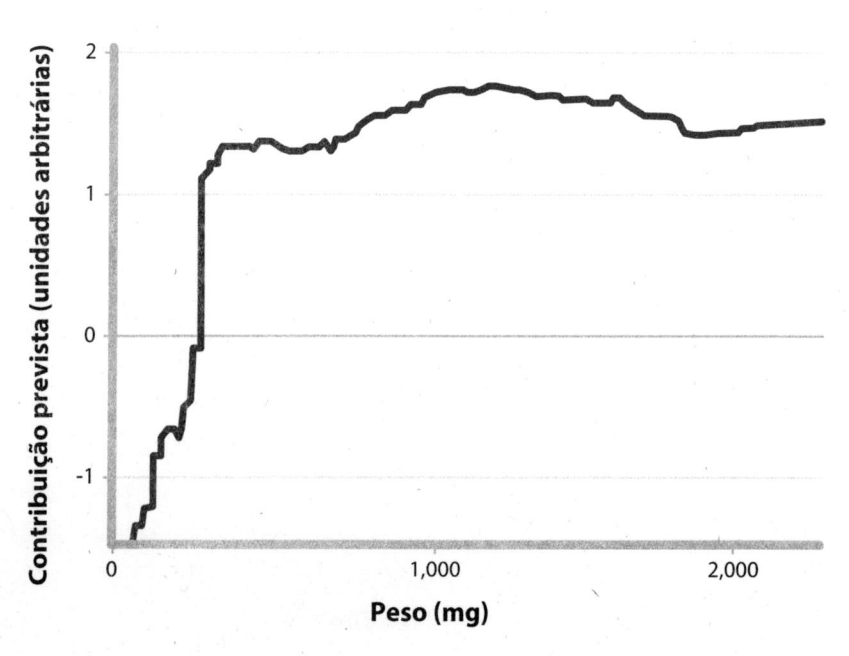

Teor de sódio da refeição

-prandial mais baixa. Existem indícios, como já discutimos anteriormente neste livro, de que limitar o sal na dieta provavelmente é algo desnecessário no caso da maioria das pessoas. Nosso atual estudo sugere que, em alguns casos, e para algumas pessoas, o sal pode ter um efeito negativo sobre a resposta glicêmica pós-prandial, mas não necessariamente em todo mundo. Em alguns participantes, o sódio não aumentou a resposta glicêmica pós-prandial.

Quinta tendência geral: horário das refeições em relação ao despertar

Quanto mais tempo tivesse passado desde a hora de despertar, mais alta era a resposta glicêmica pós-prandial, de modo que a resposta ao desjejum, em geral, era mais baixa que a resposta após o

Teor de água da refeição

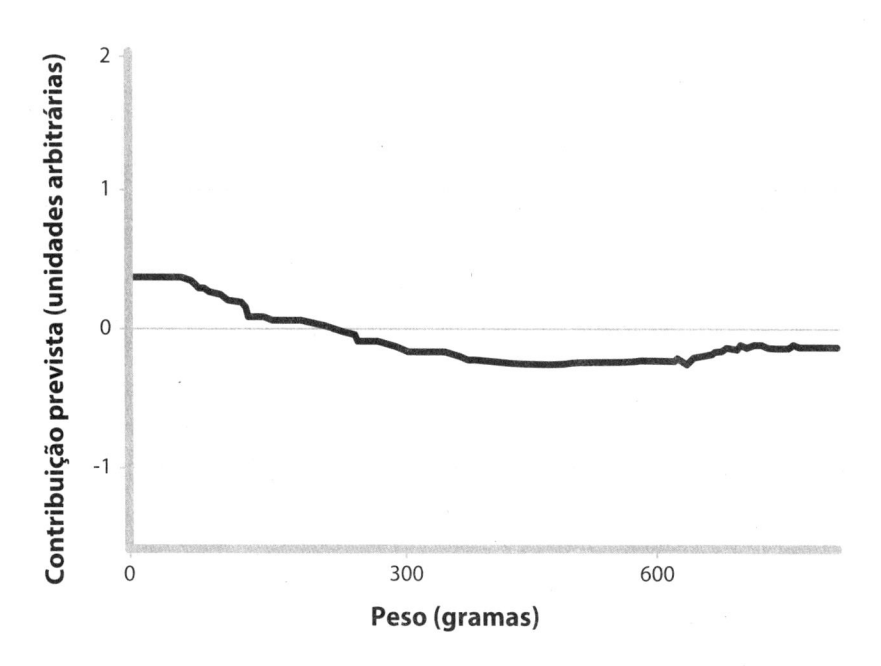

Tempo decorrido desde o despertar

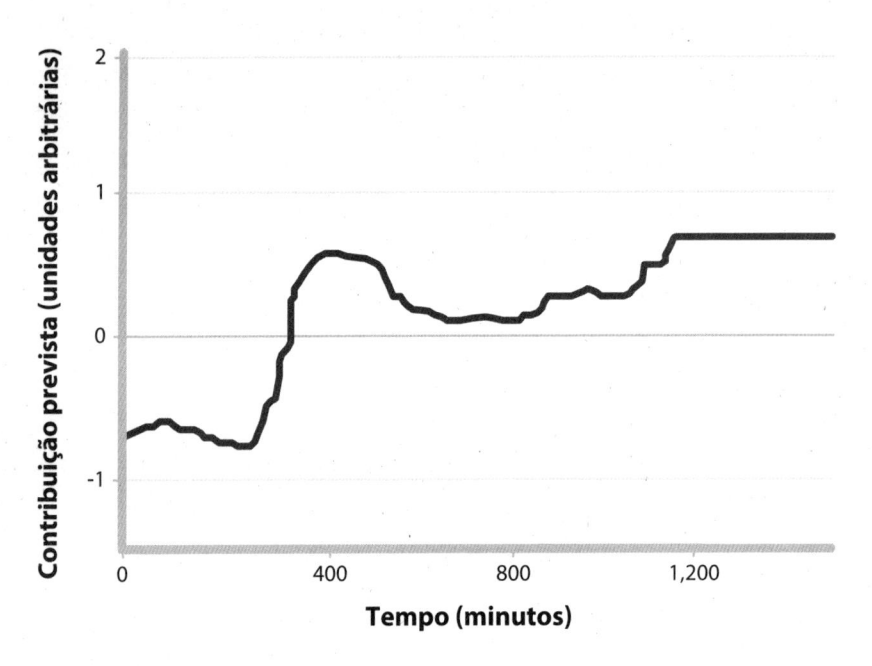

[Gráfico: eixo Y "Contribuição prevista (unidades arbitrárias)" de -1 a 2; eixo X "Tempo (minutos)" de 0 a 1.200]

jantar. Mas isso não valia para todo mundo. Alguns participantes vivenciaram exatamente o contrário: suas respostas glicêmicas pós--prandiais mais elevadas ocorriam de manhã e eram mais altas no desjejum do que no jantar. Quando testar sua glicemia na parte II, você terá a oportunidade de descobrir se é mais provável você ter respostas glicêmicas mais altas de manhã ou à noite.

Sexta tendência geral: fatores de risco à saúde

No que se refere aos fatores de risco, nossos dados revelaram tendências surpreendentes. As respostas glicêmicas pós-prandiais, em geral, foram mais elevadas na presença de vários fatores conhecidos de risco à saúde, entre os quais:

- IMC (Índice de massa corporal). Esta medida de gordura corporal se baseia na relação de peso e altura (existem vários calculadores de IMC disponíveis *online* que podem ajudar você a determinar o seu, se ainda não o tiver feito[2]). Nosso estudo mostrou claramente que, quanto mais alto for seu IMC, maior será a probabilidade de você ter respostas glicêmicas pós-prandiais acima da média.

A correlação entre IMC e resposta glicêmica pós-prandial, porém, nem sempre se manteve. A tendência de algumas pessoas com IMC elevado foi a de ter respostas glicêmicas pós-prandiais mais baixas, e a de algumas pessoas com IMC baixo foi de ter respostas mais elevadas.

Respostas glicêmicas mais altas estão associadas a um IMC mais elevado.

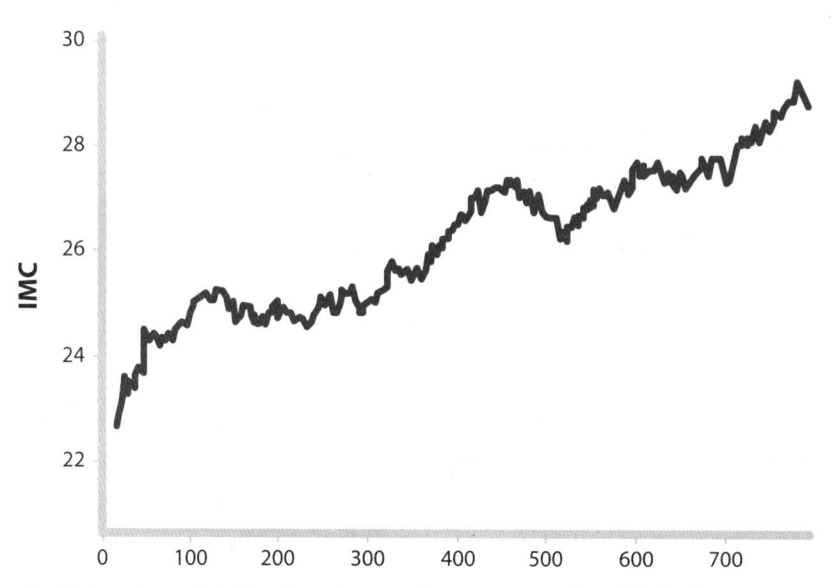

Participantes, distribuídos de acordo com a RGPP à refeição (resposta glicêmica pós-prandial, ou resposta da glicose após alimentação).

Respostas glicêmicas mais altas estão associadas a uma HbA1c% mais alta.

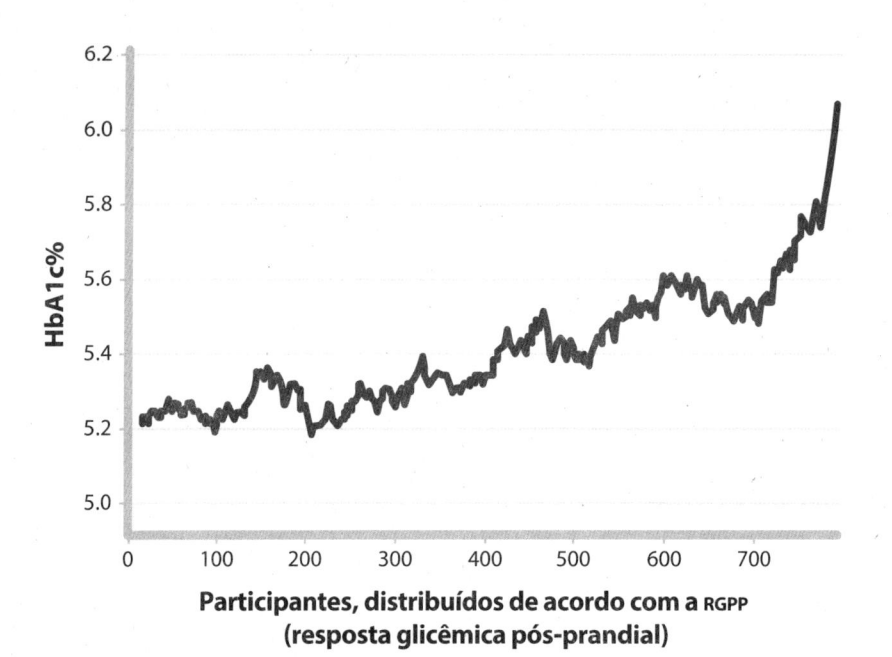

[Gráfico: eixo Y = HbA1c% (5.0 a 6.2); eixo X = Participantes, distribuídos de acordo com a RGPP (resposta glicêmica pós-prandial), de 0 a 700]

- **HbA1c.** No capítulo anterior, discutimos este indicador de glicemia que reflete os níveis de glicose nos últimos três meses. Trata-se de um dos exames envolvidos no diagnóstico de diabetes ou pré-diabetes. Os níveis normais ficam entre 4 e 5,7 por cento, mas os diabéticos tentam manter seus níveis abaixo de sete por cento. Em nosso estudo, em geral, quanto mais alta fosse a porcentagem de HbA1c, maior era a probabilidade de ocorrência de respostas glicêmicas pós-prandiais mais elevadas. Como sempre, houve exceções.
- **Glicose em jejum.** Este exame de glicemia logo cedo ao acordar é um dos principais exames para diagnosticar o diabetes. Os níveis normais costumam ficar entre 70 e 99 mg/dl (3,8 a

Respostas glicêmicas mais altas estão associadas a níveis mais elevados de glicose em jejum.

Glicose em jejum (mg/dl)

Participantes, distribuídos de acordo com a RGPP
(resposta glicêmica pós-prandial)

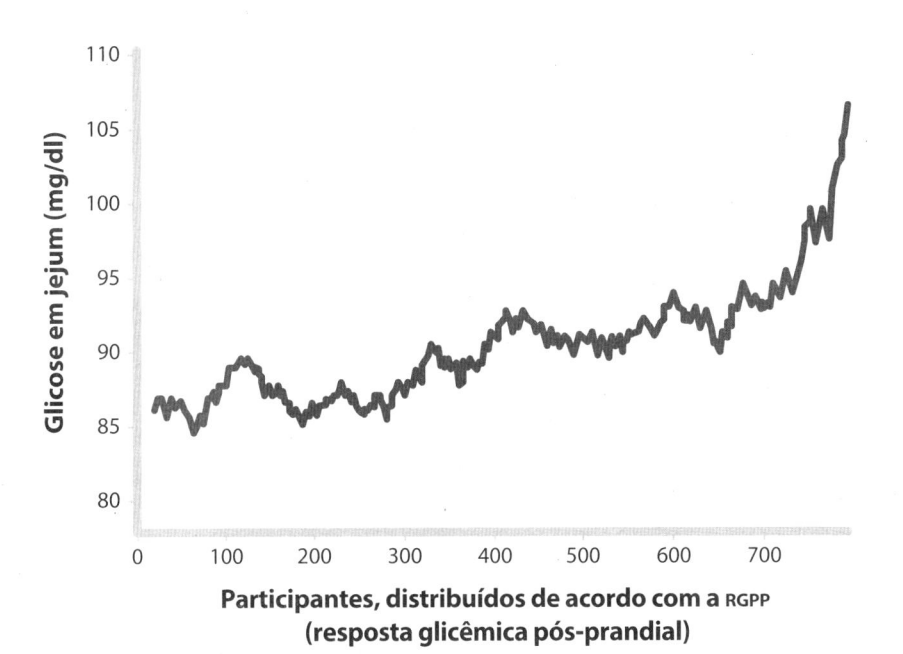

5,5 mmol). Considera-se que você seja pré-diabético quando sua glicemia de jejum fica consistentemente entre 101 e 125 mg/dl (5,6 a 6,9 mmol), e você receberá o diagnóstico de diabetes se sua glicemia de jejum for consistentemente de 126 mg/dl (7 mmol) ou mais[4]. Em nosso estudo, vimos uma forte correlação entre a glicose em jejum e a resposta glicêmica pós-prandial, mesmo que isso não se aplicasse a todos os participantes, como vimos também no caso de outros indicadores.

- **Pressão sanguínea sistólica.** É o primeiro ou mais alto valor numa tomada padrão de pressão sanguínea; chama-se o valor mais baixo de *pressão sanguínea diastólica*, e ele é igualmente importante para muitos aspectos da saúde. Uma

pressão sistólica abaixo de 120 é considerada normal. Quanto mais alta a pressão sistólica, mais elevada era a resposta glicêmica pós-prandial em muitas pessoas (também testamos a diastólica, mas a correlação não parece ter sido significativa).
- **Atividade da ALT, ou alanina aminotransferase.** Costuma ser medida (via exame de sangue) para ajudar a determinar a saúde do seu fígado. Níveis mais altos (correlacionados a danos ao fígado) muitas vezes, mas nem sempre, se correlacionam com uma resposta glicêmica pós-prandial mais elevada. Níveis mais altos de ALT podem indicar que você está desenvolvendo esteatose hepática, um problema geralmente encontrado em indivíduos obesos ou diabéticos.
- **PCR, ou proteína C-reativa.** Este indicador de inflamação em alguma parte do corpo é considerado um marcador inespecífico para doença ou infecção; em geral, tem correlação positiva com a resposta glicêmica pós-prandial, mas nem sempre.
- **Idade.** Este escapa ao nosso controle, obviamente, mas observamos uma correlação entre idade e resposta glicêmica pós-prandial. Quanto mais velho o indivíduo, mais provável era que sua resposta glicêmica pós-prandial fosse elevada, mas, não custa repetir, esse nem sempre foi o caso.

O interessante é que nem todas as tendências mencionadas até aqui se restringiram aos extremos. Por exemplo, não observamos respostas glicêmicas pós-prandiais elevadas apenas nos portadores de obesidade mórbida ou HbA1c compatível com o diabetes. Mesmo dentro da variação normal de IMC, a tendência das pessoas com valores mais altos (como 24, em contraste com 22) era a de apresentar respostas glicêmicas pós-prandiais mais elevadas. Isso sugere que não é preciso a pessoa ter um fator de risco grave para que a resposta glicêmica seja afetada. Esta parece ser afetada, *em geral*, num espectro contínuo entre a saúde e a doença.

Sétima tendência geral: microbioma

A maioria das pessoas desconhece a composição de seu microbioma. Esse tipo de exame, para o consumidor, é muito recente e faz pouco tempo que se tornou disponível (na p. 305, mais informações sobre a DayTwo, uma empresa para a qual prestamos consultoria e que baseia seus exames de microbioma em nossa pesquisa). Mas, um dia desses, não muito distante, você provavelmente terá como descobrir qual é a composição de seu microbioma. Quando examinamos o dos participantes do nosso estudo, observamos várias tendências interessantes relacionadas a bactérias específicas do microbioma. Por exemplo, a presença em níveis mais altos de uma bactéria chamada *Parabacteroides distasonis* estava associada a respostas glicêmicas pós-prandiais mais elevadas, ao passo que a presença em níveis mais altos da bactéria *Bacteroides dorei* estava associada a respostas glicêmicas pós-prandiais mais baixas.

Algumas bactérias já foram correlacionadas a um controle fraco da glicemia e também a fatores de risco, como a obesidade, a resistência à insulina e perfis lipídicos prejudicados (como o colesterol alto[5]). Essas correspondências já conhecidas apareceram em nosso estudo. Por exemplo, *Eubacterium rectale*, uma bactéria capaz de fermentar carboidratos e fibras alimentares para produzir metabólitos benéficos para você[6], geralmente estava associada a respostas glicêmicas pós-prandiais mais baixas. Bactérias sabidamente associadas à obesidade, como a já mencionada *Parabacteroides distasonis*[7] e também *Bacteroides thetaiotaomicron*[8], geralmente tinham correlação com respostas glicêmicas pós-prandiais mais altas.

Além disso, era mais provável a presença de certas bactérias provocar respostas glicêmicas pós-prandiais mais elevadas a determinados alimentos, como o pão branco ou a frutose, mas não a outros. Houve muitas outras interações complexas envolvendo a microbiota intestinal, algumas que correspondiam a crenças comuns sobre a natureza benéfica ou não benéfica de bactérias específicas, e outras que se revelaram descobertas inéditas a respeito de bactérias para as quais ainda não havia associações conhecidas. Desconfiamos que, quanto mais aprendermos sobre o microbioma, mais essa linha de pesquisa se tornará particularmente esclarecedora.

Oitava tendência geral: pontos fora da curva

Como você viu no decorrer deste capítulo e exatamente como havíamos previsto em nossa hipótese, todas as tendências apresentavam pontos fora da curva. Não importava o que valia só às vezes ou com frequência, havia sempre pessoas que não respondiam da maneira esperada ou que não respondiam como a maioria. As respostas variavam não só de acordo com as tendências, como peso ou pressão sanguínea, teor elevado de carboidratos ou sódio, mas também em reação a alimentos muito específicos, como bananas ou cookies. Por exemplo, os dois gráficos a seguir mostram dois participantes distintos e suas reações à solução de glicose em contraste com o pão, e suas reações às bananas em contraste com os cookies. Repare como tiveram respostas contrárias a esses alimentos ricos em carboidratos. No caso de um dos participantes, os cookies não elevaram a glicemia, mas as bananas, sim. No outro participante, viu-se exatamente o contrário.

Essas reações opostas são a parte mais interessante do nosso estudo. Já que nosso conjunto de dados era tão vasto e nossa análise era tão abrangente, esses resultados têm um impacto enorme: demonstram da maneira mais conclusiva até hoje que uma abordagem universal e genérica à nutrição simplesmente não tem como funcionar. É o que nos convence de que as respostas aos alimentos são

Exemplo de dois participantes do nosso estudo que apresentaram respostas glicêmicas opostas à glicose e ao pão

(o de cima reagiu mais acentuadamente à glicose; o de baixo, ao pão)

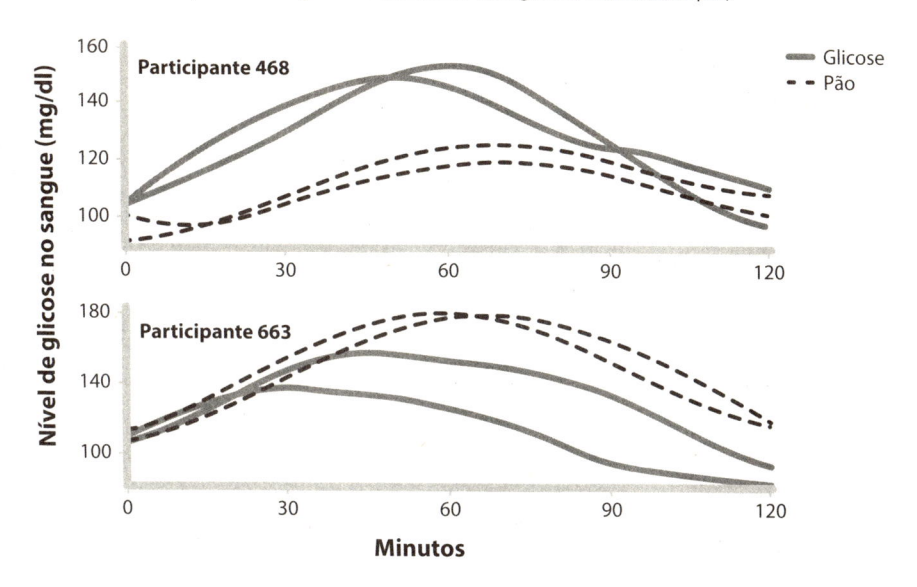

Participante 468

Participante 663

Nível de glicose no sangue (mg/dl) — Minutos

— Glicose
- - Pão

Exemplo de dois participantes do nosso estudo que apresentaram respostas glicêmicas opostas a bananas e cookies

(o de cima reagiu mais acentuadamente às bananas; o de baixo, aos cookies)

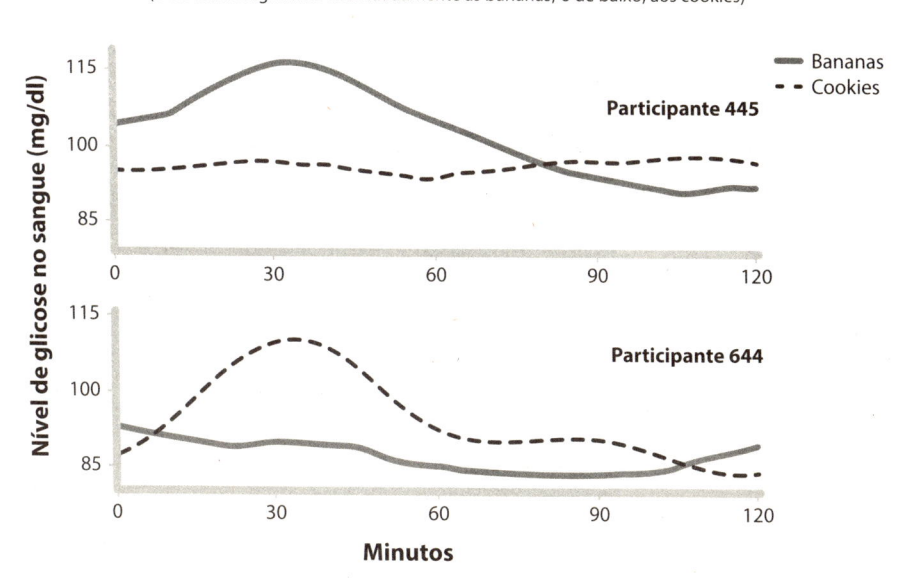

Participante 445

Participante 644

Nível de glicose no sangue (mg/dl) — Minutos

— Bananas
- - Cookies

extremamente pessoais, que vão além de qualquer indicador (isto é, carboidratos, açúcar, gorduras), e que as dietas adequadas para manter níveis saudáveis de glicemia devem, portanto, ser confeccionadas sob medida. Também explica, a nosso ver, por que o atual paradigma nutricional, que busca a melhor dieta universal, tem um defeito intrínseco. Não existe isso de melhor dieta para todas as pessoas. Nossa resposta à comida é pessoal e, portanto, nossa orientação alimentar também precisa ser pessoal. Mas a pesquisa não parou por aí.

A história de Eran Segal: tomar sorvete, e não comer arroz?

Keren, minha esposa, é uma dietista clínica, e quando eu mostrei a ela os dados do nosso estudo, os resultados a espantaram. Um exemplo que a sobressaltou foi termos descoberto que algumas pessoas tinham um pico de glicemia depois de tomar sorvete, mas não depois de comer arroz, mas outras – algo que ela definitivamente não esperava – sofriam picos glicêmicos com o arroz (mesmo o integral), mas não com o sorvete. De fato, descobrimos que mais pessoas tinham picos comendo arroz do que tomando sorvete.

Por ser dietista, minha esposa se baseia em orientações alimentares gerais, porque é assim que ela foi treinada. Portanto, uma das primeiras coisas que ela diz a muitos pacientes recém-diagnosticados como pré-diabéticos é que devem parar de ingerir coisas como sorvete e passar a comer carboidratos mais complexos, como o arroz integral.

Ao ver nossos dados, ela percebeu que, para a maioria de seus pacientes, seus conselhos alimentares não só não ajudavam em nada, como, na verdade, a orientação talvez os atirasse nos braços da doença que o aconselhamento deveria prevenir! Hoje ela aconselha seus clientes com base nas tendências que vimos e os orienta a testar as próprias respostas glicêmicas às refeições, para descobrir quais são os melhores alimentos para eles.

Criação do algoritmo

Agora que tínhamos todos os dados, o próximo passo era determinar se conseguiríamos traduzi-los em informações úteis, particularmente já que eram tão variáveis e tão resistentes a padrões universais óbvios. Decidimos que a resposta era tentar inserir tudo num algoritmo, uma única fórmula complicada que um computador poderia usar para prever, baseando-se nas informações a respeito de um indivíduo (as informações que coletamos no começo de nosso estudo, que incluem exames de sangue e uma amostra do microbioma), quais alimentos seriam os que mais provavelmente fariam subir a resposta glicêmica pós-prandial de determinada pessoa.

Para desenvolver esse algoritmo, pegamos as informações sobre o microbioma e todos os outros dados clínicos que coletamos e projetamos subalgoritmos avançados para procurar automaticamente as regras que preveem as respostas glicêmicas personalizadas às refeições. Por exemplo, se tiver mais de cinquenta anos de idade e certa espécie de bactéria, então sua resposta glicêmica à banana será elevada. Aí conectamos todos esses dados num superalgoritmo que combinava dezenas de milhares dessas regras deduzidas automaticamente a partir dos dados. Como você pode ver nos gráficos a seguir, nosso algoritmo foi capaz de prever a resposta glicêmica pós-prandial com muito mais precisão do que a contagem de carboidratos.

Nosso método algorítmico é parecido com o de *sites* como a Amazon, que recomendam livros para você, exceto que nós o aplicamos a como as pessoas respondem à comida, e o resultado foi um sucesso. Pegamos cem outras pessoas que não haviam participado do nosso estudo e experimentamos o algoritmo com elas. Havíamos nos esforçado bastante para chegar a esse ponto: era um teste crucial para nós, e estávamos ansiosos para ver os resultados. Foi emocionante, portanto, perceber que nosso algoritmo podia pegar qualquer

O teor de carboidratos na refeição é um prognosticador significativo, embora fraco, da resposta glicêmica.

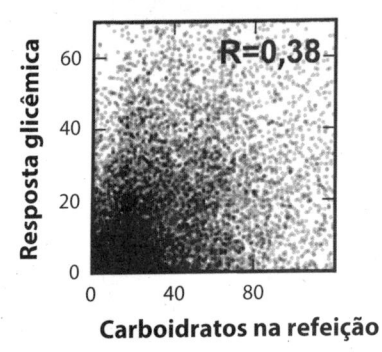

Nosso algoritmo de aprendizado de máquina prevê com precisão as respostas glicêmicas personalizadas.

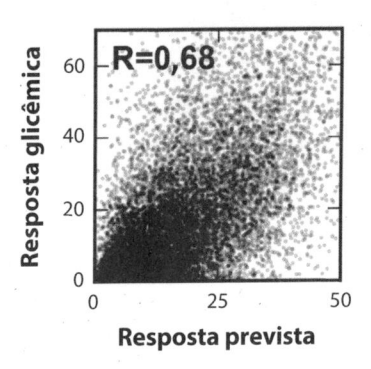

[Gráfico 1: Resposta glicêmica vs Carboidratos na refeição, R=0,38]

[Gráfico 2: Resposta glicêmica vs Resposta prevista, R=0,68]

pessoa, até mesmo gente que não participara do estudo original, e prever com precisão sua resposta glicêmica personalizada a qualquer refeição. Era uma prova de que nosso algoritmo havia aprendido as regras segundo as quais os parâmetros individuais se associavam a respostas glicêmicas personalizadas às refeições.

O fato de termos um algoritmo capaz de prever respostas personalizadas aos alimentos nos motivou a perguntar: será que nosso algoritmo poderia ajudar a projetar dietas personalizadas para normalizar a glicemia de qualquer pessoa?

Nossa última providência foi recrutar e levantar o perfil de 26 novos participantes, em sua maioria pré-diabéticos (interessantes para o estudo porque seu problema é muito comum e pode ser revertido com a dieta correta). Pedimos ao algoritmo para projetar duas dietas para cada pessoa. Numa delas, a que chamamos de dieta ruim, pedimos ao algoritmo para prever as refeições que fariam a glicemia da pessoa subir em demasia. Na outra, a dieta boa, pedimos que previsse refeições para as quais a pessoa teria respostas baixas.

Aí os participantes seguiram cada uma das dietas durante uma semana. Colocamos uma restrição às dietas: todas as refeições – desjejum, almoço, jantar e petiscos – eram idênticas em relação à quantidade de calorias, fizessem parte da dieta boa ou da dieta ruim. Cada pessoa recebeu uma dieta personalizada diferente de acordo com as previsões do algoritmo. É interessante notar que havia alimentos na dieta boa de algumas pessoas que apareciam na dieta ruim de outras.

Apresentamos a seguir as duas dietas de um dos participantes. Nota-se que as opções de alimentos não costumam aparecer em dietas tradicionais.

	Dieta 1	Dieta 2
Desjejum	Granola	Pão e ovos
Almoço	Sushi	Homus e pão sírio
Petisco da tarde	Marzipã	Edamame
Jantar	Milho e nozes	Chop suey de vegetais e tofu
Petisco da noite	Chocolate e café	Sorvete

Consegue adivinhar qual delas o algoritmo previu como a dieta boa e qual como a dieta ruim? Como se vê, cada dieta contém alimentos como sorvete e chocolate, que normalmente não aparecem em dietas comuns, além de alimentos geralmente considerados saudáveis, como sushi e nozes, ou homus e tofu. Perguntamos aos nossos alunos, que não estavam envolvidos nesse projeto, para adivinhar qual era qual, e eles ficaram divididos, cinquenta a cinquenta por cento. Já ministramos palestras sobre esse tema dezenas de vezes, geralmente para plateias grandes e, quando fazemos essa pergunta, o público sempre se divide, muitas vezes nessa mesma proporção. Não é uma pergunta simples e a resposta não é óbvia. Nenhuma das duas dietas parece convencional e, para outro participante no estudo, as dietas "boa" e "ruim" seriam completamente diferentes. É um enigma que somente o algoritmo é capaz de responder.

Neste caso, a Dieta 2 foi a dieta que o algoritmo previu como boa para o participante em questão, e a Dieta 1 foi aquela que o algoritmo previu como ruim. Para qualquer outro participante, poderia ter sido exatamente o contrário.

Agora que o algoritmo era capaz de criar dietas boas e ruins, estávamos ansiosos para ver como funcionariam na vida real. Inserimos no algoritmo as informações de cada um de nossos 26 novos participantes e criamos uma dieta boa e uma dieta ruim para cada um deles: 52 dietas no total. Cada um deles acompanhou sua própria dieta boa durante uma semana e sua própria dieta ruim na semana que se seguiu à primeira.

O gráfico a seguir representa as respostas glicêmicas da pessoa que recebeu as dietas boa e ruim mostradas na tabela anterior. Este gráfico mostra os níveis contínuos de glicose desse participante durante a dieta ruim (linha preta) e a dieta boa (linha cinzenta) no decorrer de uma semana. Quando seguiu a dieta ruim, nota-se os níveis anormalmente altos de glicose logo após as refeições, o que indica que esse participante tem um metabolismo de glicose prejudicado e provavelmente é pré-diabético. Esse foi o resultado enquanto o participante comia granola, sushi e nozes.

Mas, quando seguiu a dieta boa, que incluía ovos, macarrão chop suey e sorvete, e que *continha a mesma quantidade de calorias em cada refeição que a dieta ruim*, os níveis de glicose pós-prandial permaneceram normais, sem que apresentasse um pico sequer a semana inteira. Acreditamos que, se esse participante seguisse essa dieta boa (com sorvete e tudo) no decorrer de mais algumas semanas, talvez conseguisse reverter sua condição pré-diabética.

Encontramos resultados semelhantes na maioria dos participantes para os quais projetamos dietas boas e ruins sob medida

Comparação dos níveis contínuos de glicose no sangue durante uma semana de um dos participantes pré-diabéticos que seguiu nossa dieta "ruim" (gráfico com picos) e nossa dieta "boa" (gráfico nivelado). As duas dietas apresentavam a mesma quantidade de calorias por refeição.

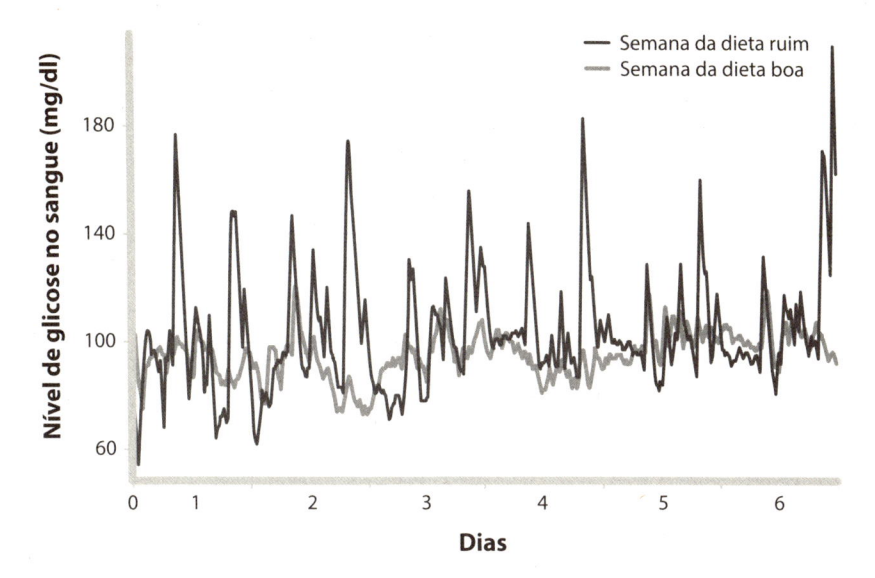

usando nosso algoritmo. Esses resultados, para sermos francos, nos deixaram atônitos: era a comprovação inédita de que era possível manipular a glicemia de uma pessoa de maneira tão significativa, que se poderia passar de níveis glicêmicos pré-diabéticos para uma glicemia normal em apenas uma semana, e isso mudando apenas as decisões alimentares.

Sue C.

Tenho quarenta e poucos anos e trabalho numa empresa internacional, e por isso tomo com relativa frequência voos transatlânticos. A vida toda fui saudável. Fumo um pouco, mas não tomo remédio algum. Faço check-ups anuais e sempre obtive resultados normais em todos os exames. Estou moderadamente acima do peso ideal, admito, mas ando tão ocupada que não tenho tempo para manter um programa formal de controle do peso ou um regime de exercícios.

Quando ouvi falar do Projeto de Nutrição Personalizada, por meio de um amigo da família que trabalha na equipe dos pesquisadores, e que teve algum trabalho para me convencer, aceitei fazer a inscrição. Recebi alguns resultados alimentares interessantes, mas a coisa mais importante foi descobrir que eu tinha pré-diabetes! Eu não fazia ideia de que tinha esse problema, mas agora sei que ele afeta quase quarenta por cento da população. No meu caso, os exames de glicemia de jejum dos meus check-ups anuais não foram suficientes para mostrar que tinha o problema, mas, como fui monitorada durante uma semana inteira no decorrer do estudo, minhas respostas glicêmicas alteradas ficaram muito mais evidentes, nitidamente acima do que seria normal. Sinto que tive muita sorte com esse diagnóstico, pois agora sei que setenta por cento dos pré-diabéticos sem monitoramento acabam desenvolvendo diabetes em uma ou duas décadas, e eu não tenho a intenção de ser uma dessas pessoas.

Mudei completamente o modo de vida. Parei de fumar, preocupada com meu coração. Parei de fazer viagens que cruzavam vários fusos horários com tanta frequência, e agora só o faço quando necessário, e também aprendi que mudar o horário em que me alimento faz de fato alguma diferença para o controle da glicemia. Também mudei a dieta, claro. Como menos arroz, evito laranjas, mas posso tomar um drinque ou uma cerveja uma vez por semana e voltei a colocar no cardápio o cereal que eu tanto adorava. Cheguei a me inscrever num estudo complementar para pré-diabéticos e segui minhas dietas personalizadas "boa" e "ruim", uma semana cada uma, e, para minha surpresa, quando segui a dieta "boa" personalizada para mim, meus níveis de açúcar no sangue voltaram totalmente ao normal! Hoje sigo essa nova dieta e tento me exercitar mais, e me sinto ótima! Estou em dívida com o Projeto de Nutrição Personalizada por causa desse diagnóstico oportuno e pelo fato de eu ter retomado o controle sobre minha própria saúde.

O QUE ISSO SIGNIFICA PARA VOCÊ

Esses resultados sugerem várias coisas complexas e oferecem grandes esperanças para o futuro. Baseando-nos na grande variabilidade que observamos na resposta aos alimentos de mil pessoas, nossa conclusão é que *não existe uma única dieta que seja melhor para todo mundo*. Se você vem sofrendo com dietas que não funcionam, pode parar com isso. Somos simplesmente diferentes demais, e agora temos a prova conclusiva. Isso quer dizer que, se determinada dieta não funcionou no seu caso, então pode ter sido a dieta errada para você. É possível que suas tentativas anteriores e "fracassadas" de seguir uma dieta não sejam sua culpa. Pode ser que a dieta não tenha dado certo porque não levava em consideração informações sobre *você* enquanto indivíduo.

O próximo passo que devemos dar em nossa pesquisa é começar estudos alimentares intervencionais mais prolongados com populações pré-diabéticas e diabéticas. Esses estudos vão durar um ano inteiro. Já que acreditamos que o efeito da normalização dos níveis glicêmicos persistirá durante períodos mais longos do que a semana que já observamos, nossa esperança é que uma intervenção mais prolongada possa reverter e possivelmente curar as doenças metabólicas que constituem uma das piores epidemias de nossa época. Acreditamos que hoje temos o método correto e as ferramentas certas para fazer isso, e que possa ser feito sem fármacos, simplesmente com mudanças alimentares personalizadas de indivíduo para indivíduo.

Numa perspectiva mais ampla, acreditamos estar entrando em uma nova era para o estudo da nutrição. Acreditamos estar passando das dietas e orientações alimentares padronizadas para a fronteira inexplorada da personalização, em seus vários aspectos. Estamos aprendendo a fazer perguntas mais direcionadas e descobrindo as respostas. Um dia, quando seus filhos ou netos estiverem na escola, nossa previsão é de que não terão uma aula sobre orientações nutricionais universais. Em vez disso, talvez tenham uma aula sobre como determinar quais orientações nutricionais são melhores para cada indivíduo. Esperamos ansiosamente esse dia chegar.

    E agora você tem algo a fazer. Você também pode entrar no jogo, testando sua glicose e registrando seus resultados no nosso aplicativo gratuito para determinar quais alimentos vão estabilizar *sua* glicemia. Pode ser exatamente o que falta para você finalmente perder o excesso de peso, melhorar sua disposição e recobrar a saúde. O capítulo a seguir será o primeiro passo da sua nova jornada.

PARTE II
Programa alimentar personalizado

CAPÍTULO 8

Como testar sua resposta glicêmica

Bem-vindo à seção programática de *A dieta personalizada*. A esta altura, você provavelmente está curiosíssimo sobre suas reações a alimentos específicos e quer aprender a quantificar essa reação. Pode ser que também esteja se perguntando se os alimentos que você julga benéficos o são de fato para sua glicemia, e se os alimentos que você julga prejudiciais talvez não o sejam. Talvez esteja otimista em relação ao sorvete ou torça para que o brócolis entre na lista dos alimentos proibidos.

Como você já viu, as pessoas que participaram do nosso estudo e outras que adotaram a dieta personalizada tiveram inúmeras surpresas. Mas não importa quantos resultados tenhamos visto, não temos como saber quais serão os seus. Você precisa descobrir por si mesmo. Chegou a hora de investigar quais alimentos contribuem para sua boa saúde e o controle do seu peso e quais provavelmente deveriam ficar de fora da sua dieta personalizada e saudável.

EXAMES DE GLICEMIA

A chave para descobrir sua dieta personalizada é fazer exames de glicemia antes e depois de comer alimentos específicos que você aprecia ou gostaria de poder desfrutar com frequência. Sua resposta glicêmica é ligeiramente semelhante a um medidor que registra se vários aspectos do seu organismo, incluindo seu microbioma, estão reagindo de maneira favorável ou desfavorável a suas opções de alimentação e estilo de vida. Mesmo sem saber quais espécies de bactéria compõem seu microbioma ou como seus genes ou estado de saúde afetam sua tolerância a certos alimentos, quantificar a glicemia pode dar a você a resposta geral: seu corpo responderá bem a certas refeições e a certos alimentos com uma elevação e queda graduais da glicose no sangue, dentro de uma variação estreita, ou responderá mal a certas refeições e a certos alimentos com uma elevação e queda dramáticas da glicose no sangue ou mantendo sua glicemia elevada durante mais tempo do que deveria. Você pode levantar todas essas informações com uma simples picada no dedo. A ideia de furar o dedo pode não parecer atraente, mas é relativamente simples e a única maneira de você observar em tempo real como seu corpo responde a alimentos específicos ou a refeições específicas.

Lucy, uma colega nossa, decidiu recentemente (de tanto insistirmos) experimentar os autoexames de glicemia. Ela tinha receios em relação a furar o dedo e ao que pensava ser um processo confuso e complicado. Comprou um monitor de glicemia "para iniciantes" numa farmácia e, assim que entendeu como tudo funcionava, experimentou a coisa. Ficou surpresa ao notar que mal sentia a picada do arame minúsculo do lancetador e ao ver como era rápido e fácil fazê-lo. Acima de tudo, porém, ficou surpresa ao ver como era fascinante obter imediatamente informações sobre como seu corpo respondia a certos alimentos.

Na primeira semana, Lucy descobriu que, apesar de vários alimentos que ela adorava, como torradas com manteiga, vinho tinto e salgadinhos de milho, manterem sua glicemia regular, outros, como cereais frios, massas e seu *mocha latte* matinal, faziam sua glicemia subir demais. Não demorou para ela começar a levar os materiais do exame a toda parte, dentro da bolsa, e testar todos os alimentos que ela gostava de comer com regularidade, e também novas opções, comida de restaurante ou petiscos. Para facilitar a consulta, registrou em listas minuciosas no seu smartphone os alimentos que eram "bons" ou "ruins" para ela, e a motivação que sente ao rever suas respostas glicêmicas tem sido o suficiente para mantê-la longe dos alimentos que provocam picos de glicemia.

Entendemos que picar o dedo pode ser algo espinhoso (com o perdão do trocadilho), mas garantimos que os resultados personalizados que você obterá com esse experimento vão valer a pena. Você ficará feliz por ter tentado.

É muito fácil e, quanto mais você fizer isso, mas a coisa parecerá corriqueira. Descobrimos que, depois que as pessoas experimentam os exames de glicemia e começam a obter informações instantâneas por conta própria, mais elas querem aprender. Algumas fazem os exames durante uma semana apenas, como você poderá fazer seguindo o programa delineado neste livro, mas muitas acabam se tornando fãs dos exames e passam a testar continuamente novos alimentos e refeições e a retestá-los em situações diferentes – por exemplo, depois de se exercitar, ou comendo o mesmo alimento em horários diferentes, ao experimentar um novo alimento ou um novo restaurante, ou quando saem de férias –, para que possam ter o máximo possível de informações a respeito de suas respostas glicêmicas personalizadas. Vimos problemas como o excesso de peso e o pré-diabetes se resolverem em muitos ex-participantes do nosso estudo. Caso você se sinta inseguro em relação a usar esta ferramenta de nutrição e saúde poderosa e informativa só porque terá de furar o dedo, pense nisto:

- A lanceta é extremamente fina e deixa um furinho minúsculo no seu dedo. Muitas pessoas afirmam mal sentir a picada.
- Você só precisa fazer o exame de glicemia durante uma semana. Poderá continuar a testar novos alimentos se desejar, e muitas pessoas julgam a ferramenta tão interessante que continuam a usá-la conforme a necessidade, mas você pode aprender um bocado sobre suas reações aos alimentos no decorrer de apenas uma semana.
- Os materiais, outrora caros e exclusivos para diabéticos, hoje são bem acessíveis e fáceis de obter, sem necessidade de prescrição médica. Estão disponíveis em qualquer farmácia, e *online*.
- As informações que você vai obter são inestimáveis e não há outra maneira tão precisa ou exata de obtê-las.
- Milhões de diabéticos são obrigados a furar o dedo várias vezes ao dia para controlar a glicemia. Você não preferiria furar o dedo algumas vezes por dia durante uma semana para *evitar* o diabetes?

Nós achamos que todos deveriam experimentar os exames de glicemia por causa das ótimas informações que essa técnica disponibiliza, mas compreendemos que algumas pessoas talvez ainda pensem que não vão conseguir fazê-lo. No fim deste capítulo, discutiremos alguns outros métodos para avaliar suas opções alimentares, mas eles são mais difíceis, tomam mais tempo e são menos precisos. A pedra de toque para entender como a comida afeta você, individualmente, é o exame de glicemia. Essa é a verdadeira chave para entender sua dieta personalizada agora mesmo.

Exames de sangue sem furar o dedo? Em breve!

No futuro, pode ser que tenhamos uma tecnologia não invasiva para quantificar a glicemia e que não exija furar o dedo, mas provavelmente ainda levaremos anos para chegar lá. Também existe uma empresa chamada DayTwo que obteve a permissão do Instituto Weizmann de Ciências para usar nossa tecnologia de nutrição personalizada. Desenvolveram um método para analisar seu microbioma e entregar a você os resultados com base numa amostra de fezes, sem a necessidade de fazer exames de glicemia. Eles usam essa análise para oferecer recomendações de refeições que muito provavelmente serão favoráveis ao indivíduo, utilizando grandes bancos de dados de respostas glicêmicas à comida, aí empregam o algoritmo que projetamos para prever respostas. A grande diferença entre essa tecnologia e o exame de sangue direto é que a análise feita pela DayTwo leva vários parâmetros em consideração, inclusive a análise do microbioma; juntos, esses parâmetros podem prever reações aos alimentos que não foram incluídos na dieta nem testados por você. Além disso, você obterá todos os resultados de uma vez. [Serviço disponível apenas nos Estados Unidos e em Israel, por ora.] Mais informações sobre como essa tecnologia funciona na p. 305.

Como testar sua glicemia

É fácil testar sua glicemia, mas organizar-se antes de começar facilitará ainda mais as coisas e ajudará você a evitar exames desnecessários. Neste programa alimentar personalizado, eis o que você vai fazer:

1. Planejar quais alimentos você vai querer testar e comprar todos os itens necessários.
2. Adquirir os materiais do exame de glicemia.
3. Fazer um exame só para praticar, para que você entenda como usar o kit de exame de sangue.

4. Organizar seu cronograma de exames de glicemia. Você fará exames para determinar a glicemia basal pela manhã, aí testará os alimentos que ingerir antes de comê-los, repetindo o exame a intervalos regulares depois de comê-los (tudo isso será delineado na seção sobre testar alimentos).
5. Testar sua glicemia em resposta a refeições e alimentos específicos.
6. Monitorar seus resultados no nosso aplicativo, por conta própria ou usando uma das tabelas fornecidas neste livro (como a da p. 258).
7. Analisar seus resultados para determinar quais alimentos e refeições funcionam para você e quais fazem sua glicemia subir demais.
8. Curtir os alimentos pessoais "benéficos" sem culpa e eliminar os "prejudiciais", ou determinar maneiras de modificar seu pico de glicemia com as ideias apresentadas no capítulo seguinte.
9. Observar a normalização do seu peso e da sua saúde... e curtir a vida!

Vamos começar!

Planejar quais alimentos testar

Você provavelmente está curioso para saber como sua glicemia responderá a vários alimentos que você come. Planejar quais alimentos e refeições serão testados prioritariamente ajudará você a obter respostas no menor tempo possível. Quer você faça os exames durante uma semana ou os distribua por um período mais prolongado, fazendo menos testes, primeiro planeje as refeições e os alimentos que deseja priorizar. Sugerimos testar o seguinte:

- As refeições que você faz mais frequentemente, incluindo todos os elementos que você incorpora a uma refeição, como um sanduíche com batatinhas fritas e um cookie. Você pode testar cada coisa separadamente, mas, se sempre comer essas coisas em conjunto, não custa ver se essa combinação de alimentos funciona para você. Além disso, se tomar o mesmo desjejum quase todas as manhãs, você vai querer testar isso.
- Alimentos específicos que você anda evitando por achar que fazem mal a você, assim poderá ver se eles são tão ruins assim. Teste-os em porções que você provavelmente comeria, caso soubesse que poderia comer esses alimentos. Por exemplo, se você adora sorvete ou chocolate, mas acha que não deveria comer nem um nem outro, você pode testá-los durante essa semana para descobrir se de fato fazem mal a você.
- Alimentos (ou refeições) específicos que você vem comendo por achar que são recomendáveis, apesar de não gostar muito deles. Se eles provocarem picos glicêmicos, aí você poderá eliminá-los de bom grado. Se você não gostar particularmente de aveia, frutinhas silvestres ou salada (e se obriga a comê-los porque são "benéficos"), teste-os para ver se realmente fazem tão bem quanto você pensa.
- Alimentos ou bebidas específicas que despertam sua curiosidade, como café, bananas, queijo, vinho, cerveja ou bolinhos. Coma-os separadamente, como petiscos, para que possa testá-los sem outros alimentos por perto.
- Alimentos que você compra fora de casa e come regularmente. Você tem um restaurante predileto? Pede um cafezinho na padaria todos os dias? Sai para comer sushi, hambúrguer ou massa? Teste também esses alimentos de restaurantes. Não tem importância se você não sabe quais são todos os ingredientes que a comida ou bebida leva. Você não está testando os ingredientes. Lembre-se: é para testar suas experiências reais com a comida.

Refeições e alimentos que quero testar

Registre aqui tudo que você quiser testar e marque o que já tiver testado, preenchendo o quadradinho correspondente (mostraremos como exatamente fazer os testes e anotar seus resultados na seção seguinte). É para ajudar você a monitorar tudo que deseja testar. Observe que incluímos sete espaços para cada refeição, para completar uma semana de testes. No entanto, você não precisa testar todas as refeições, e você pode levar mais de uma semana para fazer os testes, se assim preferir.

Desjejum — Testado

1. _____ ☐
2. _____ ☐
3. _____ ☐
4. _____ ☐
5. _____ ☐
6. _____ ☐
7. _____ ☐

Almoço — Testado

1. _____ ☐
2. _____ ☐
3. _____ ☐
4. _____ ☐
5. _____ ☐
6. _____ ☐
7. _____ ☐

Jantar — Testado

1. _____ ☐
2. _____ ☐
3. _____ ☐
4. _____ ☐
5. _____ ☐
6. _____ ☐
7. _____ ☐

Petiscos — Testado

1. _____ ☐
2. _____ ☐
3. _____ ☐
4. _____ ☐
5. _____ ☐
6. _____ ☐
7. _____ ☐

Alimentos variados — Testado

1. _____ ☐
2. _____ ☐
3. _____ ☐
4. _____ ☐
5. _____ ☐
6. _____ ☐
7. _____ ☐

Comprar os itens

Antes de começar a testar sua glicemia, você vai precisar de alguns itens. Já que os diabéticos precisam monitorar a glicose em seu sangue, os materiais para exame de glicemia estão disponíveis no varejo há vários anos, mas costumavam ser caros (e cobertos pelos planos de saúde). Os materiais para exame de sangue ficaram muito mais acessíveis nos últimos tempos, não só porque nunca tivemos tantos diabéticos como agora, mas provavelmente também porque os exames de glicemia se popularizaram entre os *biohackers* (pessoas que gostam de fazer experimentos com coisas que afetam a saúde), os seguidores das dietas de baixo carboidrato e outras pessoas que querem saber como sua glicemia se comporta. Além disso, os exames de glicemia entraram no campo da alta tecnologia e ficaram mais fáceis e acessíveis para todo mundo, com glicosímetros que se conectam por cabo ou Bluetooth a aplicativos para celulares e computadores.

Você provavelmente encontrará tudo de que precisa num único kit, por um valor entre quarenta e duzentos reais. Procure "kit medidor glicose" *online*, ou vasculhe as farmácias em busca da melhor oferta. Existem várias opções, e os custos provavelmente continuarão caindo com a popularização constante dos exames de glicemia. Aqui estão todos os componentes de que você vai precisar:

- **Glicosímetro.** Pode ser bem simples e barato ou de alta tecnologia. Alguns deles chegam a sincronizar com seu smartphone via Bluetooth e monitorar automaticamente seus resultados.
- **Lancetador e lancetas.** Simples e baratos. Você só precisa de um lancetador, e os pacotes grandes de lancetas duram um bom tempo.
- **Tiras reagentes para medir a glicose.** Este é o item mais caro e, já que as tiras são específicas para cada glicosímetro, o me-

lhor a fazer é encontrar as tiras em oferta primeiro, aí comprar o medidor de glicose correspondente. As tiras reagentes vendidas no varejo são praticamente idênticas em termos de precisão, portanto não é problemático comprá-las em função do preço, que pode variar bastante. Um frasco com cem tiras pode custar até duzentos reais numa farmácia, mas você também pode encontrar caixas de cinquenta tiras por volta de quarenta reais. O custo dos exames será de aproximadamente um real por tira, tomando-se cinco ou seis medidas por refeição.

Fazer um exame para praticar

Com os materiais em mãos, você estará pronto para começar os exames. Antes de partir para os testes com os alimentos, experimente fazer o exame uma ou duas vezes, para você entender como usar o equipamento. Pode parecer complicado no começo, mas, assim que o fizer, você verá como é fácil. Siga as instruções fornecidas pelos materiais que você adquiriu – cada um deles tem um procedimento diferente –, mas, em geral, eis o que você vai fazer:

1. Ligue o monitor (se for o caso, ligue também o aplicativo no seu celular, caso este sincronize com o monitor.)
2. Insira a tira reagente no monitor quando este pedir que você o faça.
3. Carregue o lancetador com uma lanceta.
4. Encoste o dedo no lancetador e aperte o botão para furar a pele.
5. Encoste o dedo picado na ponta da tira reagente. Você só precisa de uma gotinha minúscula de sangue.
6. Aguarde o monitor registrar sua glicemia. Isso geralmente leva apenas alguns segundos.

7. Anote os resultados, o horário da coleta e a situação (por exemplo, logo ao acordar de manhã, trinta minutos depois de comer o alimento x, e assim por diante).

Quando começar os testes, recomendamos uma fase de calibração. Faça o exame de glicemia duas a três vezes seguidas para ver se os resultados são semelhantes: devem apresentar uma variação de 10 a 20 mg/dl ou (para os diabéticos) níveis mais elevados dentro da variação de 10 a 20 mg/dl; os resultados devem variar de dez a vinte por cento de um para outro. Esses desvios são normais, porque muitas coisas influenciam os resultados: o modo como você furou o dedo, o tamanho da gota de sangue e até mesmo a temperatura ambiente. Isso é apenas uma instabilidade de medição, nada para se preocupar caso seus resultados variem dentro dos parâmetros mencionados. Os exames de glicemia caseiros não são tão precisos quanto aqueles que os médicos utilizam, e essa variação toda é normal. Se ocorrer uma variação grande apenas uma vez, provavelmente será um erro, mas se vários exames em sequência continuarem a mostrar resultados muito diferentes (uma variação superior a vinte por cento), pode ser defeito do glicosímetro, e neste caso é melhor trocá-lo por um novo.

Tão logo comece a fazer os exames, você poderá considerar elevações acima dos dez a vinte por cento em relação à sua glicemia antes de comer como sinais válidos derivados do alimento que ingeriu. Isso permitirá que você faça boas mensurações. Se descobrir que aparecem medidas extremamente altas ou baixas de vez em quando, isso também pode ser um erro. Tente repetir a medida (mais informações a respeito do que fazer quando isso acontece na p. 266).

Assim que adquirir o hábito de fazer os exames de glicemia, você verá que são fáceis e rápidos. Se levar os materiais numa bolsinha para onde for, poderá fazer os exames em qualquer lugar e a qualquer momento, conforme a necessidade.

Organizar seu cronograma de exames

Existem várias maneiras de organizar seu cronograma de exames, dependendo da frequência com que quiser fazê-los. Você pode testar todas as refeições e petiscos durante uma semana, ou testar apenas uma refeição no decorrer de várias semanas, até ter testado tudo o que gostaria. Ou então pode tentar algo intermediário.

A primeira coisa a incluir no seu cronograma é determinar a glicemia de jejum. Ela mede o nível de açúcar no seu sangue ao acordar de manhã, antes de você comer qualquer coisa, e servirá como base a partir da qual você poderá verificar como alimentos diferentes afetam sua glicemia. Trata-se de uma medida importante porque, toda vez que testar uma refeição, você estará monitorando a elevação e a queda da sua glicemia. Conhecendo sua linha basal, você saberá quando sua glicemia estará de volta ao normal. O tempo que a glicemia leva para voltar ao normal é tão importante nos seus exames quanto a altura a que ela chega logo depois de você consumir determinado alimento.

Depois de decidir testar uma refeição ou um petisco, você terá de testar sua glicemia uma vez logo antes de comer. Se não estiver no mesmo nível ou em nível próximo ao da sua glicemia de jejum (o valor que obteve ao fazer o exame logo de manhã), espere e volte a fazer o exame até a glicose ter voltado ao normal. Pode ser que o nível esteja muito alto porque você comeu alguma coisa recentemente. Você deve sempre começar o teste com sua glicemia no nível basal ou perto disso.

Aí você fará quatro exames distintos depois de comer, a intervalos de trinta minutos, começando trinta minutos depois de ingerir o primeiro bocado. Em outras palavras, você fará exames aos 30, 60, 90 e 120 minutos. Se sua glicemia ainda estiver elevada depois de duas horas, continue a fazer os exames a cada trinta minutos até o nível de glicose no seu sangue voltar ao que era quando você o mediu logo cedo, com uma variação de dez a vinte por cento.

Por exemplo, sua glicemia basal de jejum é de 85 mg/dl (não será exatamente a mesma todas as manhãs, mas as medidas devem ficar próximas). Supondo que você tome o café da manhã pouco depois de se levantar, sua glicemia de jejum pode contar como sua leitura anterior a essa refeição. Logo depois do primeiro bocado, comece a cronometrar. Na marca de trinta minutos, faça mais um exame. Sua glicemia poderia ser de 120 mg/dl. Passados sessenta minutos, poderia ser de 100 mg/dl. Na marca dos noventa minutos, poderia ser de 95 mg/dl. Passadas duas horas, deveria estar de volta a um valor perto de 85 mg/dl.

As medidas podem ser bem diferentes dessas que fornecemos no exemplo. Sua glicemia talvez suba muito mais que isso. Pode ser que volte ao nível basal em sessenta minutos. Pode ser que não se eleve demais, mas continue alta durante mais tempo. Essas flutuações podem acontecer por vários motivos, que incluem seus parâmetros de saúde, a composição do seu microbioma, o horário e, naturalmente, os alimentos ingeridos. Mas o que realmente importa é como *você* responde ao desjejum de que *você* tanto gosta.

No começo, você não vai saber se tem picos de glicemia, porque isso é muito individual. Se sua glicemia sempre subir até aproximadamente 120 mg/dl logo depois de você comer, então esse resultado é uma característica sua. Mas se, de repente, um alimento fizesse sua glicemia subir até 160 mg/dl, isso seria um pico. Se for diabético, a elevação característica da sua glicemia pode ser maior; por exemplo, se a elevação característica for de 160 mg/dl, então uma resposta glicêmica pós-prandial que, de repente, passasse dos 200 mg/dl seria considerada um pico no seu caso. Quanto mais exames fizer, mais você entenderá o que é ou não normal no seu caso (será algo fácil de monitorar e discernir usando nosso aplicativo gratuito).

Seus resultados são "normais"?

Uma coisa é nós dizermos para você descobrir o que é normal no *seu* caso, mas você provavelmente está se perguntando como vai saber se seus níveis glicêmicos são normais *em geral*, ou se indicam a possibilidade de você ser pré-diabético ou diabético. Isso é importante. Algumas pessoas em nosso estudo descobriram que eram pré-diabéticas ou diabéticas porque estavam fazendo exames de glicemia.

Todo mundo tem picos de glicemia ocasionais, que podem ser específicos à situação ou à comida, mas, se sua glicemia ficar constantemente acima de certo patamar, é bom consultar um médico para fazer mais exames. De acordo com a American Diabetes Association [ADA – Associação Norte-Americana para o Diabetes], estes são os valores de referência para a glicemia de jejum e pós-prandial:

Valores de glicemia de jejum	
Normal, para uma pessoa sem diabetes	70–99 mg/dl
Variação pré-diabética	100–125 mg/dl
Variação diabética	Acima de 125 mg/dl
Meta para diabéticos recomendada pela ADA	80–130 mg/dl

Valores de glicemia duas horas após uma refeição	
Normal, para uma pessoa sem diabetes	Menos de 140 mg/dl
Variação pré-diabética	140–199 mg/dl
Variação diabética	Acima de 200 mg/dl
Meta para diabéticos recomendada pela ADA	Menos de 180 mg/dl

Lembre-se de que o objetivo geral é fazer sua glicemia voltar à variação normal, mas o motivo de testar refeições e alimentos individualmente é determinar quais alimentos provocam em você a resposta mais saudável. Optar por esses alimentos ajudará a baixar seus picos glicêmicos, o que fará sua glicemia de jejum baixar também.

Cronograma ideal para os exames

Este é o cronograma que recomendamos:

- Ao acordar (para determinar a linha basal)
- 30 minutos após o primeiro bocado do desjejum
- 60 minutos após o desjejum
- 90 minutos após o desjejum
- 120 minutos após o desjejum
- Antes do almoço
- 30 minutos após o primeiro bocado do almoço
- 60 minutos após o almoço
- 90 minutos após o almoço
- 120 minutos após o almoço
- Antes do petisco da tarde (se comer um)
- 30 minutos após o primeiro bocado do petisco
- 60 minutos após o petisco
- 90 minutos após o petisco
- 120 minutos após o petisco
- Antes do jantar
- 30 minutos após o primeiro bocado do jantar
- 60 minutos após o jantar
- 90 minutos após o jantar
- 120 minutos após o jantar
- Antes e depois de outros petiscos, como faria com uma refeição, mesmo os petiscos de fim de noite
- Pouco antes de dormir, para ver se voltou à linha basal

Podem parecer muitos exames, mas, quanto mais deles fizer, mais informações terá. Mais uma vez, lembre-se de que você não precisa testar toda refeição e todo petisco que comer todos os dias. Se quiser distribuir os exames por um período maior, a eficácia será a mesma.

A importância de voltar à linha basal

Para obter a avaliação mais precisa de uma refeição ou de um alimento a partir do exame de glicemia, seu nível de glicose no sangue deve estar na linha basal *antes* de você comer. A linha basal fica em torno de 10 a 20 mg/dl de sua glicemia de jejum ou ao acordar, que você medirá logo de manhã. Se fizer o exame pouco antes de uma refeição e a glicemia estiver acima da linha basal (o que pode acontecer se você fizer refeições muito próximas umas das outras), a medida da glicose no seu sangue não será necessariamente confiável. Se a medida antes da refeição estiver a mais de 10 a 20 mg/dl de sua linha basal, recomendamos que você nem se dê ao trabalho de testar essa refeição ou que espere até a glicemia voltar à linha basal.

Já que como e quando se come pode variar de uma pessoa para outra, você também pode ajustar o cronograma de exames às suas necessidades ou às exigências dos seus horários. Apresentamos duas alternativas:

PRIMEIRO CRONOGRAMA ALTERNATIVO DE EXAMES

Se não quiser testar toda refeição ou todo petisco, mas, em vez disso, preferir testar apenas certas refeições ou determinados petiscos no decorrer do dia, e comer sem fazer exame algum o resto do tempo, você pode seguir este cronograma alternativo. Talvez você queira fazer o exame apenas um dia por semana, ou talvez apenas alguns dias por semana. Se preferir assim, siga este cronograma ao longo de várias semanas ou faça-o aleatoriamente, pelo tempo que lhe for necessário:

- Ao acordar (para determinar a linha basal)
- Pouco antes de qualquer refeição ou alimento que quiser testar

- 30 minutos após o primeiro bocado da tal refeição ou do tal alimento
- 60 minutos depois
- 90 minutos depois
- 120 minutos depois
- Pouco antes de dormir, para ver se voltou à linha basal

SEGUNDO CRONOGRAMA ALTERNATIVO DE EXAMES

Outra opção é testar todas as suas refeições, mas não fazer tantos exames antes ou depois delas. Esta abordagem não oferecerá tantas informações sobre a elevação e a queda da sua glicemia, mas dará a você boas informações fundamentais, para que você saiba onde estão os verdadeiros problemas. Se preferir assim, tente este cronograma:

- Ao acordar (para determinar a linha basal)
- Pouco antes de fazer uma refeição ou comer um petisco
- 60 minutos após o primeiro bocado da tal refeição ou do tal petisco
- 120 minutos depois

Seja qual for o cronograma escolhido, faça seu planejamento e saiba que este lhe dará mais informações do que você tinha antes.

Comece a fazer os exames e a monitorar seus resultados

Agora que tem tudo pronto, chegou a hora de começar os testes de acordo com seu plano alimentar e cronograma de exames. No decorrer do processo, você vai monitorar seus resultados, para poder analisá-los. Existem duas maneiras de fazer isso: usando nosso aplicativo, que você pode baixar no site <www.thepersonalizeddiet.com>, ou anotando os resultados você mesmo. É claro que recomendamos veementemente que use nosso aplicativo, por ser uma maneira muito mais fácil de registrar seus dados. Ele guarda tudo e vai calcular suas respostas a partir dos dados brutos que você fornecer. Vai resumir suas respostas às refeições e fornecer outros quadros sinóticos sobre sua nutrição. E é gratuito! Funciona em qualquer smartphone. Repetindo, você pode baixá-lo em <www.thepersonalizeddiet.com>. Você vai gostar de usá-lo porque:

- o aplicativo organiza todos os seus dados e informações. Você vai selecionar os componentes alimentares da refeição que está fazendo a partir de uma base de dados contendo mais de 10 mil alimentos. Essa base de dados inclui valores nutricionais (calorias, carboidratos, gorduras, proteínas, vitaminas e minerais), um bônus que ajudará você a determinar se suas refeições são equilibradas ou se não estaria comendo em excesso com regularidade. O aplicativo também calcula suas necessidades calóricas e nutricionais pessoais;
- o aplicativo vai lembrá-lo de quando fazer os exames;
- o aplicativo vai pegar as medidas de glicemia que você fornecer e mostrar um gráfico com sua resposta glicêmica, além de uma pontuação para cada refeição que leva em conta a extensão e a altura da elevação. Esse sistema de pontuação facilita a visualização de quais são as refeições favoráveis e quais são as desfavoráveis;
- o aplicativo vai organizar as refeições para você, criando uma lista com todas as refeições que você já testou e suas respectivas pontuações. Você será capaz de ordenar a lista e visualizá-la quando quiser, para que possa relembrar quais alimentos e refeições foram "bons" e quais foram "ruins".

Acreditamos que esse aplicativo seja extremamente útil e cuidará de boa parte do trabalho de registrar e organizar suas informações. No entanto, se preferir criar seu próprio sistema, tudo bem. Monitore todos os seus resultados e registre quando fizer os testes. Você poderia fazer isso registrando os valores num gráfico feito à mão ou por meio de um programa de computador. Será um registro do que você comeu e quando comeu e fornecerá uma representação visual das linhas que são normais para você e daquelas que se elevam bem mais que o normal ou continuam altas durante mais tempo. Essas elevações mais altas ou mais prolongadas são seus picos glicêmicos e indicam os alimentos ou refeições "ruins".

Eis um exemplo de algumas maneiras de monitorar essas informações por conta própria, se não quiser mesmo usar o aplicativo.

EXEMPLO DE GRÁFICO CASEIRO PARA MONITORAR A GLICEMIA
Níveis de glicose no sangue, 9 de janeiro

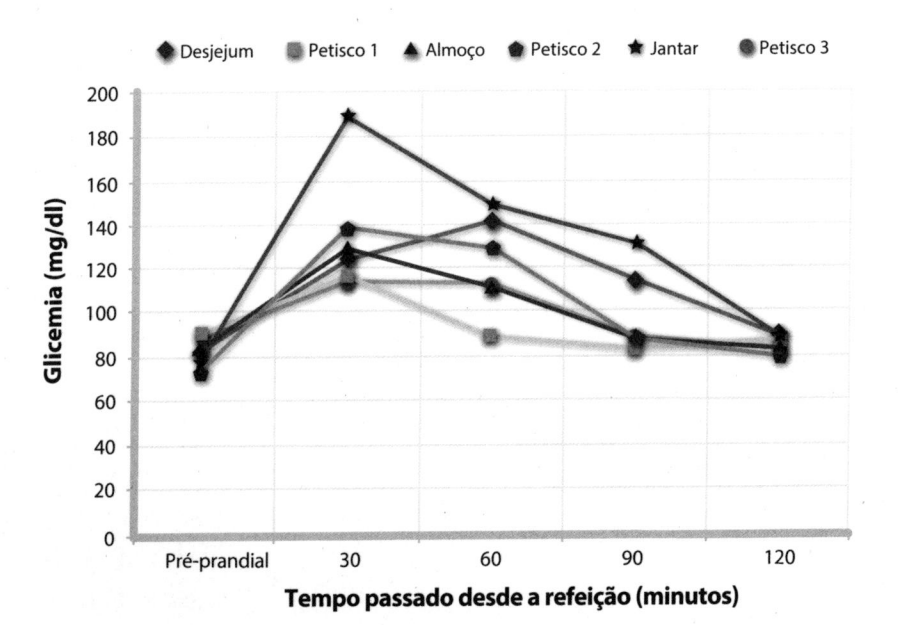

COMO TESTAR SUA RESPOSTA GLICÊMICA • 257

Desjejum:	Petisco 1:	Almoço:	Petisco 2:	Jantar:	Petisco 3:
Aveia e frutas silvestres, café com creme	Maçã com pasta de amêndoas	Sanduíche de peru e batatinhas fritas	Laranja	Curry de lentilhas, arroz basmati, chamuça, iogurte batido	Sorvete de chocolate

Se gostar mais de números que de gráficos, você também pode montar uma tabela como esta que mostraremos a seguir, onde poderá relacionar seus valores.

	Desjejum: Aveia e frutas silvestres, café com creme	Petisco 1: Maçã com pasta de amêndoas	Almoço: Sanduíche de peru e batatinhas fritas	Petisco 2: Laranja	Jantar: Curry de lentilhas, arroz basmati, chamuça, iogurte batido	Petisco 3: Sorvete de chocolate
Pré-prandial	84	91	84	75	79	90
30 min	125	118	130	140	190	115
60 min	142	90	112	130	150	114
90 min	115	84	90	89	132	90
120 min	90	88	85	80	90	84

Mas criamos o aplicativo para tirar das suas costas o fardo de criar os próprios gráficos ou sistemas. Torcemos para você usá-lo!

Organizar seus dados

Depois de monitorar suas reações a todas as refeições e alimentos diferentes da sua lista na página 244, agora é o momento de examinar sua lista de refeições e comidas benéficas (aqueles que levaram a uma elevação suave da glicemia) e de refeições e comidas prejudiciais (aquelas que levaram a um pico de glicemia mais dramático). Se tiver utilizado o aplicativo, isso tudo já foi feito e você tem pontuações que mostram quais alimentos são bons ou ruins para você. Se tiver registrado os dados por conta própria, você pode organizar essas informações da maneira a seguir:

Refeição/Comida Testada   *Boa ou Ruim?*

Desjejum:

1. _____ _____

2. _____ _____

3. _____ _____

4. _____ _____

5. _____ _____

6. _____ _____

7. _____ _____

Almoço:

1. _____ _____

2. _____ _____

3. _____ _____

4. _____ _____

5. _____ _____

6. _____ _____

7. _____ _____

Jantar:

1. _____   _____
2. _____   _____
3. _____   _____
4. _____   _____
5. _____   _____
6. _____   _____
7. _____   _____

Petiscos:

1. _____   _____
2. _____   _____
3. _____   _____
4. _____   _____
5. _____   _____
6. _____   _____
7. _____   _____

Combinações variadas/Alimentos isolados:

1. _____   _____
2. _____   _____
3. _____   _____
4. _____   _____
5. _____   _____
6. _____   _____
7. _____   _____

Nadav G.

Tive sorte de ouvir falar do Projeto de Nutrição Personalizada do Instituto Weizmann, porque participei do estudo que mudou minha vida. Quando mudei meus hábitos alimentares para que incluíssem os alimentos que me faziam bem (como maçãs, quinoa, homus, a maioria das sopas, sushi e chocolate!) e excluíssem os alimentos que me faziam mal (cereal, bananas, massas e sonhos), perdi oito quilos! Não sinto falta dos alimentos que me faziam mal porque ver minha resposta glicêmica me fez perder o interesse por eles, agora que sei o que estavam fazendo comigo. Já faz mais de um ano que venho implementando as mudanças e não voltei a ganhar peso.

SE NÃO PUDER OU NÃO QUISER FAZER OS EXAMES DE GLICEMIA

Se quiser controlar sua glicemia, mas não quiser de fato fazer os exames de sangue ou não puder fazê-los por algum motivo, existe outra maneira de ter uma ideia razoável, embora menos precisa, de como refeições e alimentos específicos afetam o nível de açúcar no seu sangue: monitorar seu grau de fome e seu peso. Em geral, sentir fome logo depois de comer, quando deveria estar saciado, é um sinal de que sua glicemia está subindo demais e caindo bruscamente graças a um pico de insulina[1,2]. Em outras palavras, um pico glicêmico. Em geral, o ganho de peso é um sinal de que sua glicemia anda subindo demais, provocando picos de insulina e maior armazenamento de gorduras. A fome, como você pode ver, é uma indicação mais direta da glicemia, ao passo que o ganho de peso é um indicador de longo prazo de que sua dieta anda colaborando com o armazenamento de gordura, provavelmente por meio do mecanismo de produção excessiva de insulina em resposta à glicemia elevada.

Você pode registrar seu grau de fome a intervalos regulares logo após cada refeição ou petisco. Nós gostamos desta escala numérica:

1. Fome nenhuma
2. Fome leve
3. Fome moderada
4. Muita fome
5. Fome excessiva

Registre seu grau de fome antes de comer e uma, duas e três horas depois de comer. O aplicativo também pode fazer isso por você, pois inclui a função de monitoramento da fome. Aí você pode organizar os resultados no aplicativo (baixe-o no site <www.thepersonalizeddiet.com>) ou fazê-lo por conta própria criando um gráfico ou uma tabela, que pode ser algo assim:

	Grau de fome antes	*Grau de fome 1 hora depois*	*Grau de fome 2 horas depois*	*Grau de fome 3 horas depois*
Desjejum				
Petisco				
Almoço				
Petisco				
Jantar				
Petisco				

Você também pode registrar essas elevações e quedas num gráfico da mesma maneira que registra os valores de glicemia, mas este será mais simples. Ou então pode simplesmente olhar para os números: os alimentos que provocam a sensação de fome depois de ingeridos têm uma ligeira correlação com picos glicêmicos mais altos. Quanto maior for o valor e/ou quanto mais tempo esse número permanecer alto (quanto mais tempo você continuar com fome), maior será o pico. Os alimentos que não provocam a sensação de fome depois de ingeridos estão correlacionados a elevações pequenas da glicemia. Isso pode ajudar você a determinar quais alimentos são os melhores para você e quais deles podem ser prejudiciais.

Outra maneira ainda mais imprecisa de monitorar sua glicemia, mas possivelmente eficaz, é por meio da perda e ganho de peso. Com este método, você vai registrar o que come todos os dias. Aí, uma vez por semana, registre seu peso. Vai precisar de mais de uma semana para obter uma indicação do que está acontecendo, porque o peso responde mais devagar. Além disso, já que o peso responde a vários fatores, pode ser difícil identificar o que está provocando o ganho de peso. No entanto, em geral, você poderá experimentar alimentos ou combinações de alimentos diferentes e ver se seu peso responde de maneira positiva ou negativa.

Não custa repetir que o aplicativo pode cuidar disso para você, além de registrar quantas calorias você andou comendo entre as pesagens semanais, caso você queira essa informação, apesar de não recomendarmos que você se concentre muito nas calorias, a não ser como indicador genérico de que está comendo demais. É melhor focar mais nos alimentos que afetam sua glicemia, e não em quantas calorias está ingerindo. Algumas pessoas, porém, gostam de monitorar esse tipo de coisa.

Você mesmo pode monitorar seu peso, mas não custa repetir que esse método é muito menos preciso. Se estiver comendo muitos carboidratos e ganhando peso, você pode tentar reduzi-los. Ou pode tentar carboidratos diferentes, ou ingerir mais fibras, ou consumir mais ou menos gorduras. Sem os exames de glicemia, seus experimentos serão muito mais genéricos e menos informativos.

Se você não fizer os exames de glicemia, sugerimos que combine os métodos do grau de fome e do peso. Faça o que funcionar melhor no seu caso e saiba que ainda pode usar o aplicativo.

PERGUNTAS FREQUENTES SOBRE OS EXAMES DE GLICEMIA

Seguem algumas perguntas que as pessoas costumam nos fazer sobre os exames de sangue. Pode ser que você tenha perguntas parecidas antes de começar os testes e depois de fazê-los com regularidade, seja por uma semana ou caso decida prolongar o experimento.

1. *A picada no dedo dói?*
Quase nada, se bem que depende da sua sensibilidade. Muitas pessoas dizem mal sentir a picada. Outras são mais sensíveis, mas fazem os exames do mesmo jeito, porque as informações obtidas valem a pena. Raras vezes encontramos pessoas que deixaram de fazer os exames por causa de um possível desconforto.

2. *Qual seria um nível de glicemia normal antes de comer e depois de 30, 60, 90 e 120 minutos?*
A American Diabetes Association especifica apenas quais deveriam ser o valor de glicemia de jejum e os valores de glicemia duas horas após as refeições (consulte a p. 251). Você pode encontrar muitas opiniões diferentes em relação a quais deveriam ser esses valores em outros momentos, desde quinze minutos até três horas após comer. No entanto, não existe um consenso oficial. Aconselhamos você a não se preocupar em comparar seus resultados a um valor para cada teste. Em vez disso, observe o arco inteiro da sua elevação de glicemia.

Se subir demais em comparação com outros valores, considere-a um pico. Se, em comparação com outros valores, ela subir e continuar alta durante muito tempo, também pode ser um sinal de que a refeição ou a comida não faz bem para você.
3. **Reparei que minha glicemia sobe, cai e volta a subir depois de uma refeição. Não deveria simplesmente subir e cair em seguida?**

Seu pâncreas libera insulina em duas etapas. Quando o órgão percebe uma elevação da glicose no sangue por causa da comida, suas células betas entram em ação e começam a liberar insulina. A isso se dá o nome de *primeira fase da secreção de insulina*. Às vezes a quantidade de insulina é suficiente para processar a glicose presente no sangue por causa da comida. Se não for suficiente – você talvez tenha feito uma refeição farta ou comeu continuamente durante muito tempo –, aí seu pâncreas geralmente vai liberar mais insulina, ao que se dá o nome de *segunda fase da secreção de insulina*. Deve ser o suficiente para fazer sua glicemia voltar à linha basal antes da próxima refeição.
4. **E se minha refeição durar mais de trinta minutos, tiver vários pratos ou terminar com a sobremesa? Ainda é para começar a contar os trinta minutos desde o começo da refeição e fazer o exame antes que esta termine?**

Se a refeição vai durar mais de trinta minutos, é melhor você começar a medir a glicemia assim que começar a refeição, daí medi-la a cada trinta minutos (mesmo que ainda não tenha acabado de comer, se possível), até se passarem noventa minutos após o fim da refeição. Aí você pode examinar o gráfico de glicose para todo esse período. Essas análises são extremamente úteis e vão informar como você responde a uma refeição mais longa. Este método, porém, pode ser menos informativo no que se refere a determinar qual parte da refeição provocou possíveis picos glicêmicos. Quanto mais comida ou pratos você comer, mais serão os fatores envolvidos.

5. *Às vezes como uma sobremesa, mas não imediatamente após o jantar. O que acontecerá se eu comer a sobremesa trinta a sessenta minutos depois do jantar? Como isso afetará os exames?*

Se comer a sobremesa sessenta minutos depois de começar a refeição, você ainda poderá fazer os exames e avaliar os primeiros noventa minutos após o início do jantar, porque o efeito da sobremesa levará uns trinta minutos para aparecer. Se comer a sobremesa num prazo de trinta minutos, aí você poderá considerá-la parte do jantar e será como se estivesse testando a resposta a uma refeição mais complexa (consulte a pergunta anterior). Aí é melhor medir a glicemia até noventa minutos depois da sobremesa. Se comer a sobremesa mais de uma hora depois da refeição, você poderá medir essa resposta separadamente, como um item isolado – se bem que, caso sua glicemia não tenha voltado à linha basal antes de você comer a sobremesa, pode ser que a medida não seja tão precisa quanto seria se você a tivesse comido isoladamente.

6. *E se eu voltar a comer antes da minha glicemia retornar ao normal ou a menos de duas horas de outra refeição? Como posso espaçar os exames?*

Neste caso, você ainda pode medir a resposta à refeição, mas é bom considerar que sua resposta não será a resposta que você esperaria ver se comesse quando sua glicemia já estivesse de volta à linha basal. É melhor tratá-la como a resposta que você obteria se fizesse essa refeição em seguida à refeição que acabou de comer. Isso ajuda a mostrar o que acontece quando faz refeições muito próximas. Se comer frequentemente tiver a tendência de provocar picos glicêmicos, aí você saberá que é melhor esperar até sua glicemia voltar à linha basal antes de voltar a comer.

7. *Eu tive um pico de glicemia bem alto depois de trinta minutos, mas meu nível de glicose no sangue voltou ao normal por volta de uma hora. É algo com que eu deva me preocupar?*

Às vezes você pode obter um resultado que parece anormalmente alto (acima de 200 mg/dl, por exemplo) ou anormalmente baixo (abaixo dos 60 mg/dl). Se esses resultados forem precisos e acontecerem com frequência, consulte seu médico. No entanto, resultados extremos registrados uma vez e que não voltam a se repetir costumam ser falsos. Os kits dos exames de glicemia também podem cometer erros por várias razões. Pode ser que não houvesse sangue suficiente na amostra, que a amostra tenha se contaminado com alguma coisa ou que o glicosímetro tenha falhado. Digamos que você tenha comido um bolinho e havia um pouco de açúcar de confeiteiro na sua mão ao manipular a tira reagente. Só isso já poderia distorcer seus resultados de maneira dramática e imprecisa. Se obtiver um resultado que parece muito alto ou muito baixo, repita o exame. Se o segundo resultado estiver mais próximo do normal, suponha que esse esteja correto. Se o resultado continuar muito alto ou muito baixo depois de três medições é porque provavelmente está correto. Mesmo assim, porém, não está claro se valores altos ou baixos ocasionais são decisivos ou têm grande importância. Em geral, analisamos a elevação total da glicemia no decorrer do tempo após uma refeição, e é nisso que a pontuação fornecida por nosso aplicativo se baseia. Uma elevação rápida que volta a baixar rapidamente até os níveis normais não será registrada como algo particularmente significativo. O mais importante é

como você se compara a si mesmo no decorrer de várias refeições ao longo do tempo. Sua glicemia costuma fazer isso, ou trata-se de algo incomum no seu caso? Mas, se você obtiver com frequência resultados extremamente altos ou baixos em vários exames, consulte seu médico (e a pergunta seguinte).
8. *Em que momento devo conversar com meu médico se achar que minha glicemia de jejum (ao acordar) ou pós-prandial está muito alta?*

Se sua glicemia de jejum (ao acordar) ou pós-prandial permanecer consistentemente na variação pré-diabética ou diabética, como indicamos nas tabelas da página 251, então é uma boa ideia conversar com seu médico, que poderá pedir um exame de glicemia de jejum e talvez um exame de resposta glicêmica, para determinar se você tem um problema de saúde. Já que andou verificando periodicamente sua glicemia, você terá mais informações que um médico que observa apenas um resultado instantâneo (baseado no seu exame ambulatorial) e, portanto, se tiver obtido valores consistentemente elevados, essa será uma informação útil para ele. E um diagnóstico é importante, caso você seja pré-diabético ou diabético, para que possa responder de maneira apropriada e fazer sua glicemia voltar ao normal. Geralmente é possível fazer isso com uma dieta, mas pode ser que você precise de medicação. Existem várias opções de tratamento para esses problemas, e nem todas envolvem tomar insulina, mas somente um médico poderá ajudar a decidir qual tratamento é adequado para você.
9. *Dá para dizer em que estado se encontra minha glicemia só pela maneira como me sinto?*

Pode ser que você tenha lido que tanto a glicemia elevada quanto a baixa costumam vir acompanhadas de certas sensações, como tontura, tremores, cansaço ou confusão mental, mas nossa experiência nos diz que essas sensações são demasiadamente vagas para serem confiáveis. Na verdade, as pessoas nos dizem que às vezes sentem tontura, tremores ou cansaço e têm certeza de que sua glicemia estará bem baixa (abaixo dos 70 mg/dl, o limite superior da hipoglicemia) ou muito alta (acima dos 200 mg/dl depois de uma refeição) e acabam descobrindo que a glicose estava perfeitamente normal. São vários os motivos para as pessoas sentirem tontura, tremores, cansaço ou confusão que não têm nada a ver com a glicemia. É melhor fazer o exame e ter certeza.

Se você reparar em sintomas consistentes associados à glicemia alta ou baixa e verificar que seu nível de glicose no sangue se encontra alto ou baixo quando você se sente assim, aí talvez possa confiar nessas sensações no futuro. Trata-se de mais um aspecto de compreender suas respostas à comida e entrar em sintonia com elas. Se andar registrando os alimentos que vem comendo, você também poderá documentar de maneira objetiva se esses níveis mais altos ou mais baixos e os "sintomas" associados ocorrem consistentemente após certas refeições. Você terá a oportunidade de registrar essas respostas no aplicativo ou poderá monitorá-las por conta própria.

10. Se mantiver minha glicemia sob controle, poderei comer tanto quanto eu quiser e perder peso?

Claro que não. Se ingerir mais energia do que seu corpo precisa, seja qual for sua resposta glicêmica, você vai armazenar essa energia extra como gordura. Se fizer isso regularmente, você acabará ganhando peso. Apesar de termos explicado por que nem todas as calorias são iguais (consulte a p. 109), é importante lembrar que fazer refeições que provocam uma elevação menor da glicemia é uma boa maneira de não ganhar peso e uma ferramenta valiosa para perdê-lo, mas isso não significa que a quantidade de energia na comida que você ingere (ou seja, as calorias) não tenha importância alguma. Em primeiro lugar, é mais provável a ingestão excessiva de comida provocar um pico glicêmico. Pode ser que você descubra que, se comer uma porção moderada de um alimento do qual gosta, você não sofrerá um pico de glicemia, mas, se comer uma porção muito grande do mesmo alimento, talvez sofra um pico glicêmico. O tamanho da porção afeta a elevação da glicemia e já vimos uma correlação, em nosso estudo, entre o teor calórico e a resposta glicêmica pós-prandial. Mas mesmo que uma grande quantidade de determinado alimento não leve sua glicemia a subir demais, ainda pode fazer com que você ingira energia demais. Manter uma dieta equilibrada em termos de vitaminas e minerais e comer porções moderadas, de acordo com suas necessidades energéticas, também ajudará você a manter a saúde e não ganhar peso. Não custa repetir: não queremos que você se concentre demais nas calorias, e a tentação é sempre essa, já que quem faz regime se condicionou a contar calorias. No entanto, queremos que preste mais atenção a alimentos específicos que estão lhe causando problemas. Será mais fácil fazer isso se ingerir calorias com moderação. Moderar suas elevações de glicemia e reduzir nem que seja um pouco as porções que mantêm o seu peso pode ajudar você a perdê-lo com facilidade.

11. *Vi testes de HbA1c na farmácia onde compro os itens para o de glicemia. Devo fazer esse também?*

O exame de HbA1c é um dos mais importantes para o diagnóstico do diabetes. Mostra como você vem regulando sua glicemia no decorrer dos últimos dois meses antes do exame. Pode ser que você decida fazer um exame caseiro de HbA1c se estiver preocupado com a possibilidade de ter pré-diabetes ou diabetes. Tradicionalmente, é um exame que seu médico faria, mas pode ser que seu plano de saúde não o cubra caso você não tenha sintoma algum (como glicemia de jejum elevada) para justificar tal coisa. Se não tiver uma razão médica para fazer o exame, pode comprá-lo numa farmácia e verificar por si mesmo. Assim como o exame de glicemia, este exige que você fure o dedo, mas apenas uma vez, e o exame só precisa ser repetido mensalmente, no período de três a seis meses. Custa uns quarenta dólares.

Se quiser tentar este exame, níveis de HbA1c abaixo dos 5,7 por cento são considerados normais. Considera-se o HbA1c de 5,7 a 6,5 por cento dentro da variação dos pré-diabéticos, ao passo que o HbA1c acima dos 6,5 por cento é considerado um resultado típico do diabetes. Se obtiver um resultado anormal, consulte seu médico a respeito. Nesse caso, ele provavelmente vai repetir o exame para garantir que o resultado esteja correto e preciso: nenhum exame de sangue é perfeito. Além disso, lembre-se de que não importa em que ponto do espectro você se encontre – normal, pré-diabético ou diabético –, é sempre benéfico para a sua saúde optar por alimentos que não façam sua glicemia subir demais em comparação com outros alimentos que você costuma comer.

Por falar nisso, o exame de HbA1c nada informa a respeito dos efeitos de alimentos específicos. É uma média dos seus níveis de glicose no sangue nos últimos dois meses, aproximadamente. HbA1c elevada pode indicar que você tende a responder com níveis mais altos de açúcar no sangue à comida em geral, mas é sempre melhor saber quais alimentos provocam os picos, para que você possa escolher as melhores opções para sua dieta. No decorrer do tempo, manter sua glicemia estável provavelmente ajudará você a baixar uma HbA1c elevada.

Se você não tiver razão alguma para desconfiar de que possa ter pré-diabetes ou diabetes, baseando-se nos seus exames de glicemia, nós não nos preocuparíamos com o de HbA1c, por ser mais caro que o exame de glicemia.

12. *Por que minha glicemia sobe demais depois de eu comer um alimento durante uma refeição, mas não quando como a mesma coisa numa outra refeição?*

Muitos fatores podem alterar as respostas: o horário, se você se exercitou antes ou depois de comer o alimento, o que você comeu ou bebeu junto com ele, até mesmo o dia do seu ciclo hormonal. Por exemplo, massa, salada e uma taça de vinho podem produzir um resultado muito diferente de massa, pão de alho e um segundo prato de massa. Por esse motivo, ajuda bastante testar os alimentos que provocam picos glicêmicos em diversas situações. Falaremos mais a respeito disso nos capítulos seguintes.

CAPÍTULO 9

Ajustando com precisão a sua dieta personalizada

Amy adora torrada. Gosta de torrada com ovos, geleia, pasta de amendoim e, acima de tudo, adora torrada com a refinada manteiga francesa. Para Amy, duas fatias de pão de fermentação natural torrado com manteiga francesa e uma xícara quente de café com creme é o paraíso dos desjejuns. No entanto, Amy acreditava que deveria comer menos gordura e, portanto, para perder um pouco de peso, costumava trocar a torrada por toranja e aveia, comia as torradas com tomates e pepino fatiados ou comia torradas puras. Não era o que ela queria, mas era o que achava que deveria fazer.

Depois de fazer os exames de glicemia, Amy descobriu que aveia e toranja faziam sua glicemia subir demais logo pela manhã. Em segredo, ficou aliviada, pois não gostava muito daquele desjejum mesmo. E quando experimentou suas adoradas torradas, de forma pura e seca, também teve um pico glicêmico: não tão alto quanto o que teve ao comer aveia e toranja, mas ainda maior do que gostaria de ver. Aí decidiu ver o que aconteceria se besuntasse a torrada com a refinada manteiga francesa. Preparou duas torradas do seu pão de fermentação natural preferido e espalhou nelas uma quantidade generosa de manteiga francesa. E, já que estava mandando a cautela às favas, decidiu devolver o creme que tanto amava ao café preto que vinha tomando. Ela desfrutou de cada bocado, cada golinho... e não coube em si de felicidade ao descobrir que seu desjejum predileto – torrada com manteiga e café com creme – não provocava nela um pico de glicemia. Nem depois de trinta minutos. Nem aos sessenta. Nada.

Desconfiamos que é porque a gordura tende a abrandar os picos de glicemia, um fenômeno que observamos em nosso estudo. Não acontece com todo mundo, mas, para muitas pessoas, a gordura é um aliado da glicemia e apenas uma das diversas maneiras que você pode manipular seus picos glicêmicos para reduzi-los e talvez poder desfrutar seus alimentos preferidos, mesmo que tenham feito sua glicemia subir demais quando você os testou. Às vezes, comer alguma coisa do jeito que você prefere (e não do jeito que você acha que deveria comê-la para perder peso ou manter a saúde) leva a uma resposta glicêmica mais favorável. Esse nem sempre é o caso, mas, às vezes, acontece. Você não gostaria de saber se esse é o seu caso?

Agora que terminou sua semana de testes, você tem em mãos informações valiosas. Sabe quais refeições e alimentos fazem sua glicemia subir demais, e sabe quais refeições e comidas provocam apenas uma leve alta ou alta nenhuma. Pode ser que você ainda queira testar as novas refeições e comidas que descobrirá de tempos em tempos, e isso é fantástico. Muitas pessoas no nosso estudo continuaram a testar novos alimentos, para continuar modulando e ajustando suas dietas de maneira personalizada.

Você sabe quais alimentos fazem bem ou mal para você... mas e se a ideia de abrir mão de alguns alimentos prejudiciais for angustiante? Você gostaria de encontrar uma maneira de comer aquilo de que gosta, apesar dessa comida ter feito sua glicemia disparar quando você a testou?

Em nosso estudo, observamos várias coisas que tinham a *tendência* de fazer a glicemia subir ou baixar, entre elas determinados tipos de carboidratos, gordura adicionada, fibra adicionada, sal, água, exercício, sono, e assim por diante. Usando o que descobrimos, você pode experimentar essas estratégias para ver se consegue baixar seus picos glicêmicos. Em alguns casos, pode ser que o alimento propriamente dito não seja a causa do pico. Pode ser que você não tenha dormido o suficiente, ou talvez tenha acrescentado muito sal, ou quem sabe o pico de glicemia baixasse se você mudasse o tipo de carboidrato ou acrescentasse gordura. Vamos examinar todas essas opções e ver como podemos cortar seus picos de glicemia. Se continuarem elevados por mais que você tente, então essa refeição ou comida talvez não seja boa para você. Se, no entanto, você conseguir baixar sua glicemia, então poderá voltar a incluí-la no seu rodízio alimentar sem dor na consciência.

Você registrou tudo que testou na tabela da página 258 para que pudesse determinar quais alimentos eram ou não benéficos para você, pessoalmente falando. Agora volte a examinar os alimentos que provocaram picos de glicemia. Talvez você consiga modificar esses picos e reintroduzir esses alimentos na sua dieta.

Vejamos como fazer isso, começando pela manipulação dos carboidratos.

CARBOIDRATOS

Os carboidratos são simplesmente moléculas feitas de carbono ("carb"), oxigênio ("o") e hidrogênio ("hidrato"). Existem vários tipos de carboidrato – monossacarídeos, dissacarídeos, oligossacarídeos e polissacarídeos –, mas, essencialmente e no que diz respeito à nutrição, são os amidos, açúcares e fibras. Alimentos com uma proporção elevada de amido, açúcar e/ou fibra são considerados ricos em carboidratos.

Na ciência da nutrição, os carboidratos também são considerados um dos três macronutrientes, os principais nutrientes da comida. Os outros dois macronutrientes são as proteínas e as gorduras. Carboidratos fornecem a energia de consumo imediato e aquela que é armazenada. Também existem certos tipos de carboidrato que seu corpo não digere, como as fibras e outros polissacarídeos. Esses seguem diretamente para a flora intestinal, onde afetam o êxito ou fracasso de várias espécies de bactérias do microbioma (eles também fazem outras coisas, como facilitar a eliminação de resíduos). Pessoas que seguem a chamada dieta rica em carboidratos costumam ter um microbioma de configuração diferente do microbioma das pessoas que ingerem pouco carboidrato. Por exemplo, as dietas que incluem muito açúcar (monossacarídeos e dissacarídeos), ou açúcar e gordura, tendem a promover bactérias intestinais que podem ter certos efeitos adversos à saúde, como aumentar o armazenamento de gordura[1] ou reduzir a flexibilidade cognitiva[2]. As dietas que contêm carboidratos complexos e ricos em fibras (oligossacarídeos e polissacarídeos) tendem a estimular uma diversidade maior do microbioma[3] e podem estar relacionados a uma saúde melhor, por reduzir a obesidade e diminuir processos inflamatórios[4,5,6]. Não se esqueça de que são apenas tendências e, apesar de interessantes, nem sempre valem para todos. O microbioma é complicado e se deixa afetar por vários fatores. Ainda não conhecemos tudo que pode moldá-lo e alterá-lo. Trata-se de um campo de pesquisa vigoroso, mas é interessante notar o efeito que os carboidratos podem ter no microbioma.

Pode ser que você já tenha descoberto, a partir de seus exames de glicemia, que alguns alimentos ricos em carboidratos têm a tendência de fazer sua glicemia subir demais, e outros não. Por exemplo, em nosso estudo, descobrimos que uma pessoa sofreu um pico glicêmico ao comer cookies, mas não bananas, ao passo que outra sofreu um pico glicêmico ao comer bananas, e não cookies (consulte p. 225). Para exemplificar, digamos que você tenha um pico de glicemia ao comer bananas, mas você adora banana. Ou pode ser que você tenha um pico ao comer arroz, mas você adora arroz e não consegue se imaginar vivendo sem ele. E se torrada ou aveia fizerem sua glicemia subir demais, mas você não quer passar a comer ovos todas as manhãs? Ou talvez seja aquele coquetel de fim de tarde que manda sua glicemia para o espaço sideral. Então terá de se tornar abstêmio?

A boa notícia é que você não precisa abandonar completamente os alimentos que tanto ama. As dietas restritivas que proíbem você de desfrutar sua comida predileta muitas vezes não funcionam porque são demasiadamente difíceis de seguir por muito tempo. Mas o que fazer se você quiser desfrutar uma refeição que contém carboidratos e tende a provocar picos de glicemia? Uma boa maneira é testar a mesma refeição com um carboidrato diferente. Chamamos isso de *troca de carboidratos* e apresentaremos algumas maneiras de fazê-la. Pegue a refeição ou o alimento que você quer comer sem culpa e faça o seguinte:

- **Isole o vilão.** Se a refeição que provoca o pico glicêmico tiver diversos carboidratos, a primeira coisa que você pode fazer é testá-la várias vezes, eliminando um deles a cada teste, até descobrir qual carboidrato é o vilão (ou quais). (Nosso aplicativo contém os valores nutritivos de todos os alimentos; portanto, se não souber ao certo se um alimento é rico em carboidratos ou não, lá encontrará essa informação.) Por exemplo, digamos que você queira comer aveia de manhã e tenha o costume de acrescentar leite e açúcar aos flocos, acompanhados por um copo de suco de laranja. Qual carboidrato é a causa do problema? Seria a aveia, o leite, o açúcar ou o suco de laranja? Você poderia experimentar a aveia com leite, mas sem acompanhamentos. Aí poderia tentar tomar só o suco de laranja. Em seguida, aveia com passas no lugar do açúcar. A cada alternativa, faça um exame de glicemia aos 30, 60, 90 e 120 minutos (ou determine o grau de fome logo depois de comê-la). Isso pode ajudá-lo a identificar os ingredientes que fazem sua glicose disparar. Aí saberá o que precisa eliminar ou trocar. Você pode registrar esses experimentos numa tabela como esta:

REFEIÇÃO	30 min	60 min	90 min	120 min
Aveia, leite desnatado, açúcar, suco de laranja				
Aveia, leite de soja, passas				
Somente suco de laranja				
Aveia, sem leite, fruta fresca				

- **Reduza a porção.** Se gostar de comer uma bela tigela de aveia (ou massa, arroz, ou seja qual for o cereal de sua preferência), você ficaria contente com uma tigela pequena? Se a resposta for não, nem se incomode de fazer este teste, mas, se achar que ficaria igualmente feliz com menos, tente ajustar o tamanho da porção. Pode ser a quantidade a causa do pico de glicemia, e não os alimentos *per se*. Você pode monitorar este experimento assim:

REFEIÇÃO	30 min	60 min	90 min	120 min
2 xícaras de espaguete à bolonhesa				
1 xícara de espaguete à bolonhesa				
½ xícara de espaguete à bolonhesa				

- **Divida a refeição.** Se aumentar a duração da refeição, pode ser que você diminua a elevação da sua glicemia. Você pode tentar comer mais devagar ou dividir uma refeição grande em porções ou pratos, aguardando algum tempo entre um e outro (é para isso que serve a conversa na hora do jantar). Ou você pode fazer refeições menores e mais frequentes no decorrer do dia, em vez de poucas refeições grandes (o que também aproveita a propriedade das refeições menores de baixar a glicemia).
- **Mude o cereal.** Se o problema for a aveia (ou o arroz, o trigo, ou seja qual for o cereal da refeição problemática), tente trocá-la por um cereal diferente ou substituir metade da aveia por grãos de leguminosas (as sementes das leguminosas costumam provocar elevações mais baixas da glicose). Existem vários tipos de cereais e leguminosas, portanto saia da rotina e experimente coisas novas. Algumas pessoas são muito sensíveis aos carboidratos e não se dão bem com cereais de nenhum tipo, mas é muito mais comum encontrarmos cereais

que funcionam para a maioria das pessoas. Se a primeira troca de grãos não funcionar, tente outra, como:

Amaranto	Arroz branco: grão curto, basmati, jasmim, grão longo
Cevada	
Arroz integral: grão curto, basmati, grão longo	Feijão-azuqui
	Feijão-preto
Trigo-sarraceno	Feijão-fradinho
Fubá/polenta	Fava
Milhete	Feijão-branco italiano
Aveia: em flocos, farelo, moída	Grão-de-bico
	Ervilha
Quinoa	Feijão-roxo
Centeio	Lentilha: comum, vermelha, verde
Sorgo	Fava-de-lima
Espelta	Feijão-branco
Grão teff	Amendoim / pasta de amendoim
Triticale	Feijão-carioca
Grãos de trigo	Soja

Ran B.

Sou um ávido maratonista e passo horas e horas treinando. Assim como meu amigo Eran Segal, sempre me interessei pela maneira como a nutrição podia melhorar meu desempenho esportivo e também minha recuperação pós-exercício. Circulam muitos clichês, mitos, dicas, segredos e receitas no mundo dos corredores e, às vezes, é difícil saber no que acreditar. Todos sabemos que precisamos comer alimentos energéticos, mas não queremos levar peso extra ao corrermos a maratona ou disputar o triatlo, ou o que quer que seja.

Era comum que eu experimentasse diversos tipos de dieta para ver como me afetariam. Tinha ouvido falar que algumas pessoas, inclusive Eran, tinham bons resultados com uma dieta de baixo carboidrato, mas, para mim, reduzir drasticamente a ingestão de carboidratos tinha um efeito imediato e negativo. Eu me sentia mais fraco durante os treinos. Decidi, porém, tentar diversificar os carboidratos que comia. Geralmente tenho de comer fora, e o arroz era meu carboidrato de preferência na maioria das vezes. Quando experimentei trocar o arroz por quinoa, reparei num resultado quase imediato. Tinha mais disposição, meu desempenho não mudou em nada e, sem reduzir as calorias, perdi quase dois quilos. Hoje me sinto mais magro, mais forte e mais disposto, simplesmente por trocar um carboidrato por outro.

- **Aumente as fibras.** Em nosso estudo, vimos que, em muitos casos, embora o acréscimo de fibras a uma refeição tendesse a elevar a resposta glicêmica pós-prandial imediata, isso também tendia a baixar a resposta glicêmica pós-prandial de uma refeição feita no dia seguinte. Tente incluir mais fibras na sua refeição, como, por exemplo, ao utilizar cereais integrais, e não processados, ou acrescentar farelo de trigo ou de aveia, germe de trigo ou outro aditivo rico em fibras a uma vitamina de frutas ou iogurte. Faça isso vários dias seguidos e volte a testar a refeição.
- **Mude as frutas.** Se descobrir ou desconfiar que as frutas são o problema, tente uma fruta diferente. As frutas secas contêm açúcares concentrados e, portanto, você talvez descubra que a troca por frutas frescas (como, por exemplo, acrescentar mirtilos à aveia, em lugar das passas) faça a diferença. Se gostar de comer frutas como petiscos, mas as bananas fazem sua glicemia disparar, experimente maçãs. Se o problema é a

laranja, tente a manga. É sempre benéfico diversificar a dieta, e experimentar mais frutas também dará a você o benefício extra de nutrientes adicionais. Em geral, as frutinhas silvestres tendem a ter a menor quantidade de açúcar. Pode ser que descubra que são as melhores para você, mas só saberá ao certo se testar outras frutas das quais gosta.

Ruti E.

Lutei anos com o meu peso. Tentei várias dietas. Algumas funcionaram por um tempo, mas sempre recuperava o peso perdido. Quando participei do Projeto de Nutrição Personalizada do Instituto Weizmann, descobri que os tomates faziam minha glicemia subir absurdamente. Nem em um milhão de anos eu teria adivinhado que eram os tomates! Depois que o estudo acabou, me sentei para conversar com um dos coordenadores, e ele me mostrou que, em todas as minhas refeições que incluíam tomates, eu sofria picos óbvios de glicemia! Os gráficos eram claríssimos e não restava dúvida alguma. Sempre comi muito tomate, pensando que fazia um bem a mim mesma, mas hoje percebo que isso pode ter sido um dos grandes responsáveis pelo fracasso das dietas que fiz anteriormente. Não era minha culpa: eram os tomates! Hoje reduzi bastante o consumo de tomate e estou me sentindo muito mais disposta, o que ainda me surpreende. Já perdi alguns quilos e estou muito esperançosa: acho que finalmente encontrei a resposta para o meu problema de peso.

- **Mude o suco.** Os sucos contêm uma alta concentração de frutose, o açúcar das frutas, mas talvez você possa beber um suco diferente sem fazer sua glicemia disparar. Os sucos espremidos na hora não têm os aditivos nem o açúcar extra que muitos sucos pré-embalados contêm. O problema também pode ser a fruta em questão. Troque o suco de laranja pelo de toranja, maçã ou tomate, e veja se isso faz alguma diferença. Você também pode tentar comer uma laranja inteira, em vez de tomar o suco de uma laranja. Assim vai ingerir mais fibras, que podem modificar sua resposta glicêmica. Outra opção é eliminar o suco, caso você não se importe muito com isso e só o beba por uma questão de hábito. Um copo de água pode ser preferível: em nossa pesquisa, vimos que tomar mais água durante a refeição tendia a baixar a resposta glicêmica. Além disso, tomar água, e não uma bebida doce, implica que você está consumindo menos energia, o que pode ajudá-lo a perder peso ou dar espaço para comer mais no decorrer do dia.

- **Mude o açúcar adicionado.** Se sempre usar o açúcar da cana para adoçar o mingau de aveia quente, tente um açúcar diferente, como mel, xarope de bordo verdadeiro, açúcar de coco, açúcar de tâmara ou um pouco de melaço. Ou, se incluir frutas no mingau, pode ser que ainda aprecie o sabor da refeição sem o acréscimo de açúcar.
- **Mude o leite.** O leite é uma fonte de proteínas, cálcio e gorduras (a não ser no caso do leite desnatado), mas o que algumas pessoas não percebem é que o leite também é uma fonte de carboidratos, por causa dos níveis elevados de lactose que contém (a lactose é o açúcar do leite). De fato, quanto mais gordura for removida do leite integral, mais concentrado estará o açúcar natural do leite e, portanto, o leite desnatado é o mais "açucarado". Mesmo que você não tenha um pico glicêmico ao tomar leite desnatado, pode ser que descubra que o acréscimo de leite ou creme rico em gordura a uma refeição que faz sua glicemia disparar talvez modifique o pico. Você poderia usar leite integral ou com dois por cento de gordura, ou até mesmo uma colherada de creme. Você também pode

tentar leite de soja, leite de amêndoa ou o leite de outras nozes ou sementes. Pode ser que você reaja melhor a um leite de nozes do que ao de vaca, ou vice-versa.

Ao experimentar um carboidrato diferente, simplesmente volte a testar a refeição e inclua os dados no seu gráfico (ou no aplicativo). Aí você poderá comparar as elevações na glicemia (ou os graus de fome, caso seja isso que esteja registrando, ou então as alterações de peso semanais) para ver se a troca fez alguma diferença. Se tiver baixado o pico de glicemia a um nível mais normal para você, então volte a acrescentar esse alimento às suas refeições. Se isso não tiver ocorrido, você pode tentar outra troca (ou ver se outras estratégias oferecidas a seguir funcionam). Quantas vezes você precisará mexer na refeição provavelmente dependerá da importância dessa refeição para você, mas, como pode ver, existem várias maneiras de mudar os carboidratos de uma refeição. O complicado é encontrar a alteração que vai reduzir seu pico glicêmico sem prejudicar o prazer que a refeição proporciona.

ACRESCENTE GORDURA

Outra maneira eficaz que talvez lhe permita abrandar os picos glicêmicos é acrescentar gordura. Já discutimos a concepção errônea de que a gordura faz mal e, em relação à glicemia, o equívoco dessa percepção parece muito verdadeiro. Em muitos casos, o acréscimo de gordura a um alimento rico em carboidratos diminuía o pico de glicemia e, às vezes, de maneira dramática. Você talvez fique feliz em ouvir isso, porque a gordura é saborosa e melhora o sabor de outros alimentos. Se você vem evitando a gordura por questão de saúde, pode ser que descubra que não precisa mais fazer isso.

Existem vários alimentos ricos em gordura e fáceis de acrescentar às suas refeições:

- Gordura animal, como a banha
- Abacate
- Manteiga
- Queijo
- Coco
- Creme ou nata
- Carnes gordurosas, como filé e toucinho
- Maionese
- Nozes e sementes (e pastas feitas com nozes e sementes)
- Azeite de oliva
- Amendoins e pasta de amendoim
- Salmão e outros peixes gordurosos
- Tahini
- Ovos inteiros
- Leite integral

Pense em todas as maneiras excelentes de melhorar o sabor das suas refeições com o acréscimo de gordura: um pouco de manteiga na torrada, um teco de maionese no sanduíche, azeite na massa, tahini no pão sírio, queijo para acompanhar os biscoitos salgados, creme na aveia, café com leite integral... Se realmente preferir comer costela bovina assada a peito de frango grelhado, ou se tiver vontade de comer um omelete feito com ovos inteiros, e não aquele omelete só de claras que você sempre se obriga a pedir, pode ser que você tenha uma agradável surpresa ao descobrir como a gordura é capaz de controlar sua glicemia. Portanto, se adorar um alimento que faz sua glicemia disparar, mas não contém muita gordura, ou se você já vem fazendo uma dieta de baixa gordura para melhorar a saúde, mas parece não conseguir regular a glicose, veja o que acontece quando acrescenta gordura. Pode ser que isso faça o tal alimento chegar ao seu ponto ideal. Você pode monitorar o experimento de acréscimo de gordura assim:

REFEIÇÃO	30 min	60 min	90 min	120 min
Pão puro				
Pão com manteiga				
Pão com pasta de amendoim				
Pão com Nutella				

Conforme vai testando as coisas, é provável que você perceba que o acréscimo de certas gorduras pode funcionar melhor que a adição de outras, e algumas podem provocar um pico ainda mais elevado. Você só saberá se testá-las.

Baixo carboidrato ou dieta cetogênica?

Depois de fazer os exames de glicemia, muitas pessoas reparam que sua glicose tende a disparar quando comem alimentos ricos em carboidratos e têm picos glicêmicos muito menores com alimentos ricos em gorduras. Isso leva muita gente a se perguntar se deveria partir para uma dieta de baixo carboidrato, paleolítica ou até mesmo cetogênica. A popularidade dessas diversas dietas sobe e desce, mas todas têm uma coisa em comum: têm um teor mais baixo de carboidratos e um teor mais alto de gorduras do que a dieta padrão dos norte-americanos. Como já discutimos na primeira metade deste livro, várias pesquisas respaldam a perda de peso mais rápida e mais eficaz no caso de dietas de baixo carboidrato do que no caso das dietas de baixa gordura. Dietas como a de Atkins e outros regimes semelhantes têm muitos seguidores. Versões recentes da dieta de baixo carboidrato, como a paleolítica, usam muitos desses princípios, ao mesmo tempo que enfatizam os alimentos naturais e integrais, em detrimento dos alimentos processados. As dietas cetogênicas levam isso ao extremo, cortando praticamente todo e qualquer carboidrato e introduzindo níveis elevados de gordura. Tradicionalmente, têm sido usadas de maneira eficaz para tratar doenças, em particular a epilepsia infantil. Nos últimos tempos, viraram moda entre as pessoas que tentam perder peso.

A pesquisa sobre os benefícios à saúde dessas dietas ricas em gordura é um tanto ambígua, embora, em geral, não existam indícios concretos de que sejam perigosas. Existem indícios abundantes de que as dietas ricas em açúcar prejudicam a saúde e, portanto, qualquer uma dessas dietas já seria um avanço em comparação com uma dieta rica em açúcar e provavelmente teria como resultado um nível de glicose no sangue baixo e estável.

O problema é que essas dietas não funcionam para todo mundo. Como tudo o mais, as reações das pessoas a essas dietas são personalizadas. Se quiser tentar a dieta de baixo carboidrato/alta gordura, vá em frente, mas certifique-se de aferir sua glicemia ao experimentar refeições diferentes para ver o que funciona no seu caso e você realmente gosta de comer.

Outro problema com essas dietas é segui-las. É muito difícil fazer uma dieta de baixo carboidrato em nossa sociedade atual. Pense em todos os lugares aonde você vai e as coisas que faz, e imagine nunca ser capaz de comer carboidratos em todas essas situações. É muito difícil frequentar eventos sociais e comer em restaurantes sem ingerir carboidratos. Eles estão em toda parte; são tentadores, saborosos, e muitas pessoas que optam por dietas de baixo carboidrato ou cetogênicas descobrem que não conseguem mantê-las por muito tempo. A vontade de comer carboidrato pode desaparecer no começo, e depois voltar com uma força irresistível. Muitas pessoas relatam que, depois de voltarem a comer alimentos ricos em carboidratos, passam a fazê-lo em excesso e recuperam o peso perdido.

A decisão é sua, mas gostaríamos de dizer que, se você gosta da dieta de baixo carboidrato e não tem problema algum em segui-la, além de garantir que sua dieta seja variada e equilibrada, com muitas vitaminas e minerais, então essa pode ser uma ótima dieta para você. Mas, se você não gosta de comer desse jeito e, em particular, não gosta de fazê-lo por muito tempo, não a recomendamos, porque você provavelmente não vai segui-la. Vai parecer muito restritiva. Se gostar de carboidratos, então descubra quais deles deixam de causar problemas de glicemia no seu caso e desfrute-os sem culpa.

OPÇÕES NATURAIS

Muitos alimentos processados contêm aditivos alimentares que tendem a fazer a glicemia de muita gente disparar. Os mais óbvios são os adoçantes artificiais, que já discutimos o suficiente e podem fazer a glicemia de alguns consumidores subir demais. Nesses indivíduos suscetíveis, esses alimentos processados podem afetar a intolerância à glicose e contribuir para o desenvolvimento do diabetes (embora mais pesquisas em seres humanos se façam necessárias). Mas existem muitos outros exemplos de como os alimentos processados e pré-embalados podem causar picos de glicemia.

Por exemplo, temos uma amiga que adorava pedir sanduíches para o desjejum no *drive-thru* de uma cadeia de restaurantes bem conhecida. Ela costumava ficar com as versões "saudáveis" e de baixa gordura, com clara de ovo, toucinho de peru e os bolinhos integrais, mas às vezes comprava também as versões mais gordurosas. Em todos os casos, sofria um pico de glicemia: aparentemente não importava se acrescentasse manteiga, queijo, carne ou se optasse por ovos sem gema e nada de gordura. O que ela percebeu foi que, se preparasse o sanduíche em casa, exatamente como ela gostava, com ovos inteiros, toucinho e queijo, sua glicemia subia bem menos. Como experiência, provou um sanduíche de pão integral com clara de ovo e linguiça de peru em casa e tampouco teve um pico de glicemia.

Desconfiamos que fossem os conservantes e outros aditivos na comida do *drive-thru* a causa do pico de glicemia. Muitos produtos ricos em carboidratos nos *fast-foods* e outros restaurantes são feitos com ingredientes extremamente processados, e os molhos e condimentos acrescentados à comida muitas vezes contêm açúcar e uma quantidade elevada de sódio, mesmo que, ao paladar, não pareçam doces nem muito salgados. Esses dois fatores poderiam afetar os picos de glicemia.

Muitos alimentos processados removem as gorduras, e se orgulham disso, mas, para retirar a gordura e manter o sabor agradável, muitas vezes é preciso acrescentar açúcar e aditivos. Os corantes e sabores artificiais também tendem a promover a instabilidade da glicemia e, portanto, se você realmente for obrigado a consumir comida pré-embalada, veja se consegue usar as estratégias apresentadas neste capítulo para mudá-la a seu favor. Caso contrário, tente substituí-la por algo semelhante que você prepare em casa, como o sanduíche que nossa amiga gosta de comer no café da manhã, ou tente uma versão mais natural de um alimento de sua preferência, como um picolé com uma lista de ingredientes reduzida.

Doron P.

Fiz dieta a vida toda. Trabalho na indústria de alta tecnologia e meus horários são malucos, e tem sido assim há vários anos. Minha vida estressante não me ajuda a suportar o caráter restritivo da maioria das dietas e a sensação de fome que sempre tenho. Simplesmente não consigo resistir às comidinhas gostosas e tão acessíveis disponíveis no meu ambiente de trabalho. Mas agora estou no meio da casa dos quarenta anos e sou obrigado a admitir que minhas tentativas de longa data de perder peso não estão funcionando. Estava me perguntando se acabaria obeso e sofreria com as complicações tão comuns a esse problema. Aí me inscrevi no Projeto de Nutrição Personalizada. Achei que talvez fosse minha última chance. Quando recebi meu boletim, fiquei surpreso ao ver que vários dos "alimentos saudáveis" que eu comia, como sushi, salada de frutas e o meu prato predileto à base de berinjelas, na verdade não faziam nada bem à minha glicemia. Outros alimentos inesperados, como vinho, chocolate e *crème brûlée*, mal afetavam meus níveis de glicose no sangue. Pela primeira vez na vida, poderia montar eu mesmo uma dieta equilibrada baseada em mim. Hoje posso comer com alguma tranquilidade, inclusive uma ou outra sobremesa que combina comigo. Isso me ajuda a seguir o regime por não ser absurdamente restritivo e incluir alimentos que eu adoro. Estou me sentindo ótimo e, depois de seguir a dieta durante dois anos, já perdi quase dez quilos!

MUDANÇA DE ESTILO DE VIDA

Além de mudar o que você come, existem mudanças de estilo de vida que podem influenciar os picos de glicemia para cima ou para baixo. Não trataremos de variáveis que você não tem como controlar diariamente, como idade, peso, IMC ou medidas como glicemia de jejum, nível de colesterol, pressão sanguínea ou porcentagem de HbA1c. Mas existem algumas outras coisas que você pode mudar no cotidiano (ou na medida do necessário), e com elas você pode brincar para ver se modificam seus picos de glicemia num sentido positivo.

- **Durma mais.** Em nosso estudo, observamos que dormir mais levava a respostas glicêmicas pós-prandiais mais baixas. Mais especificamente, quando coincidia com o período noturno, o sono contribuía para baixar a glicemia mais do que se a pessoa dormisse durante o dia e permanecesse acordada à noite. Se, no momento, você não consegue dormir o suficiente (a orientação geral é dormir de sete a oito horas por noite, mas isso pode variar de pessoa para pessoa), veja se dormir mais ou ajustar os horários de sono afetam os picos de glicemia que você tem depois de comer seus pratos preferidos.
- **Exercite-se mais.** Em geral, em nossa pesquisa, encontramos uma associação entre exercício e níveis mais baixos de glicose, prova de que a atividade física pode ser uma maneira proveitosa de manipular suas respostas glicêmicas e afetá-las em termos gerais. Não custa repetir: isso não funciona para todo mundo e, portanto, digamos apenas que você pode testar para ver se o exercício afeta ou não seus níveis pessoais de glicose no sangue. Às vezes, o efeito do exercício é imediato; outras vezes, descobrimos que só entrava em ação passadas 24 horas. Portanto, tenha isso em mente quando fizer o experimento.
- **Ajustar o horário das refeições.** Existem muitas variações em relação a como os indivíduos reagem ao horário das refeições. Muitas pessoas têm picos glicêmicos mais altos de manhã e mais baixos à noite; outras percebem o contrário. Talvez você descubra que comer alimentos que fazem sua glicemia disparar num horário diferente pode abrandar o pico. Experimente comer seu desjejum predileto como um lanchinho da tarde, ou tente o petisco de fim de noite que faz sua glicemia subir demais como componente do seu almoço, para ver se isso faz alguma diferença.

- **Menos sal, mais água.** No caso de algumas pessoas, os alimentos salgados provocavam respostas glicêmicas pós-prandiais mais altas, e mais água na refeição provocava respostas glicêmicas pós-prandiais mais baixas. Você pode tentar ajustar o sal e a água na sua refeição para ver se isso ajuda.
- **Leve em conta suas alterações hormonais.** As mulheres menstruadas tendiam a ter mais picos glicêmicos nesse período do que em outros momentos de seu ciclo. Talvez seja melhor não fazer sua semana de testes com os alimentos quando estiver menstruada, pois os resultados podem não ser precisos. Ou talvez seja bom tomar outras precauções com suas escolhas alimentares durante essa semana, reduzindo os carboidratos e acrescentando gordura para manter sua glicemia mais baixa.
- **Tente relaxar.** Nossa pesquisa mostrou uma associação entre o estresse e os níveis mais altos de glicose no sangue, portanto, se você estiver passando por um momento estressante, seus níveis podem estar mais altos do que normalmente seriam. Pode ajudar se você utilizar técnicas de controle do estresse, como respiração, exercícios de relaxamento ou meditação. Se quiser tentá-los, meça sua glicemia para ver se isso ajuda. Vimos resultados significativos em alguns casos.

Ron K.

Depois de participar do estudo do Weizmann sobre nutrição personalizada, que incluía um monitor contínuo de glicose que eu levava comigo o tempo todo, descobri que, sempre que comia tarde da noite, meus níveis de glicose enlouqueciam pelo resto da madrugada. Na manhã seguinte, acordava com glicemia alta. Decidi prestar muito mais atenção no que eu comia antes de dormir e, mais especificamente, escolhi alimentos diferentes para comer tarde da noite. Também experimentei não comer tão tarde, passando minha última refeição do dia para um horário mais cedo. Nem sempre conseguia fazer isso, mas continuava tentando. Depois do estudo, só podia fazer os exames furando o dedo e, portanto, não tinha como saber o que minha glicemia andava aprontando à noite, mas percebi que certas mudanças nas opções alimentares e no horário da refeição me faziam sentir muito melhor de manhã, e minha glicemia de jejum ao acordar passou a ficar mais baixa com mais regularidade. A meu ver, foi um sucesso!

Por fim, se tiver tentado diversas estratégias e determinada refeição ou comida continuar a fazer sua glicemia subir demais, talvez seja melhor eliminar essa refeição ou comida da sua dieta. Alguns alimentos vão fazer a glicose de algumas pessoas disparar de um jeito ou de outro, e vale a pena remover esse alimento da dieta ou ao menos não comê-lo com tanta frequência, em nome da sua saúde, disposição, peso e bem-estar geral. Esse alimento simplesmente não faz bem para você. Se isso parecer difícil ou você não gostar da ideia, simplesmente se lembre de como é importante manter níveis normais de açúcar no sangue depois de comer. Isso vai fazer bem à sua saúde e ao seu peso de várias maneiras. Cedo ou tarde você vai perder o gosto pela coisa, passando a preferir outros alimentos com efeitos mais favoráveis. Essa é a verdadeira essência de uma dieta personalizada. Agora você sabe a verdade que se aplica a você. Significa que chegou a hora de organizar seu programa de alimentação personalizada e estilo de vida!

CAPÍTULO 10

Seu organizador da dieta personalizada

Terminada a nossa pesquisa, percebemos que não podíamos simplesmente passar para o próximo projeto e deixar nossos participantes sem orientação. As pessoas queriam saber o que fazer com as informações que haviam descoberto durante o estudo. Tinham suas listas de alimentos bons e ruins, mas não sabiam ao certo o que fazer com elas. Como deveriam organizar suas refeições, sabendo o que tinham descoberto? Queriam um programa. Passamos um bom tempo pensando nisso. O que deveríamos levar em consideração para criar um programa completo de refeições baseado nos resultados de glicemia? Como poderíamos ajudar?

    A primeira coisa que fizemos foi considerar o que é obrigatório entrar em qualquer programa. Naturalmente, nosso principal objetivo é manter os níveis de glicose no sangue estáveis e normais. Existem algumas outras considerações importantes para uma dieta saudável e consistente. Se quiser recuperar ou manter a boa saúde e um peso sadio, seria aconselhável fazer o seguinte:

- **Coma uma grande variedade de coisas.** Se seus testes tiverem revelado um pequeno grupo de refeições que não fazem sua glicemia disparar, essa é uma ótima notícia, mas se você comer somente essas poucas refeições, provavelmente não obterá toda a gama de nutrientes de que precisa. Foge ao objetivo deste livro informar a você quais seriam as quantidades adequadas de todos os macronutrientes, vitaminas e minerais de que seu corpo precisa, e isso provavelmente varia de pessoa para pessoa, mas a melhor maneira de obter uma boa diversidade de nutrientes é comer uma boa diversidade de coisas. Ou seja, tipos diferentes de hortaliças, frutas, cereais e outras fontes de proteínas. Ou, mais simplesmente, significa tipos diferentes de refeições – ovos, sopas, saladas, sanduíches, pratos com proteínas/hortaliças, pratos com massas/arroz, e assim por diante. Se variar o que você come, isso provavelmente vai beneficiar sua ingestão de nutrientes. No organizador de refeições, mais adiante neste capítulo, ajudaremos você a categorizar suas refeições "boas" para garantir que sua dieta tenha uma boa diversidade de alimentos. Você não tem de comer todo tipo de refeição todo santo dia, nem só uma vez na vida: se não gostar de sopa ou não for chegado a um sanduíche, tudo bem, mas quanto mais diversidade você introduzir nas suas refeições, mais nutrientes você provavelmente obterá. Se suas refeições "boas" não variarem o suficiente (ou mesmo que o façam), estimulamos você veementemente a continuar a diversificar sua dieta, experimentando coisas novas e testando as novas refeições de que você gostar. Continue aumentando sua lista de refeições e comidas "boas" e terá uma extensa lista de opções seguras que vão manter você bem nutrido e sua glicemia sob controle.
- **Inclua fibras.** Lembre-se de que as fibras alimentam as bactérias benéficas do seu microbioma e podem aumentar a

diversidade desses organismos. Hortaliças, frutas, cereais, sementes e suplementos ricos em fibras são todos fontes boas de fibras, para manter seu microbioma bem alimentado e viçoso. Lembre-se também de que, embora as fibras possam levar inicialmente a níveis mais elevados de glicose no sangue, a tendência é fazê-los baixar no dia seguinte. A ingestão regular de fibras pode ajudar você a manter sua glicemia estável.

- **Equilibre as porções.** Pode ser que você já tenha experimentado alterar o tamanho das porções ao tentar abrandar alguns dos seus picos de glicemia. Como já explicamos, comer em demasia, mesmo que sejam alimentos que não fazem sua glicose disparar quando ingeridos com moderação, pode provocar picos de glicemia em algumas pessoas. Comer em excesso com regularidade também pode indicar que você está consumindo mais energia (calorias) do que precisa e, com o passar do tempo, isso levará quase certamente ao ganho de peso.

Com a glicemia estabilizada, é mais provável você manter o peso mesmo ingerindo mais calorias do que comeria se seguisse uma dieta de redução calórica que não levasse em consideração a glicemia. Você se lembra do estudo que demonstrou que as pessoas que seguiam uma dieta de baixo carboidrato perdiam tanto peso quanto as pessoas que seguiam uma dieta de baixa gordura, mesmo que ingerissem mais calorias? O motivo da diferença provavelmente está no efeito da glicemia, pois sabe-se que a elevação da insulina após o pico de glicose colabora com o armazenamento de gordura. Portanto, apesar de você provavelmente poder comer mais e ficar saciado quando seu nível de glicose no sangue está sob controle, existem limites.

Claro que em algumas ocasiões você precisa fazer refeições grandes. Você terá mais fome em alguns momentos do que outros, e, naturalmente, temos as comemorações, os jantares de família e as refeições em restaurantes, onde as porções tendem a ser grandes.

Ajuda muito saber, a partir dos testes, quais refeições grandes não fazem sua glicemia disparar. Se houver uma refeição de oitocentas calorias que não faz você sofrer um pico de glicemia, você poderá recorrer a ela quando precisar de mais energia. Melhor ainda, descubra várias refeições que funcionam no seu caso ou que funcionem depois de você mudar alguns aspectos (trocando carboidratos ou acrescentando gordura, por exemplo). Se estiver tentando perder peso, você poderá se dedicar a reduzir o tamanho das porções até chegar a um ponto em que não sentirá fome, apesar de continuar a perder peso de maneira lenta e constante. Lembre-se: estabilizar a glicemia permitirá a você manter um déficit de energia. Não há como nós (ou qualquer outra pessoa) dizermos a você que certa quantidade de calorias vá fazer *você* perder peso. Você precisa descobrir que patamar é esse no qual começa a perder peso e, por isso, concentre-se em encontrar os melhores alimentos para estabilizar sua glicemia, e coma a maior diversidade possível de coisas que atendam a esses parâmetros e em porções moderadas.

Outra maneira de ajudá-lo a controlar a ingestão de comida, seja para perder peso ou impedir a retomada de peso, é organizar as comidas "boas" em refeições/petiscos grandes (mais de quinhentas calorias), moderadas (duzentas a quinhentas calorias) e pequenas (menos de duzentas calorias), e distribuí-las durante o dia. Você pode optar por refeições moderadas e petiscos pequenos, ou distribuir refeições grandes e pequenas no decorrer do dia (ou da semana). Esse método deve funcionar muito bem e não exige a contagem de calorias. Lembre-se: se não tiver opções suficientes de comidas "boas" numa das categorias, você pode continuar a fazer testes para descobrir mais alternativas. Recomendamos sempre que você procure a diversidade na alimentação.

MINHAS COMIDAS E REFEIÇÕES BOAS

O próximo passo é criar uma lista de todas as refeições e comidas que você marcou como "boas" na tabela da p. 258. Esse será seu cardápio personalizado, e é a partir dessa lista que você escolherá o que comer diariamente. Inclua as refeições e comidas que, a princípio, não fizeram sua glicemia disparar, ou aquelas que você conseguiu modificar para eliminar os picos de glicemia iniciais.

Minhas comidas e refeições boas
Desjejum:
Almoço:
Jantar:
Petiscos:
Combinações variadas:

Agora que tem todos os seus alimentos "bons" organizados, você pode criar seu programa alimentar, algo que deve ser exclusivamente seu e levar em consideração aquilo de que você gosta; a quantidade de que precisa; e outros fatores, inclusive quais são os alimentos da estação, seu orçamento, e assim por diante. Use sua lista de "Comidas Boas" como guia.

Claro que não será possível se ater ao programa em determinados momentos. A vida segue e você terá de ser flexível; quando o inesperado (ou o evento social marcado, aquela saidinha ou as férias) acontecer, você já terá as ferramentas adequadas para enfrentar a situação e tomar boas decisões. Preencha seu programa de acordo com todas as refeições e comidinhas "boas" que já organizou. Acima de tudo, faça o seguinte:

- **Continue a diversificar as opções.** Quanto mais variadas forem as coisas que você comer, mais nutrientes você obterá. Tente combinar tipos diferentes de comida (por exemplo, sopa, salada, pratos à base de cereais, pratos à base de proteínas etc.).
- **Continue a equilibrar as porções.** Mantenha a moderação ou equilibre refeições grandes com refeições pequenas.
- **Continue a experimentar!** O mundo tem milhares de comidas diferentes que podem ser combinadas infinitamente em arranjos que talvez sejam benéficos e agradáveis ao seu paladar, além de estabilizarem sua glicemia. Continue experimentando, continue provando coisas novas, seja um aventureiro alimentar, mas deixe que o alicerce da sua dieta sejam as refeições e os alimentos que mantêm sua glicemia firme e estável. É assim que você encontrará, enfim, a liberdade alimentar.

	Seg	Ter	Qua	Qui	Sex	Sáb	Dom
Desjejum							
Almoço							
Jantar							
Petiscos							

Sugerimos que você copie, imprima e preencha uma dessas tabelas a cada semana, para lhe servir de guia. Você pode preenchê-la no começo da semana, antes de ir às compras, para montar um programa, ou então preenchê-la depois de fazer cada refeição, para garantir que não perderá o rumo.

Depois que se acostumar a planejar suas refeições dessa maneira, você provavelmente não vai precisar continuar a colocar os programas por escrito, embora algumas pessoas prefiram fazer isso regularmente, só para manter a organização e não esquecerem o que é ou não melhor que comam. Também recomendamos voltar a testar os alimentos que você come com frequência a cada seis meses, mais ou menos. Com a mudança da sua dieta, seu microbioma também vai mudar e, com o passar do tempo, suas reações a certos alimentos podem sofrer alterações. As mudanças provavelmente não serão dramáticas, mas talvez você descubra que alguns alimentos que você não podia comer antes agora são aceitáveis.

A essência da dieta personalizada, obviamente, é ter tudo a ver com você e, portanto, torcemos para que resista à tentação de voltar às dietas tradicionais e continue curioso e comprometido com suas respostas pessoais aos alimentos. Continue testando sua resposta glicêmica à comida e experimentando coisas novas com certa frequência para expandir sua dieta, a diversidade do que come e também para estimular a própria busca por uma saúde melhor.

CAPÍTULO 11

O futuro das dietas

Agora você faz parte da revolução em andamento na ciência da nutrição. Está praticando a nutrição personalizada, usando informações da vanguarda do conhecimento humano e colocando em prática uma ciência que ainda precisa ser incorporada às orientações alimentares em voga. Ainda há muito a descobrir e aprender, e certamente há muito a aguardar. Neste último capítulo, queremos dar a você um vislumbre do futuro, para que possa ver o que já está em desenvolvimento, o que virá a seguir e o que você pode esperar do novo conhecimento gerado pela pesquisa e das novas tecnologias que tornarão a dieta personalizada não só mais fácil, mas também cada vez mais pessoal.

Por exemplo, à medida que aprendemos a projetar melhor os programas de nutrição personalizada, teremos de considerar muitas outras medidas além da glicemia. Acabaremos, provavelmente, encontrando maneiras mais fáceis de monitorar as flutuações de lipídeos no sangue (níveis de colesterol), alterações na pressão sanguínea e o monitoramento periódico e mais detalhado do microbioma, incluindo a intervenção direta para aprimorar a configuração e a função da flora intestinal. A obtenção de parâmetros individuais por meio do uso de sensores e de métodos para lidar com grandes volumes de dados, como os que utilizamos em nossa pesquisa sobre a glicemia, produzirá mais informações num futuro próximo. Além disso, a personalização relacionada ao campo da genética está em sua infância, e podemos esperar muito mais das pesquisas nessa área que estão por vir.

As grandes empresas do ramo da alimentação também estão investigando possibilidades para a personalização dos alimentos no futuro. Por exemplo, a Nestlé está trabalhando numa máquina, semelhante à cafeteira Nespresso – que faz café espresso a partir de cápsulas –, capaz de preparar alimentos, bebidas ou suplementos personalizados para um indivíduo, ao apertar de um botão, de acordo com suas deficiências e necessidades nutricionais[1].

Outra área de desenvolvimento empolgante está nos avanços tecnológicos no campo do monitoramento biométrico. Existem muitos novos aparelhos portáteis e sensores capazes de monitorar indicadores de saúde, como pulsação, frequência cardíaca, glicemia, entre outros. Logo poderemos ter até mesmo um aparelho para registrar a composição do microbioma sem sairmos de casa. Toda essa nova tecnologia vai se tornar uma ferramenta importante para conscientizar ainda mais o consumidor de que cada corpo responde de maneira individual à comida e às escolhas de estilo de vida.

Alguns desses progressos ainda estão na fase especulativa, mas apresentamos a seguir algumas tecnologias que sabemos estar em pleno desenvolvimento ou foram disponibilizadas há pouco tempo e que são capazes de aprimorar sua dieta personalizada agora mesmo ou muito em breve.

MONITORES DE GLICOSE CONTÍNUOS E NÃO INVASIVOS

Existem monitores contínuos da glicemia que não precisam que você fure o dedo. A empresa Abbott acabou de lançar um, chamado Libre Pro. A calibração dos monitores antigos exigia que você furasse o dedo umas quatro vezes ao dia. Os modelos mais recentes foram rotulados como "minimamente invasivos", porque exigem a introdução de uma agulha em miniatura na pele, mas não precisam que você fure o dedo para calibrá-los o tempo todo. O leitor custa uns oitenta dólares e pode ser usado várias vezes. O sensor custa a mesma coisa e pode ser usado por um período de duas semanas, depois do qual terá de ser substituído por um sensor novo. O problema é que, no momento, esses monitores só estão disponíveis com prescrição médica para as pessoas que já foram diagnosticadas com diabetes, mas ao menos uma empresa de bens de consumo está trabalhando na produção de um produto similar voltado para o público geral. Acreditamos que, com o aumento da demanda provocado pelo número cada vez maior de pessoas que monitoram sua glicemia sem terem sido diagnosticadas como diabéticas, esses aparelhos ficarão disponíveis a todos e os preços vão cair.

ANÁLISE DO MICROBIOMA

Depois de completarmos nosso estudo, o Instituto Weizmann de Ciências (nosso instituto de pesquisa) licenciou nosso algoritmo para uma *start-up* chamada DayTwo (que não financiou nosso estudo). A DayTwo é capaz de analisar amostras de fezes e fornecer um boletim completo sobre a composição do microbioma. A empresa pega as informações sobre o microbioma e utiliza nosso algoritmo para prever como a pessoa que forneceu a amostra vai responder a diversas comidas e refeições. A principal diferença entre esse método e o exame de glicemia é que a DayTwo utiliza dados avançados baseados no conteúdo do microbioma a partir de uma amostra de fezes para prever como você responderá às refeições. Não é preciso fazer nenhum exame de sangue. Explicar exatamente o que são esses algoritmos e o que contêm foge à alçada deste livro, mas basta dizer que o produto da DayTwo integra uma caracterização pormenorizada do microbioma e uma gigantesca base de dados biométricos coletados de milhares de pessoas para gerar previsões extremamente precisas das respostas personalizadas a alimentos isolados, combinações de alimentos e diversas refeições. Os resultados que se podem obter com os serviços dessa empresa são valiosíssimos.

Mas, evidentemente, você não precisa comprar esse produto. Os exames de glicemia, como explicamos neste livro, tomam mais tempo, mas oferecem a você uma maneira direta, fácil e acessível de verificar sua resposta imediata a refeições específicas que você de fato faz. Mesmo assim, imaginamos que muitos leitores possam se interessar pelos exames oferecidos pela DayTwo. Você encontrará mais informações em <www.daytwo.com> [por ora, o serviço só está disponível em Israel e nos Estados Unidos].

SENSORES PORTÁTEIS

Estamos vendo outras empresas de alta tecnologia desenvolver vários tipos de aparelhos de automonitoramento. Muitos deles já estão disponíveis. Alguns monitoram a quantidade de passos, as calorias gastas e a frequência cardíaca (como o Fitbit e o Apple Watch), e cada nova versão parece acrescentar elementos, como o monitoramento do sono e da pressão sanguínea. Esses aparelhos portáteis oferecem informações, apesar de não orientarem você quanto ao que fazer com elas. No campo da medicina, existem outros aparelhos portáteis que, torçamos, vão chegar um dia à população: dispositivos que monitoram irregularidades cardíacas, atividade cerebral, atividade muscular, temperatura do corpo, apneia do sono, sudorese e atividades relacionadas ao estresse e a distúrbios mentais[2]. Cedo ou tarde (e acreditamos que será cedo), essas tecnologias poderão ajudar os consumidores a monitorar a própria saúde e identificar ou deter processos patológicos mais cedo, além de monitorar o êxito relativo de intervenções alimentares ou relacionadas ao estilo de vida.

MÉTODOS "ÔMICOS"

Uma das revoluções mais empolgantes no campo da ciência e da medicina inclui o uso de plataformas computacionais avançadas que hoje são capazes de analisar quantidades infinitas de dados individualizados e aplicá-los a várias facetas e diversos aspectos da saúde e da patologia humanas. Entre os exemplos, temos o sequenciamento do genoma humano (genômica) e a quantificação de bactérias intestinais (microbiômica), de metabólitos bacterianos (metabólica) e da atividade gênica por meio do RNA (transcriptômica). Também estão entre os exemplos os exames de sangue abrangentes e séries de diagnóstico por imagem, usando os diversos métodos disponíveis (ressonância magnética, radiografia, microscopia etc.). Essas novas capacidades, que até há pouco tempo eram consideradas ficção científica, hoje nos permitem analisar o corpo humano com precisão e exatidão nunca vistas.

Algumas empresas já estão oferecendo um subconjunto desses métodos (por exemplo, somente genoma humano ou apenas bactérias da flora intestinal), ao passo que outras têm objetivos mais ambiciosos com avaliações mais abrangentes. No momento, ainda estamos na fase de tomar as medidas, e os dados já obtidos ainda não foram relacionados de maneira inequívoca a atitudes que as pessoas podem tomar com base nessas informações. Torcemos para que, com o acúmulo de dados, recomendações mais óbvias possam ser extraídas deles, o que poderia beneficiar os indivíduos. Isso levará tempo e precisará do tipo de pesquisa abrangente que fizemos com a glicemia para provar o efeito positivo de determinadas orientações práticas, mas, se e quando chegarmos lá, o potencial de reduzir a incidência de doenças, melhorar a saúde e criar tratamentos sob medida para as pessoas de acordo com seus parâmetros será um dos grandes nortes da medicina e da ciência. Um dia desses, talvez muito em breve, qualquer um poderá obter um perfil molecular pormenorizado que levará a uma abordagem individualizada da saúde e do bem-estar.

Como você pode ver, estamos entrando numa era de coleta e análise de dados em volumes imensos. Dados sobre comportamento, estilo de vida, nutrição, genética, microbioma e composição molecular podem convergir muito em breve com informações que já temos sobre a incidência de doenças e a deflagração de indicadores clínicos para vários problemas de saúde. A análise desses dados um dia permitirá que aprendamos as "regras" do corpo humano e criemos algoritmos com maior capacidade de previsão para várias situações e contextos diferentes. Quem sabe um dia, talvez antes do que pensamos, possamos levar conosco ou dentro de nós um "médico" automatizado, talvez na forma de um aplicativo ou aparelho portátil, até mesmo um implante, que coletará constantemente medidas e informações a nosso respeito e nos alertará antes que uma situação prejudicial à saúde possa se desenvolver. Poderia nos alertar antes de um ataque cardíaco ou acidente vascular cerebral, antes que o câncer se tornasse incurável, até mesmo antes que a obesidade começasse a se instalar ou se tornasse quase incontrolável. Esse dia não está muito distante e o que sabemos hoje, agora mesmo, a respeito da glicemia e da nutrição personalizada é só mais um passo nessa direção.

No decorrer de todo este livro, mencionamos muitas pessoas, entre amigos, colegas e participantes de nossa pesquisa que mudaram suas vidas personalizando sua dieta de acordo com as respostas glicêmicas. Só o tempo dirá se a nutrição personalizada vai mudar o rumo da epidemia de obesidade e da ascensão das doenças metabólicas, mas certamente torcemos para que ela reverta essa tendência e devolva a saúde humana ao curso correto. Se a nutrição personalizada de fato marcar o início de uma mudança na maneira como encaramos nossa saúde, estilo de vida e escolhas alimentares, então ficaremos felizes com nossa colaboração para tanto, e acolheremos você como mais um participante nesta mudança de paradigma. Se sua saúde melhorar, isso também vai melhorar a saúde de nosso mundo.

NOTAS

Introdução: Bem-vindo ao futuro das dietas

1. BERGMAN, M. et al. "One-Hour Post-Load Plasma Glucose Level during the OGTT Predicts Mortality: Observations from the Israel Study of Glucose Intolerance, Obesity and Hypertension". *Epidemiology*, 33 (8), p. 1060-66, 2016. Disponível em: <http://onlinelibrary.wiley.com/doi/10.1111/dme.13116/abstract>.

Capítulo 1: O caso do pão

1. AUBREY, A. & GODOY, M. "75 Percent of Americans Say They Eat Healthy – Despite Evidence to the Contrary". The Salt: NPR.org. 3 ago. 2016. Disponível em: <http://www.npr.org/sections/thesalt/2016/08/03/487640479/75-percent-of-americans-say-they-eat-healthy-despite-evidence-to-the-contrary>.

2. FAOSTAT statistics database. *Food and Agriculture Organization of the United Nations*. 1998.

3. ZEEVI, D. et al. "Personalized Nutrition by Prediction of Glycemic Responses". *Cell*, 163 (5), p. 1079-94, 2015. Disponível em: <http://www.cell.com/abstract/S0092-8674(15)01481-6>.

4. SALAMINI, F. et al. "Genetics and Geography of Wild Cereal Domestication in the Near East". *Nature Reviews Genetics*, 3, p. 429-41, 2002. Disponível em: <http://www.nature.com/nrg/journal/v3/n6/full/nrg817.html>.

5. SLAVIN, J. L. et al. "The Role of Whole Grains in Disease Prevention". *Journal of the American Dietetic Association*, 101 (7), p. 780-5, 2001. Disponível em: <https://www.ncbi.nlm.nih.gov/pubmed/11478475>.

6. Ibid.

7. Batt, C. A. & Tortorelo, M. *Encyclopedia of Food Microbiology*. Academic Press, 2014.

8. Minervini, F. et al. "Ecological Parameters Influencing Microbial Diversity and Stability of Traditional Sourdough". *International Journal of Food Microbiology*, 171, p. 136-46, 2014. Disponível em: <https://www.ncbi.nlm.nih.gov/pubmed/24355817>.

9. Arendt, E. K. et al. "Impact of Sourdough on the Texture of Bread". *Food Microbiology*, 24 (2), p. 165-74, 2007. Disponível em: <http://www.sciencedirect.com/science/article/pii/S0740002006001614>.

10. Bach Kristensen, M. et al. "A Decrease in Iron Status in Young Healthy Women after Long-Term Daily Consumption of the Recommended Intake of Fibre-Rich Wheat Bread". *European Journal of Nutrition*, 44 (6), p. 334-40, 2005. Disponível em: <https://www.ncbi.nlm.nih.gov/pubmed/15349738>.

11. Aune, D. et al. "Whole Grain Consumption and Risk of Cardiovascular Disease, Cancer, and All Cause and Cause Specific Mortality: Systematic Review and Dose-Response Meta-Analysis of Prospective Studies". *British Medical Journal*, 2016: 353. Disponível em: <http://www.bmj.com/content/353/bmj.i2716>.

12. Jacobs, D. R. et al. "Whole-Grain Intake and Cancer: An Expanded Review and Meta-Analysis". *Nutrition and Cancer*, 30 (2), p. 85-96, 1998. Disponível em: <https://www.ncbi.nlm.nih.gov/pubmed/9589426>.

13. Mellen, P. B. et al. "Whole Grain Intake and Cardiovascular Disease: A Meta-Analysis". *Nutrition, Metabolism, and Cardiovascular Diseases*, 18 (4), p. 283-90, 2008. Disponível em: <https://www.ncbi.nlm.nih.gov/pubmed/17449231>.

14. De Munter, J. S. L. et al. "Whole Grain, Bran, and Germ Intake and Risk of Type 2 Diabetes: A Prospective Cohort Study and Systematic Review". PLoS Medicine. 28 ago. 2007. Disponível em: <http://journals.plos.org/plosmedicine/article?id=10.1371/journal.pmed.0040261>.

15. Lutsey, P. L. et al. "Whole Grain Intake and Its Cross-Sectional Association with Obesity, Insulin Resistance, Inflammation, Diabetes and Subclinical cvd: The mesa Study". *British Journal of Nutrition*, 98 (2), p. 397-405, 2007. Disponível em: <https://www.ncbi.nlm.nih.gov/pubmed/17391554>.

16. Pereira, M. A. et al. "Effect of Whole Grains on Insulin Sensitivity in Overweight Hyperinsulinemic Adults". *American Journal of Clinical Nutrition*, 75 (5), p. 848-55, 2002. Disponível em: <https://www.ncbi.nlm.nih.gov/pubmed/11976158>.

17. Giacco, R. et al. "Effects of the Regular Consumption of Wholemeal Wheat Foods on Cardiovascular Risk Factors in Healthy People". *Nutrition, Metabolism, and Cardiovascular Diseases*, 20 (3), p. 186-94, 2010. Disponível em: <https://www.ncbi.nlm.nih.gov/pubmed/19502018>.

18. TIGHE, P. et al. "Effect of Increased Consumption of Whole-Grain Foods on Blood Pressure and Other Cardiovascular Risk Markers in Healthy Middle-Aged Persons: A Randomized Controlled Trial". *American Journal of Clinical Nutrition*, 92 (4), p. 733-40, 2010. Disponível em: <https://www.ncbi.nlm.nih.gov/pubmed/20685951>.

19. KATCHER, H. I. et al. "The Effects of a Whole Grain-Enriched Hypocaloric Diet on Cardiovascular Disease Risk Factors in Men and Women with Metabolic Syndrome". *American Journal of Clinical Nutrition*, 87 (1), p. 79-90, 2008. Disponível em: <http://ajcn.nutrition.org/content/87/1/79.full>.

20. MONTONEN, J. et al. "Consumption of Red Meat and Whole-Grain Bread in Relation to Biomarkers of Obesity, Inflammation, Glucose Metabolism and Oxidative Stress". *European Journal of Nutrition*, 52 (1), p. 337-45, 2013. Disponível em: <https://www.ncbi.nlm.nih.gov/pubmed/22426755>.

21. GIACCO, R. et al. "Effects of the Regular Consumption of Wholemeal Wheat Foods on Cardiovascular Risk Factors in Healthy People". *Nutrition, Metabolism, and Cardiovascular Diseases*, 20 (3), p. 186-94, 2010. Disponível em: <https://www.ncbi.nlm.nih.gov/pubmed/19502018>.

22. JENSEN, M. K. et al. "Whole Grains, Bran, and Germ in Relation to Homocysteine and Markers of Glycemic Control, Lipids, and Inflammation 1". *American Journal of Clinical Nutrition*, 83 (2), p. 275-83, 2006. Disponível em: <https://www.ncbi.nlm.nih.gov/pubmed/16469984>.

23. SOFI, F. et al. "Effects of Short-Term Consumption of Bread Obtained by an Old Italian Grain Variety on Lipid, Inflammatory, and Hemorheological Variables: An Intervention Study". *Journal of Medicinal Food*, 13 (3), p. 615-20, 2010. Disponível em: <https://www.ncbi.nlm.nih.gov/pubmed/20438321>.

24. TIGHE, P. et al. "Effect of Increased Consumption of Whole-Grain Foods on Blood Pressure and Other Cardiovascular Risk Markers in Healthy Middle-Aged Persons: A Randomized Controlled Trial". *American Journal of Clinical Nutrition*, 92 (4), p. 733-40, 2010. Disponível em: <https://www.ncbi.nlm.nih.gov/pubmed/20685951>.

25. VITAGLIONE, P. et al. "Whole-Grain Wheat Consumption Reduces Inflammation in a Randomized Controlled Trial on Overweight and Obese Subjects with Unhealthy Dietary and Lifestyle Behaviors: Role of Polyphenols Bound to Cereal Dietary Fiber". *American Journal of Clinical Nutrition*, 101 (2), p. 251-61, 2015. Disponível em: <https://www.ncbi.nlm.nih.gov/pubmed/25646321>.

26. ANDERSSON, A. et al. "Whole-Grain Foods Do Not Affect Insulin Sensitivity or Markers of Lipid Peroxidation and Inflammation in Healthy, Moderately Overweight Subjects". *Journal of Nutrition*, 137 (6), p. 1401-07, 2007. Disponível em: <https://www.ncbi.nlm.nih.gov/pubmed/17513398>.

27. BROWNLEE, I. A. et al. "Markers of Cardiovascular Risk Are Not Changed by Increased Whole-Grain Intake: The WHOLEheart Study, a Randomised, Con-

trolled Dietary Intervention". *British Journal of Nutrition*, 104 (1), p. 125-34, 2010. Disponível em: <https://www.ncbi.nlm.nih.gov/pubmed/20307353>.

28. COSTABILE, A. et al. "Whole-Grain Wheat Breakfast Cereal Has a Prebiotic Effect on the Human Gut Microbiota: A Double-Blind, Placebo-Controlled, Crossover Study". *British Journal of Nutrition*, 99 (1), p. 110-20, 2008. Disponível em: <https://www.ncbi.nlm.nih.gov/pubmed/17761020>.

29. GIACCO, R. et al. "Effects of the Regular Consumption of Wholemeal Wheat Foods on Cardiovascular Risk Factors in Healthy People". *Nutrition, Metabolism, and Cardiovascular Diseases*, 20 (3), p. 186-94, 2010. Disponível em: <https://www.ncbi.nlm.nih.gov/pubmed/19502018>.

30. TUCKER, A. J. et al. "The Effect of Whole Grain Wheat Sourdough Bread Consumption on Serum Lipids in Healthy Normoglycemic/Normoinsulinemic and Hyperglycemic/Hyperinsulinemic Adults Depends on Presence of the APOE E3/E3 Genotype: A Randomized Controlled Trial". *Nutrition & Metabolism*, 7 (37), 2010. Disponível em: <https://www.ncbi.nlm.nih.gov/pubmed/20444273>.

31. CHASSAING, B. et al. "Dietary Emulsifiers Impact the Mouse Gut Microbiota Promoting Colitis and Metabolic Syndrome". *Nature*, 519 (7541), p. 92-6, 2015. Disponível em: <https://www.ncbi.nlm.nih.gov/pubmed/25731162>.

32. LAPPI, J. et al. "Sourdough Fermentation of Wholemeal Wheat Bread Increases Solubility of Arabinoxylan and Protein and Decreases Postprandial Glucose and Insulin Responses". *Journal of Cereal Science*, 51 (1), p. 152-58, 2010. Disponível em: <http://www.sciencedirect.com/science/article/pii/S0733521009001738>.

33. POUTANEN, K. et al. "Sourdough and Cereal Fermentation in a Nutritional Perspective". *Food Microbiology*, 26 (7), p. 693-99, 2009. Disponível em: <https://www.ncbi.nlm.nih.gov/pubmed/19747602>.

Capítulo 2: Problemas (de saúde) modernos

1. CENTERS FOR DISEASE CONTROL AND PREVENTION. "Achievements in Public Health, 1900-1999: Control of Infectious Diseases". *Morbidity and Mortality Weekly Report*, 48 (29), p. 621-29, 1999. Disponível em: <http://www.cdc.gov/mmwR/preview/mmwrhtml/mm4829a1.htm>.

2. COLLER, H. A. "Is Cancer a Metabolic Disease?" *American Journal of Pathology*, 184 (1), p. 4-17, 2014. Disponível em: <http://ajp.amjpathol.org/article/S0002-9440(13)00653-6/fulltext>.

3. CAI, H. et al. "Metabolic Dysfunction in Alzheimer's Disease and Related Neurodegenerative Disorders". *Current Alzheimer Research*, 9 (1), p. 5-17, 2012. Disponível em: <https://www.ncbi.nlm.nih.gov/pubmed/22329649>.

4. ZHANG, P. & TIAN, B. "Metabolic Syndrome: An Important Risk Factor for Parkinson's Disease". *Oxidative Medicine and Cellular Longevity*, 2014 (article

ID 729194), maio 2014. Disponível em: <https://www.hindawi.com/journals/omcl/2014/729194/cta>.

5. PASCHOS, P. & PALETAS, K. "Non Alcoholic Fatty Liver Disease and Metabolic Syndrome". *Hippokratia*, 13 (1), p. 9-19, 2009. Disponível em: <https://www.ncbi.nlm.nih.gov/pmc/articles/PMC2633261>.

6. NATIONAL INSTITUTE OF DIABETES AND DIGESTIVE AND KIDNEY DISEASES. "Overweight & Obesity Statistics". Out. 2012. Disponível em: <https://www.niddk.nih.gov/health-information/health-statistics/Pages/overweight-obesity-statistics.aspx#top>.

7. WORLD HEALTH ORGANIZATION. "Obesity and Overweight Fact Sheet". Jun. 2016. Disponível em: <http://www.who.int/mediacentre/factsheets/fs311/en>.

8. WORLD HEALTH ORGANIZATION. "Diabetes Fact Sheet". Jul. 2017. Disponível em: <http://www.who.int/mediacentre/factsheets/fs312/en>.

9. CENTERS FOR DISEASE CONTROL AND PREVENTION. "Diabetes Latest". Jun. 2014. Disponível em: <https://www.cdc.gov/features/diabetesfactsheet>.

10. AMERICAN HEART ASSOCIATION & AMERICAN STROKE ASSOCIATION. "Heart Disease, Stroke and Research Statistics At-a-Glance". Dez. 2015. Disponível em: <http://www.heart.org/idc/groups/ahamah-public/@wcm/@sop/@smd/documents/downloadable/ucm_480086.pdf>.

11. WORLAND, J. "More Than a Third of U.S. Adults Have Metabolic Syndrome". *Time Health*, 19 maio 2015. Disponível em: <http://time.com/3887131/metabolic-syndrome-obesity>.

12. AMERICAN CANCER SOCIETY. "Cancer Facts & Figures 2017". 2017. Disponível em: <https://www.cancer.org/content/dam/cancer-org/research/cancer-facts-and-statistics/annual-cancer-facts-and-figures/2017/cancer-facts-and-figures-2017.pdf>.

13. AMERICAN HEART ASSOCIATION & AMERICAN STROKE ASSOCIATION. "Heart Disease and Stroke Statistics – At-a-Glance". 2015. Disponível em: <https://www.heart.org/idc/groups/ahamah-public/@wcm/@sop/@smd/documents/downloadable/ucm_470704.pdf>.

14. AHMED, M. "Non-alcoholic Fatty Liver Disease in 2015". *World Journal of Hepatology*, 7 (11), p. 1450-59, 2015. Disponível em: <https://www.ncbi.nlm.nih.gov/pmc/articles/PMC4462685>.

15. AMERICAN LIVER FOUNDATION. "Liver Disease: The Big Picture". Out. 2013. Disponível em: <http://www.liverfoundation.org/education/liverlowdown/ll1013/bigpicture>.

16. ALZHEIMER'S ASSOCIATION. "2017 Alzheimer's Disease Facts and Figures". 2017. Disponível em: <http://www.alz.org/facts>.

17. PARKINSON'S DISEASE FOUNDATION. "Parkinson's Disease Q&A". 2016. Disponível em: <http://www.pdf.org/pdf/pubs_parkinson_qa_16.pdf>.

18. Centers for Disease Control and Prevention, Division of Diabetes Translation. "Long-Term Trends in Diabetes". Abr. 2016. Disponível em: <https://www.cdc.gov/diabetes/statistics/slides/long_term_trends.pdf>.

19. Live Science. "Four-Decade Study: Americans Taller, Fatter". 27 out. 2004. Disponível em: <http://www.livescience.com/49-decade-study-americans-taller-fatter.html>.

20. Dotinga, R. "The Average Americans' Weight Change since the 1980s Is Startling". *CBS News*. 3 ago. 2016. Programa de TV. Disponível em: <http://www.cbsnews.com/news/americans-weight-gain-since-1980s-startling>.

21. Institute for Health Metrics and Evaluation. "Life Expectancy Increases Globally as Death Toll Falls from Major Diseases". 2014. Disponível em: <http://www.healthdata.org/news-release/life-expectancy-increases-globally-death-toll-falls-major-diseases>.

22. Dengler, V. et al. "Disruption of Circadian Rhythms and Sleep in Critical Illness and Its Impact on Innate Immunity". *Current Pharmaceutical Design*, 21 (24), p. 3469-76, 2015. Disponível em: <https://www.ncbi.nlm.nih.gov/pubmed/26144943>.

23. Eckle, T. "Health Impact and Management of a Disrupted Circadian Rhythm and Sleep in Critical Illnesses". *Current Pharmaceutical Design*, 21 (24), p. 3428-30, 2015. Disponível em: <https://www.ncbi.nlm.nih.gov/pmc/articles/PMC4673005/#R9>.

24. Schibler, U. "The Daily Rhythms of Genes, Cells and Organs". *EMBO Reports*, 6 (S1), p. S67-S62, 2005. Disponível em: <http://embor.embopress.org/content/6/S1/S9>.

25. Lewy, A. J. et al. "Light Suppresses Melatonin Secretion in Humans". *Science*, 210 (4475), p. 1267-69, 1980. Disponível em: <https://www.ncbi.nlm.nih.gov/pubmed/7434030>.

26. Wulff, K. et al. "Sleep and Circadian Rhythm Disruption in Psychiatric and Neurodegenerative Disease". *Nature Reviews Neuroscience*, 11, p. 589-99, 2010. Disponível em: <http://www.nature.com/nrn/journal/v11/n8/full/nrn2868.html>.

27. Costello, R. B. et al. "The Effectiveness of Melatonin for Promoting Healthy Sleep: A Rapid Evidence Assessment of the Literature". *Nutrition Journal*, 13 (106), 2014. Disponível em: <https://www.ncbi.nlm.nih.gov/pmc/articles/PMC4273450/>.

28. Grundy, A. et al. "Shift Work, Circadian Gene Variants and Risk of Breast Cancer". *Cancer Epidemiology*, 37 (5), p. 606-12, 2013. Disponível em: <https://www.ncbi.nlm.nih.gov/pubmed/23725643>.

29. Kelleher, F. C. et al. "Circadian Molecular Clocks and Cancer". *Cancer Letters*, 342 (1), p. 9-18, 2014. Disponível em: <https:www.ncbi.nlm.nih.gov/pubmed/24099911>.

30. STEVENS, R. G. "Circadian Disruption and Breast Cancer: From Melatonin to Clock Genes". *Epidemiology*, 16 (2), p. 254-58, 2005. Disponível em: <http://journals.lww.com/epidem/Abstract/2005/03000/Circadian_Disruption_and_Breast_Cancer__From.16.aspx>.
31. WULFF, K. et al. "Sleep and Circadian Rhythm Disruption in Psychiatric and Neurodegenerative Disease". *Nature Reviews Neuroscience*, 11 (8), p. 589-99, 2010. Disponível em: <https://www.ncbi.nlm.nih.gov/pubmed/20631712>.
32. EMENS, J. et al. "Circadian Misalignment in Major Depressive Disorder". *Psychiatry Research*, 168 (3), p. 259-61, 2009. Disponível em: <http://www.psy-journal.com/article/S0165-1781(09)00161-9/abstract>.
33. HASLER, B. P. et al. "Phase Relationships between Core Body Temperature, Melatonin, and Sleep Are Associated with Depression Severity: Further Evidence for Circadian Misalignment in Non-Seasonal Depression". *Psychiatry Research*, 178 (1), p. 205-7, 2010. Disponível em: <http://www.psy-journal.com/article/S0165-1781(10)00186-1/fulltext>.
34. ECKLE, T. "Health Impact and Management of a Disrupted Circadian Rhythm and Sleep in Critical Illnesses". *Current Pharmaceutical Design*, 21 (24), p. 3428-30, 2015. Disponível em: <https://www.ncbi.nlm.nih.gov/pmc/articles/PMC4673005/#R9>.
35. DAVIES, S. K. et al. "Effect of Sleep Deprivation on the Human Metabolome". *Proceedings of the National Academy of Sciences of the United States of America*, 111 (29), p. 10761-6, 2014.
36. MCHILL, A. W. et al. "Impact of Circadian Misalignment on Energy Metabolism during Simulated Nightshift Work". *Proceedings of the National Academy of Sciences of the United States of America*, 111 (48), p. 17302-7, 2014.
37. Ibid.
38. Ibid.
39. Ibid.
40. GRANDNER, M. A. et al. "The Use of Technology at Night: Impact on Sleep and Health". *Journal of Clinical Sleep Medicine*, 9 (12), p. 1301-2, 2013. Disponível em: <http://www.aasmnet.org/jcsm/ViewAbstract.aspx?pid=29250>.
41. SCHMERLER, J. "Q&A: Why Is Blue Light before Bedtime Bad for Sleep?" *Scientific American*. 1 set. 2015. Disponível em: <https://www.scientificamerican.com/article/q-a-why-is-blue-light-before-bedtime-bad-for-sleep>.
42. UNITED NATIONS WORLD TOURISM ORGANIZATION. "International Tourist Arrivals Up 4% in the First Half of 2016". Press release n. 16067. 29 set. 2016. Disponível em: <http://media.unwto.org/press-release/2016-09-26/international-tourist-arrivals-4-first-half-2016>.
43. INTERNATIONAL ASSOCIATION FOR MEDICAL ASSISTANCE TO TRAVELERS. "What's Changed in Air Travel Since 1960?". 22 jun. 2015. Disponível em: <https://www.iamat.org/blog/whats-changed-in-air-travel-since-1960>.

44. CHO, K. et al. "Chronic Jet Lag Produces Cognitive Deficits". *Journal of Neuroscience*, 20 (RC66), p. 1-5, 2000. Disponível em: <http://www.jneurosci.org/content/20/6/RC66.long>.

45. FILIPSKI, E. et al. "Effects of Chronic Jet Lag on Tumor Progression in Mice". *Cancer Research*, 64 (21), p. 7879-85, 2004. Disponível em: <https://www.ncbi.nlm.nih.gov/pubmed/15520194>.

46. "Labor Movement". *History Channel*. Programa de TV. Disponível em: <http://www.history.com/topics/labor>.

47. SIFFERLIN, A. "Working Too Hard? Physically Demanding Jobs Tied to Higher Risk of Heart Disease". *Time*. 19 abr. 2013. Disponível em: <http://healthland.time.com/2013/04/19/physically-demanding-jobs-are-linked-to-higher-risk-of-heart-disease>.

48. REYNOLDS, G. "Sit Less, Live Longer?" The NYT Well Blog. 17 set. 2014. Disponível em: <http://well.blogs.nytimes.com/2014/09/17/sit-less-live-longer/?_r=1>.

49. OWEN, N. et al. "Sedentary Behavior: Emerging Evidence for a New Health Risk". *Mayo Clinic Proceedings*, 85 (12), p. 1138-41, 2010. Disponível em: <https://www.ncbi.nlm.nih.gov/pmc/articles/PMC2996155>.

50. Ibid.

51. GOODRICH, J. K. et al. "Human Genetics Shape the Gut Microbiome". *Cell*, 159 (4), p. 789-99, 2014. Disponível em: <https://www.ncbi.nlm.nih.gov/pubmed/25417156>.

52. CHOPRA, M. et al. "A Global Response to a Global Problem: The Epidemic of Overnutrition". *Bulletin of the World Health Organization*, 80 (12), 2002. Disponível em: <http://www.scielosp.org/scielo.php?script=sci_arttext&pid=S0042-96862002001200009>.

Capítulo 3: A supervia da desinformação

1. KEARNS, C. E. et al. "Sugar Industry and Coronary Heart Disease Research: A Historical Analysis of Internal Industry Documents". JAMA *Internal Medicine*, 176 (11), p. 1680-5, 2016. Disponível em: <http://jamanetwork.com/journals/jamainternalmedicine/article-abstract/2548255>.

2. MCGANDY, R. B. et al. "Dietary Fats, Carbohydrates and Atherosclerotic Vascular Disease". *New England Journal of Medicine*, 3 (277), p. 245-7. Disponível em: <https://www.ncbi.nlm.nih.gov/pubmed/5339699>.

3. O'CONNOR, A. "How the Sugar Industry Shifted Blame to Fat". *New York Times*. 12 set. 2016. Disponível em: <http://www.nytimes.com/2016/09/13/well/eat/how-the-sugar-industry-shifted-blame-to-fat.html?_r=1>.

4. NESTLE, M. "Food Lobbies, the Food Pyramid, and U.S. Nutrition Policy". *International Journal of Health Services*, 23 (3), p. 483-96, 1993. Disponível em: <https://www.ncbi.nlm.nih.gov/pubmed/8375951>.

5. CHOI, C. "AP Exclusive: How Candy Makers Shape Nutrition Science". *Associated Press*. 2 jun. 2016. Disponível em: <http://bigstory.ap.org/article/f9483d554430445fa6566bb0aaa293d1/ap-exclusive-how-candy-makers-shape-nutrition-science>.
6. Ibid.
7. NESTLE, M. "Six Industry-Funded Studies. The Score for the Year: 156/12". *Food Politics*. 18 mar. 2016. Disponível em: <http://www.foodpolitics.com/2016/03/six-industry-funded-studies-the-score-for-the-year-15612>.
8. NEVALA-LEE, A. "Albert Einstein on Asking the Right Questions". *Wordpress*. Jun. 2011. Disponível em: <https://nevalalee.wordpress.com/2011/06/12/albert-einstein-on-asking-the-right-questions>.

Capítulo 4: Tudo que você acha que sabe sobre nutrição talvez esteja errado

1. UNITED STATES DEPARTMENT OF AGRICULTURE, CENTER FOR NUTRITION POLICY AND PROMOTION. "The Food Guide Pyramid". Out. 1996. Disponível em: <https://www.cnpp.usda.gov/sites/default/files/archived_projects/FGPPamphlet.pdf>.
2. ANTECOL, H. & BEDARD, K. "Unhealthy Assimilation: Why Do Immigrants Converge to American Health Status Levels?" *Demography*, 43 (2), p. 337-60, 2006. Disponível em: <http://link.springer.com/article/10.1353/dem.2006.0011>.
3. BARCENAS, C. H. et al. "Birthplace, Years of Residence in the United States, and Obesity among Mexican-American Adults". *Obesity*, 15 (4), p. 1043-52, 2007. Disponível em: <http://onlinelibrary.wiley.com/doi/10.1038/oby.2007.537/full>.
4. FRISBIE, W. P. et al. "Immigration and the Health of Asian and Pacific Islander Adults in the United States". *American Journal of Epidemiology*, 153 (4), p. 372-80, 2001. Disponível em: <https://www.ncbi.nlm.nih.gov/pubmed/11207155>.
5. SANGHAVI GOEL, M. et al. "Obesity among US Immigrant Subgroups by Duration of Residence". JAMA, 292 (23), p. 2860-7, 2004. Disponível em: <http://jamanetwork.com/journals/jama/fullarticle/199990>.
6. MATTES, R. D. & POPKIN, B. M. "Nonnutritive Sweetener Consumption in Humans: Effects on Appetite and Food Intake and Their Putative Mechanisms". *American Journal of Clinical Nutrition*, 89 (1), p. 1-14, 2009. Disponível em: <http://ajcn.nutrition.org/content/89/1/1.full>.
7. SUEZ, J. et al. "Artificial Sweeteners Induce Glucose Intolerance by Altering the Gut Microbiota". *Nature*, 514 (7521), p. 181-6, 2014. Disponível em: <http://www.nature.com/nature/journal/v514/n7521/full/nature13793.html>.
8. AUSTIN, G. L. et al. "Trends in Carbohydrate, Fat, and Protein Intakes and Association with Energy Intake in Normal-Weight, Overweight, and Obese Individuals: 1971-2006". *American Journal of Clinical Nutrition*, 93 (4), p. 836-43, 2011. Disponível em: <http://ajcn.nutrition.org/content/93/4/836.full>.

9. VEUM, V. L. et al. "Visceral Adiposity and Metabolic Syndrome After Very High-Fat and Low-Fat Isocaloric Diets: A Randomized Controlled Trial". *American Journal of Clinical Nutrition*. 30 nov. 2016. Disponível em: <http://ajcn.nutrition.org/content/early/2016/11/30/ajcn.115.123463.abstract>.

10. TURNBAUGH, P. J. et al. "An Obesity-Associated Gut Microbiome with Increased Capacity for Energy Harvest". *Nature*, 444 (7122), p. 1027-31, 2006. Disponível em: <https://www.ncbi.nlm.nih.gov/pubmed/17183312>.

11. UC DAVIS HEALTH SYSTEM. "Majority of Studies of High-Fat Diets in Mice Inaccurately Portrayed". Disponível em: <http://secure.ucdmc.ucdavis.edu/welcome/features/20080702_diet_warden/index.html>.

12. NIERENBERG, C. "Trans Fat Linked to Heart Disease, Huge Study Review Concludes". Live Science. 11 ago. 2015. Disponível em: <http://www.livescience.com/51823-trans-fat-heart-disease.html>.

13. JAKOBSEN, M. U. et al. "Major Types of Dietary Fat and Risk of Coronary Heart Disease: A Pooled Analysis of 11 Cohort Studies". *American Journal of Clinical Nutrition*, 89 (5), p. 1425-32, 2009. Disponível em: <https://www.ncbi.nlm.nih.gov/pmc/articles/PMC2676998>.

14. JAKOBSEN, M. U. et al. "Intake of Carbohydrates Compared with Intake of Saturated Fatty Acids and Risk of Myocardial Infarction: Importance of the Glycemic Index". *American Journal of Clinical Nutrition*, 91 (6), p. 1764-8, 2010. Disponível em: <https://www.ncbi.nlm.nih.gov/pubmed/20375186>.

15. BUETTNER, R. et al. "Defining High-Fat-Diet Rat Models: Metabolic and Molecular Effects of Different Fat Types". *Journal of Molecular Endocrinology*, 36 (3), p. 485-501, 2006. Disponível em: <https://www.ncbi.nlm.nih.gov/pubmed/16720718>.

16. DE SOUZA, R. J. et al. "Intake of Saturated and Trans Unsaturated Fatty Acids and Risk of All Cause Mortality, Cardiovascular Disease, and Type 2 Diabetes: Systematic Review and Meta-Analysis of Observational Studies". *British Medical Journal*. 12 ago. 2015. Disponível em: <http://www.bmj.com/content/351/bmj.h3978>.

17. BAZZANO, L. A. et al. "Effects of Low-Carbohydrate and Low-Fat Diets: A Randomized Trial". *Annals of Internal Medicine*, 161 (5), p. 309-18, 2014. Disponível em: <http://annals.org/aim/article/1900694/effects-low-carbohydrate-low-fat-diets-randomized-trial>.

18. SIRI-TARINO, P. W. et al. "Meta-Analysis of Prospective Cohort Studies Evaluating the Association of Saturated Fat with Cardiovascular Disease". *American Journal of Clinical Nutrition*. 13 jan. 2010. Disponível em: <http://ajcn.nutrition.org/content/early/2010/01/13/ajcn.2009.27725.abstract>.

19. SHAI, I. et al. "Weight Loss with a Low-Carbohydrate, Mediterranean, or Low-Fat Diet". *New England Journal of Medicine*, 359 (3), p. 229-41, 2008. Disponível em: <https://www.ncbi.nlm.nih.gov/pubmed/18635428>.

20. Nurses' Health Study. Disponível em: <http://www.nurseshealthstudy.org>.
21. Framingham Heart Study. Disponível em: <https://www.framinghamheartstudy.org>.
22. CHOWDHURY, R. et al. "Association of Dietary, Circulating, and Supplement Fatty Acids with Coronary Risk: A Systematic Review and Meta-analysis". *Annals of Internal Medicine*, 160 (6), p. 398-406, 2014. Disponível em: <http://annals.org/aim/article/1846638/association-dietary-circulating-supplement-fatty-acids-coronary-risk-systematic-review>.
23. HU, F. B. et al. "Dietary Saturated Fats and Their Food Sources in Relation to the Risk of Coronary Heart Disease in Women". *American Journal of Clinical Nutrition*, 70 (6), 1001-8, p. 1999. Disponível em: <https://www.ncbi.nlm.nih.gov/pubmed/10584044>.
24. AMERICAN HEART ASSOCIATION. "The American Heart Association's Diet and Lifestyle Recommendations". 24 out. 2016. Disponível em: <http://www.heart.org/HEARTORG/HealthyLiving/HealthyEating/Nutrition/The-American-Heart-Associations-Diet-and-Lifestyle-Recommendations_UCM_305855_Article.jsp#.WEBp8eYrKUk>.
25. FREEMAN, L. R. et al. "Damaging Effects of a High-Fat Diet to the Brain and Cognition: A Review of Proposed Mechanisms". *Nutritional Neuroscience*, 17 (6), p. 241-51, 2014. Disponível em: <https://www.ncbi.nlm.nih.gov/pmc/articles/PMC4074256>.
26. KALMIJN, S. et al. "Dietary Fat Intake and the Risk of Incident Dementia in the Rotterdam Study". *Annals of Neurology*, 42 (5), p. 776-82, 1997. Disponível em: <https://www.ncbi.nlm.nih.gov/pubmed/9392577>.
27. LICHTENSTEIN, A. H. & VAN HORN, L. "Very Low Fat Diets". *Circulation*, 8 (9), p. 935-9, 1998. Disponível em: <http://circ.ahajournals.org/content/98/9/935>.
28. GRAUDAL, N. A. et al. "Effects of Sodium Restriction on Blood Pressure, Renin, Aldosterone, Catecholamines, Cholesterols, and Triglyceride: A Meta-analysis". *JAMA*, 279 (17), p. 1383-91, 1998. Disponível em: <http://jamanetwork.com/journals/jama/article-abstract/187486>.
29. LEY, S. J. et al. "Long-Term Effects of a Reduced Fat Diet Intervention on Cardiovascular Disease Risk Factors in Individuals with Glucose Intolerance". *Diabetes Research and Clinical Practice*, 63 (2), p. 103-12, 2004. Disponível em: <http://www.diabetesresearchclinicalpractice.com/article/S0168-8227(03)00218-3/abstract>.
30. MANSOOR, N. et al. "Effects of Low-Carbohydrate Diets v. Low-Fat Diets on Body Weight and Cardiovascular Risk Factors: A Meta-analysis of Randomized Controlled Trials". *British Journal of Nutrition*, 115 (3), p. 466-79, 2016. Disponível em: <https://www.ncbi.nlm.nih.gov/pubmed/26768850>.
31. LEY, S. J. et al. "Long-Term Effects of a Reduced Fat Diet Intervention on Cardiovascular Disease Risk Factors in Individuals with Glucose Intolerance".

Diabetes Research and Clinical Practice, 63 (2), p. 103-12, 2004. Disponível em: <http://www.diabetesresearchclinicalpractice.com/article/S0168-8227(03)00218-3/abstract>.

32. Ibid.

33. LICHTENSTEIN, A. H. & VAN HORN, L. "Very Low Fat Diets". *Circulation*, 98 (9), p. 935-9, 1998. Disponível em: <http://circ.ahajournals.org/content/98/9/935>.

34. SCHAEFER, E. J. et al. "The Effects of Low Cholesterol, High Polyunsaturated Fat, and Low Fat Diets on Plasma Lipid and Lipoprotein Cholesterol Levels in Normal and Hypercholesterolemic Subjects". *American Journal of Clinical Nutrition*, 34 (9), p. 1758-63, 1981. Disponível em: <http://ajcn.nutrition.org/content/34/9/1758?ijkey=f83315783c84ba9ee2a161b04e572d5d2925add0&keytype2=tf_ipsecsha>.

35. LATTIMER, J. M. & HAUB, M. D. "Effects of Dietary Fiber and Its Components on Metabolic Health". *Nutrients*, 2 (12), p. 1266-89, 2010. Disponível em: <https://www.ncbi.nlm.nih.gov/pmc/articles/PMC3257631>.

36. YANG, Q. et al. "Added Sugar Intake and Cardiovascular Diseases Mortality among US Adults". JAMA *Internal Medicine*, 174 (4), p. 516-24, 2014. Disponível em: <http://jamanetwork.com/journals/jamainternalmedicine/fullarticle/1819573>.

37. GROSS, L. S. et al. "Increased Consumption of Refined Carbohydrates and the Epidemic of Type 2 Diabetes in the United States: An Ecologic Assessment". *American Journal of Clinical Nutrition*, 79 (5), p. 774-9, 2004. Disponível em: <http://ajcn.nutrition.org/content/79/5/774.full>.

38. JONNALAGADDA, S. S. et al. "Putting the Whole Grain Puzzle Together: Health Benefits Associated with Whole Grains – Summary of American Society for Nutrition 2010 Satellite Symposium". *Journal of Nutrition*, 141 (5), p. 1011S-22S, 2011. Disponível em: <https://www.ncbi.nlm.nih.gov/pmc/articles/PMC3078018>.

39. YANG, Q. et al. "Added Sugar Intake and Cardiovascular Diseases Mortality among US Adults". JAMA *Internal Medicine*, 174 (4), p. 516-24, 2014. Disponível em: <http://jamanetwork.com/journals/jamainternalmedicine/fullarticle/1819573>.

40. VARTANIAN, L. R. et al. "Effects of Soft Drink Consumption on Nutrition and Health: A Systematic Review and Meta-analysis". *American Journal of Public Health*, 97 (4), p. 667-75, 2007. Disponível em: <https://www.ncbi.nlm.nih.gov/pmc/articles/PMC1829363>.

41. GROSS, L. S. et al. "Increased Consumption of Refined Carbohydrates and the Epidemic of Type 2 Diabetes in the United States: An Ecologic Assessment". *American Journal of Clinical Nutrition*, 79 (5), p. 774-9, 2004. Disponível em: <http://ajcn.nutrition.org/content/79/5/774.full>.

42. APPLE, S. "An Old Idea, Revived: Starve Cancer to Death". *New York Times Magazine*. 12 maio 2016. Disponível em: <http://www.nytimes.com/2016/05/15/magazine/warburg-effect-an-old-idea-revived-starve-cancer-to-death.html?_r=2>.

43. U.S. Department of Health, Education, and Welfare, Public Health Service, National Institutes of Health. "The Framingham Diet Study: Diet and the Regulation of Serum Cholesterol". 1971. Disponível em: <https://books.google.com.au/books/about/The_Framingham_diet_study.html?id=-JzIHAAACAAJ>.

44. Fothergill, E. et al. "Persistent Metabolic Adaptation 6 Years after 'The Biggest Loser' Competition". *Obesity*, 24 (8), p. 1612-19, 2016. Disponível em: <http://onlinelibrary.wiley.com/doi/10.1002/oby.21538/full#oby21538-bib-0038>.

45. Pietiläinen, K. H. et al. "Does Dieting Make You Fat? A Twin Study". *International Journal of Obesity*, 36, p. 456-64, 2012. Disponível em: <http://www.nature.com/ijo/journal/v36/n3/full/ijo2011160a.html>.

46. Field, A. E. et al. "Relation Between Dieting and Weight Change Among Preadolescents and Adolescents". *Pediatrics*, 112 (4), 2003. Disponível em: <http://pediatrics.aappublications.org/content/112/4/900>.

47. Neumark-Sztainer, D. et al. "Obesity, Disordered Eating, and Eating Disorders in a Longitudinal Study of Adolescents: How Do Dieters Fare 5 Years Later?" *Journal of the American Dietetic Association*, 106 (4), p. 559-68, 2006. Disponível em: <https://www.ncbi.nlm.nih.gov/pubmed/16567152>.

48. Patton, G. C. et al. "Onset of Adolescent Eating Disorders: Population Based Cohort Study over 3 Years". *British Medical Journal*, 318, p. 765, 1999. Disponível em: <http://www.bmj.com/content/318/7186/765?view=long&pmid=10082698>.

Capítulo 5: O universo nos seus intestinos... e por que ele é importante

1. Marineli, F. et al. "Mary Mallon (1869-1938) and the History of Typhoid Fever". *Annals of Gastroenterology*, 26 (2), p. 132-4, 2013. Disponível em: <https://www.ncbi.nlm.nih.gov/pmc/articles/PMC3959940/pdf/AnnGastroenterol-26-132.pdf>.

2. WebMD. "Typhoid Fever". Disponível em: <http://www.webmd.com/a-to-z-guides/typhoid-fever#1>.

3. Hesman Saey, T. "Body's Bacteria Don't Outnumber Human Cells So Much after All". *Science News*. 8 jan. 2016. Disponível em: <https://www.sciencenews.org/article/body%E2%80%99s-bacteria-don%E2%80%99t-outnumber-human-cells-so-much-after-all>.

4. Ibid.

5. Debelius, J. et al. "Tiny Microbes, Enormous Impacts: What Matters in Gut Microbiome Studies?" *Genome Biology*. 19 out. 2016. Disponível em: <http://genomebiology.biomedcentral.com/articles/10.1186/s13059-016-1086-x#CR1>.

6. Center for Ecogenetics & Environmental Health. "Fast Facts about the Human Microbiome". Jan. 2014. Disponível em: <https://depts.washington.edu/ceeh/downloads/FF_Microbiome.pdf>.

7. Turnbaugh, P. J. et al. "An Obesity-Associated Gut Microbiome with Increased Capacity for Energy Harvest". *Nature*, 444, p. 1027-31, 2006. Disponível em: <http://www.nature.com/nature/journal/v444/n7122/abs/nature05414.html>.

8. Ibid.

9. "Beneficial Gut Bacteria That Produce Vitamins B2, B9, B12 and K2". *Eupedia*. 14 fev. 2016. Disponível em: <http://www.eupedia.com/forum/threads/31972-Beneficial-gut-bacteria-that-produce-vitamins-B2-B9-B12-and-K2>.

10. Ibid.

11. Ibid.

12. Institute of Medicine, Health and Medicine Division. "The Human Microbiome, Diet, and Health: Workshop Summary". 2013. Disponível em: <https://www.ncbi.nlm.nih.gov/books/NBK154098>.

13. Prescript-Assist. "Microbiome 101: Understanding Gut Microbiota". Disponível em: <http://www.prescript-assist.com/intestinal-health/gut-microbiome>.

14. Ridaura, V. K. et al. "Gut Microbiota from Twins Discordant for Obesity Modulate Metabolism in Mice". *Science*, 341 (6150), 2013. Disponível em: <http://science.sciencemag.org/content/341/6150/1241214>.

15. Goodrich, J. K. et al. "Human Genetics Shape the Gut Microbiome". *Cell*, 159 (4), p. 789-99, 2014. Disponível em: <http://www.cell.com/cell/fulltext/S0092-8674(14)01241-0>.

16. Noval Rivas, M. et al. "A Microbiota Signature Associated with Experimental Food Allergy Promotes Allergic Sensitization and Anaphylaxis". *Journal of Allergy and Clinical Immunology*, 131 (1), p. 201-12, 2013. Disponível em: <http://www.jacionline.org/article/S0091-6749(12)01694-6/abstract>.

17. Kostic, A. D. et al. "The Dynamics of the Human Infant Gut Microbiome in Development and in Progression toward Type 1 Diabetes". *Cell Host & Microbiome*, 17 (2), p. 260-73, 2015. Disponível em: <http://www.cell.com/cell-host-microbe/fulltext/S1931-3128(16)30264-5>.

18. Zhang, X. et al. "The Oral and Gut Microbiomes Are Perturbed in Rheumatoid Arthritis and Partly Normalized after Treatment". *Nature Medicine*, 21, 895-905, 2015. Disponível em: <http://www.nature.com/nm/journal/v21/n8/full/nm.3914.html>.

19. Costello, M. E. et al. "Brief Report: Intestinal Dysbiosis in Ankylosing Spondylitis". *Arthritis & Rheumatology*, 67 (3), p. 686-91, 2015. Disponível em: <http://onlinelibrary.wiley.com/doi/10.1002/art.38967/abstract>.

20. De Goffau, M. C. et al. "Fecal Microbiota Composition Differs between Children with ß-Cell Autoimmunity and Those Without". *Diabetes*, 62 (4), p. 1238-44, 2013. Disponível em: <http://diabetes.diabetesjournals.org/content/62/4/1238/>.

21. Giongo, A. et al. "Toward Defining the Autoimmune Microbiome for Type 1 Diabetes". isme *Journal*, 5, p. 82-91, 2011. Disponível em: <http://www.nature.com/ismej/journal/v5/n1/full/ismej201092a.html>.

22. MICHAIL, S. et al. "Alterations in the Gut Microbiome of Children with Severe Ulcerative Colitis". *Inflammatory Bowel Diseases*, 18 (10), p. 1799-1808, 2012. Disponível em: <https://www.ncbi.nlm.nih.gov/pubmed/22170749>.

23. LUNA, R. A. & FOSTER, J. A. "Gut Brain Axis: Diet Microbiota Interactions and Implications for Modulation of Anxiety and Depression". *Current Opinion in Biotechnology*, 32, p. 35-41, 2015. Disponível em: <https://www.ncbi.nlm.nih.gov/pubmed/25448230>.

24. DASH, S. et al. "The Gut Microbiome and Diet in Psychiatry: Focus on Depression". *Current Opinion in Psychiatry*, 28 (1), p. 1-6, 2015. Disponível em: <https://www.ncbi.nlm.nih.gov/pubmed/25415497>.

25. KLEINMAN, S. C. et al. "The Intestinal Microbiota in Acute Anorexia Nervosa and During Renourishment: Relationship to Depression, Anxiety, and Eating Disorder Psychopathology". *Psychosomatic Medicine*, 77 (9), p. 969-81, 2015. Disponível em: <https://www.ncbi.nlm.nih.gov/pubmed/26428446>.

26. CASTRO-NALLAR, E. et al. "Composition, Taxonomy and Functional Diversity of the Oropharynx Microbiome in Individuals with Schizophrenia and Controls". *PeerJ*. Ago. 2015. Disponível em: <https://peerj.com/articles/1140>.

27. KESHAVARZIAN, A. et al. "Colonic Bacterial Composition in Parkinson's Disease". *Movement Disorders*, 30 (10), p. 1351-60, 2015. Disponível em: <http://onlinelibrary.wiley.com/doi/10.1002/mds.26307/abstract>.

28. HILL, J. M. et al. "Pathogenic Microbes, the Microbiome, and Alzheimer's Disease (AD)". *Frontiers in Aging Neuroscience*, 6, p. 127, 2014. Disponível em: <https://www.ncbi.nlm.nih.gov/pmc/articles/PMC4058571>.

29. ZHAO, Y. & LUKIW, W. J. "Microbiome-Generated Amyloid and Potential Impact on Amyloidogenesis in Alzheimer's Disease (AD)". *Journal of Nature and Science*, 1 (7), 2015. Disponível em: <https://www.ncbi.nlm.nih.gov/pubmed/26097896>.

30. WANG, Z. et al. "Gut Flora Metabolism of Phosphatidylcholine Promotes Cardiovascular Disease". *Nature*, 472 (7341), p. 57-63, 2011. Disponível em: <http://www.nature.com/nature/journal/v472/n7341/full/nature09922.html>.

31. TANG, W. et al. "Intestinal Microbial Metabolism of Phosphatidylcholine and Cardiovascular Risk". *New England Journal of Medicine*, 368, p. 1575-84, 2013. Disponível em: <http://www.nejm.org/doi/full/10.1056/NEJMoa1109400>.

32. MUELLER, N. T. et al. "The Infant Microbiome Development: Mom Matters". *Trends in Molecular Medicine*, 21 (2), p. 109-17, 2015. Disponível em: <https://www.ncbi.nlm.nih.gov/pmc/articles/PMC4464665>.

33. O'TOOLE, P. W. & JEFFERY, I. B. "Gut Microbiota and Aging". *Science*, 350 (6265), p. 1214-15, 2015. Disponível em: <https://www.ncbi.nlm.nih.gov/pubmed/26785481>.

34. SONNENBURG, E. D. et al. "Diet-Induced Extinctions in the Gut Microbiota Compound over Generations". *Nature*, 529 (7585), p. 212-15, 2016. Disponível em: <http://www.nature.com/nature/journal/v529/n7585/full/nature16504.html>.

35. STANFORD UNIVERSITY MEDICAL CENTER. "Low-Fiber Diet May Cause Irreversible Depletion of Gut Bacteria over Generations". 13 jan. 2016. Disponível em: <https://www.sciencedaily.com/releases/2016/01/160113160657.htm>.

36. PERRY, R. J. et al. "Acetate Mediates a Microbiome-Brain-ß-Cell Axis to Promote Metabolic Syndrome". *Nature*, 534 (7606), p. 213-17, 2016. Disponível em: <https://www.ncbi.nlm.nih.gov/pubmed/27279214>.

37. DE VADDER, F. et al. "Microbiota-Produced Succinate Improves Glucose Homeostasis via Intestinal Gluconeogenesis". *Cell Metabolism*, 24 (1), p. 151-7, 2016. Disponível em: <https://www.ncbi.nlm.nih.gov/pubmed/27411015>.

38. VRIEZE, A. et al. "Transfer of Intestinal Microbiota from Lean Donors Increases Insulin Sensitivity in Individuals with Metabolic Syndrome". *Gastroenterology*, 143 (4), p. 913-16, 2012. Disponível em: <http://www.gastrojournal.org/article/S0016-5085(12)00892-X/abstract>.

39. KOETH, R. A. et al. "Intestinal Microbiota Metabolism of L-carnitine, a Nutrient in Red Meat, Promotes Atherosclerosis". *Nature Medicine*, 19, p. 576-85, 2013. Disponível em: <http://www.nature.com/nm/journal/v19/n5/full/nm.3145.html>.

40. WOOLSTON, C. "Red Meat + Wrong Bacteria = Bad News for Hearts". *Nature*. 7 abr. 2013. Disponível em: <http://www.nature.com/news/red-meat-wrong-bacteria-bad-news-for-hearts-1.12746>.

41. CLEVELAND CLINIC. "Researchers Find New Link between Red Meat and Heart Disease". 11 nov. 2014. Disponível em: <https://health.clevelandclinic.org/2014/11/researchers-find-new-link-between-red-meat-and-heart-disease-video>.

42. CENTER FOR ECOGENETICS & ENVIRONMENTAL HEALTH. "Fast Facts about the Human Microbiome". Jan. 2014. Disponível em: <https://depts.washington.edu/ceeh/downloads/FF_Microbiome.pdf>.

43. TURNBAUGH, P. J. et al. "An Obesity-Associated Gut Microbiome with Increased Capacity for Energy Harvest". *Nature*, 444, p. 1027-31, 2006. Disponível em: <http://www.nature.com/nature/journal/v444/n7122/abs/nature05414.html>.

44. RIDAURA, V. K. et al. "Cultured Gut Microbiota from Twins Discordant for Obesity Modulate Adiposity and Metabolic Phenotypes in Mice". *Science*, 341 (6150), 2013. Disponível em: <https://www.ncbi.nlm.nih.gov/pmc/articles/PMC3829625>.

45. THAISS, C. A. et al. "Persistent Microbiome Alterations Modulate the Rate of Post-Dieting Weight Regain". *Nature*, 540 (7634), p. 544-51, 2016. Disponível em: <http://www.nature.com/nature/journal/v540/n7634/full/nature20796.html>.

46. LEY, R. E. et al. "Worlds within Worlds: Evolution of the Vertebrate Gut Microbiota". *Nature Reviews Microbiology*, 6, p. 776-88, 2008. Disponível em: <http://www.nature.com/nrmicro/journal/v6/n10/full/nrmicro1978.html>.

47. GODOY-VITORINO, F. et al. "Comparative Analyses of Foregut and Hindgut Bacterial Communities in Hoatzins and Cows". ISME *Journal*, 6, p. 531-41, 2012. Disponível em: <http://www.nature.com/ismej/journal/v6/n3/full/ismej2011131a.html>.

48. SANDERS, J. G. et al. "Baleen Whales Host a Unique Gut Microbiome with Similarities to Both Carnivores and Herbivores". *Nature*, 6 (8285), 2015. Disponível em: <http://www.nature.com/articles/ncomms9285>.

49. ZHU, L. et al. "Evidence of Cellulose Metabolism by the Giant Panda Gut Microbiome". PNAS, 108 (43), p. 17714-19, 2011. Disponível em: <http://www.pnas.org/content/108/43/17714>.

50. YATSUNENKO, T. et al. "Human Gut Microbiome Viewed across Age and Geography". *Nature*, 486 (7402), p. 222-7, 2012. Disponível em: <http://www.nature.com/nature/journal/v486/n7402/full/nature11053.html>.

51. KOENIG, J. E. et al. "Succession of Microbial Consortia in the Developing Infant Gut Microbiome". PNAS, 108, 2010. Disponível em: <http://www.pnas.org/content/108/Supplement_1/4578>.

52. BÄCKHED, F. et al. "Dynamics and Stabilization of the Human Gut Microbiome during the First Year of Life". *Cell Host & Microbe*, 17 (5), p. 852, 2015. Disponível em: <http://www.cell.com/cell-host-microbe/fulltext/S1931-3128(15)00216-4>.

53. YATSUNENKO, T. et al. "Human Gut Microbiome Viewed across Age and Geography". *Nature*, 486 (7402), p. 222-7, 2012. Disponível em: <http://www.nature.com/nature/journal/v486/n7402/full/nature11053.html>.

54. CLEMENTE, J. C. et al. "The Microbiome of Uncontacted Amerindians". *Science Advances*, 1 (3), 2015. Disponível em: <http://advances.sciencemag.org/content/1/3/e1500183>.

55. CHO, I. et al. "Antibiotics in Early Life Alter the Murine Colonic Microbiome and Adiposity". *Nature*, 488 (7413), p. 621-6, 2012. Disponível em: <http://www.nature.com/nature/journal/v488/n7413/full/nature11400.html>.

56. KORPELA, K. et al. "Intestinal Microbiome Is Related to Lifetime Antibiotic Use in Finnish Pre-School Children". *Nature Communications*, 7 (10410), 2016. Disponível em: <http://www.nature.com/articles/ncomms10410>.

57. JAKOBSSON, H. E. et al. "Short-Term Antibiotic Treatment Has Differing Long-Term Impacts on the Human Throat and Gut Microbiome". *PLoS One*, 5 (3), 2010. Disponível em: <http://journals.plos.org/plosone/article?id=10.1371/journal.pone.0009836>.

58. DETHLEFSEN, L. & RELMAN, D. A. "Incomplete Recovery and Individualized Responses of the Human Distal Gut Microbiota to Repeated Antibiotic Perturbation". PNAS, 17 ago. 2010. Disponível em: <http://www.pnas.org/content/108/Supplement_1/4554>.

59. WU, G. D. et al. "Linking Long-Term Dietary Patterns with Gut Microbial Enterotypes". *Science*, 334 (6052), p. 105-8, 2011. Disponível em: <http://science.sciencemag.org/content/334/6052/105>.

60. SONNENBURG, E. D. et al. "Diet-Induced Extinctions in the Gut Microbiota Compound over Generations". *Nature*, 529 (7585), p. 212-15, 2016. Disponível em: <http://www.nature.com/nature/journal/v529/n7585/full/nature16504.html>.

61. Maurice, C. F. et al. "Xenobiotics Shape the Physiology and Gene Expression of the Active Human Gut Microbiome". *Cell*, 152, (1-2), p. 39-50, 2013. Disponível em: <http://www.cell.com/cell/fulltext/S0092-8674(12)01428-6>.

62. Jackson, M. A. et al. "Proton Pump Inhibitors Alter the Composition of the Gut Microbiota". *Gut*, 65 (5), p. 749-56, 2015. Disponível em: <http://gut.bmj.com/content/65/5/749>.

63. Freedberg, D. E. et al. "Proton Pump Inhibitors Alter Specific Taxa in the Human Gastrointestinal Microbiome: A Crossover Trial". *Gastroenterology*, 149 (4), p. 883-5, 2015. Disponível em: <http://www.gastrojournal.org/article/S0016-5085(15)00933-6/fulltext>.

64. Forslund, K. et al. "Disentangling Type 2 Diabetes and Metformin Treatment Signatures in the Human Gut Microbiota". *Nature*, 528 (7581), p. 262-6, 2015. Disponível em: <http://www.nature.com/nature/journal/v528/n7581/full/nature15766.html>.

65. Rooks, M. G. et al. "Gut Microbiome Composition and Function in Experimental Colitis during Active Disease and Treatment-Induced Remission". isme *Journal*, 8, p. 1403-17, 2014. Disponível em: <http://www.nature.com/ismej/journal/v8/n7/full/ismej20143a.html>.

66. Mendes, E. "Personalized Cancer Care: Where It Stands Today". *American Cancer Society*, 2015. Disponível em: <https://www.cancer.org/latest-news/personalized-cancer-care-where-it-stands-today.html>.

67. Goodrich, J. K. et al. "Human Genetics Shape the Gut Microbiome". *Cell*, 159 (4), p. 789-99, 2014. Disponível em: <http://www.cell.com/cell/fulltext/S0092-8674(14)01241-0>.

68. Turnbaugh, P. J. et al. "A Core Gut Microbiome in Obese and Lean Twins". *Nature*, 457, p. 480-4, 2009. Disponível em: <http://www.nature.com/nature/journal/v457/n7228/full/nature07540.html>.

69. Kodaman, N. et al. "Human and Helicobacter pylori Coevolution Shapes the Risk of Gastric Disease". pnas, 111 (4), p. 1455-60, 2013. Disponível em: <http://www.pnas.org/content/111/4/1455>.

70. Kang, S. S. et al. "Diet and Exercise Orthogonally Alter the Gut Microbiome and Reveal Independent Associations with Anxiety and Cognition". *Molecular Neurodegeneration*, 9 (36), 2014. Disponível em: <http://molecularneurodegeneration.biomedcentral.com/articles/10.1186/1750-1326-9-36>.

71. Clarke, S. F. et al. "Exercise and Associated Dietary Extremes Impact on Gut Microbial Diversity". *Gut*, 63 (12), p. 1913-20, 2014. Disponível em: <http://gut.bmj.com/content/63/12/1913>.

72. Lambert, J. E. et al. "Exercise Training Modifies Gut Microbiota in Normal and Diabetic Mice". *Applied Physiology, Nutrition, and Metabolism*, 40 (7), p. 749-52, 2015. Disponível em: <http://www.nrcresearchpress.com/doi/abs/10.1139/apnm-2014-0452#.WEL9tfkrLIU>.

73. Song, S. J. et al. "Cohabiting Family Members Share Microbiota with One Another and with Their Dogs". *eLife*. 16 abr. 2013. Disponível em: <https://elifesciences.org/content/2/e00458>.

74. Wu, G. D. et al. "Linking Long-Term Dietary Patterns with Gut Microbial Enterotypes". *Science*, 334 (6052), p. 105-8, 2011. Disponível em: <http://science.sciencemag.org/content/334/6052/105>.

75. David, L. A. et al. "Diet Rapidly and Reproducibly Alters the Human Gut Microbiome". *Nature*, 505 (7484), p. 559-63, 2014. Disponível em: <http://www.nature.com/nature/journal/v505/n7484/full/nature12820.html>.

76. Thaiss, C. A. et al. "Transkingdom Control of Microbiota Diurnal Oscillations Promotes Metabolic Homeostasis". *Cell*, 159 (3), p. 514-29, 2014. Disponível em: <http://www.cell.com/abstract/S0092-8674(14)01236-7>.

77. Park, A. "Why Shift Work and Sleeplessness Lead to Weight Gain and Diabetes". *Time*. 12 abr. 2012. Disponível em: <http://healthland.time.com/2012/04/12/why-shift-work-and-sleeplessness-lead-to-weight-gain-and-diabetes>.

78. Blue, L. "It's Called the Graveyard Shift for a Reason". *Time*. 27 jul. 2012. Disponível em: <http://healthland.time.com/2012/07/27/its-called-the-graveyard-shift-for-a-reason>.

79. Park, A. "Working the Night Shift May Boost Breast Cancer Risk". *Time*. 29 maio 2012. Disponível em: <http://healthland.time.com/2012/05/29/working-the-night-shift-may-boost-breast-cancer-risk>.

80. Park, A. "Why Working the Night Shift May Boost Your Risk of Diabetes". *Time*. 7 dez. 2011. Disponível em: <http://healthland.time.com/2011/12/07/why-working-the-night-shift-may-boost-your-risk-of-diabetes>.

81. Thaiss, C. A. et al. "Transkingdom Control of Microbiota Diurnal Oscillations Promotes Metabolic Homeostasis". *Cell*, 159 (3), p. 514-29, 2014. Disponível em: <http://www.cell.com/abstract/S0092-8674(14)01236-7>.

82. Ibid.

83. Suez, J. et al. "Artificial Sweeteners Induce Glucose Intolerance by Altering the Gut Microbiota". *Nature*, 514 (7521), p. 181-6, 2014. Disponível em: <http://www.nature.com/nature/journal/v514/n7521/full/nature13793.html>.

84. American Heart Association & American Diabetes Association. "Non-nutritive Sweeteners: A Potentially Useful Option – with Caveats". 9 jul. 2012. Disponível em: <http://www.diabetes.org/newsroom/press-releases/2012/ada-aha-sweetener-statement.html>.

Capítulo 6: Glicemia: a resposta suprema do seu corpo à comida

1. Texas Diabetes Council. "What Is Diabetes?" Disponível em: <http://www.preventtype2.org/what-is-diabetes.php>.

2. GASTALDELLI, A. et al. "Beta-Cell Dysfunction and Glucose Intolerance: Results from the San Antonio Metabolism (SAM) Study". *Diabetologia*, 47 (1), p. 31-9, 2004. Disponível em: <http://link.springer.com/article/10.1007/s00125-003-1263-9?LI=true>.

3. BUTLER, A. E. et al. "ß-Cell Deficit and Increased ß-Cell Apoptosis in Humans with Type 2 Diabetes". *Diabetes*, 52 (1), p. 102-10, 2003. Disponível em: <http://diabetes.diabetesjournals.org/content/52/1/102.full>.

4. TABÁK, A. G. et al. "Prediabetes: A High-Risk State for Developing Diabetes". *Lancet*, 379 (9833), p. 2279-90, 2012. Disponível em: <https://www.ncbi.nlm.nih.gov/pmc/articles/PMC3891203>.

5. SELVIN, E. et al. "Glycemic Control and Coronary Heart Disease Risk in Persons with and without Diabetes: The Atherosclerosis Risk in Communities Study". *Archives of Internal Medicine*, 165 (16), p. 1910-16, 2005. Disponível em: <https://www.ncbi.nlm.nih.gov/pubmed/16157837?dopt=Abstract>.

6. KHAW, K. T. et al. "Association of Hemoglobin A1c with Cardiovascular Disease and Mortality in Adults: The European Prospective Investigation into Cancer in Norfolk". *Annals of Internal Medicine*, 141 (6), p. 413-20, 2004. Disponível em: <https://www.ncbi.nlm.nih.gov/pubmed/15381514>.

7. BLOOD SUGAR 101: WHAT THEY DON'T TELL YOU ABOUT DIABETES. Disponível em: <http://www.phlaunt.com/diabetes/14046669.php>.

8. MONNIER, L. et al. "Activation of Oxidative Stress by Acute Glucose Fluctuations Compared with Sustained Chronic Hyperglycemia in Patients with Type 2 Diabetes". *JAMA*, 295 (14), p. 1681-7, 2006. Disponível em: <https://www.ncbi.nlm.nih.gov/pubmed/16609090>.

9. BLOOD SUGAR 101: WHAT THEY DON'T TELL YOU ABOUT DIABETES. "Research Connecting Organ Damage with Blood Sugar Level". Disponível em: <http://www.phlaunt.com/diabetes/14045678.php>.

10. KAUR, B. et al. "The Impact of a Low Glycaemic Index (GI) Diet on Simultaneous Measurements of Blood Glucose and Fat Oxidation: A Whole Body Calorimetric Study". *Journal of Clinical & Translational Endocrinology*, 4, p. 45-52, 2016. Disponível em: <http://www.sciencedirect.com/science/article/pii/S2214623716300060>.

11. PAWLAK, D. B. et al. "Effects of Dietary Glycaemic Index on Adiposity, Glucose Homeostasis, and Plasma Lipids in Animals". *Lancet*, 364 (9436), p. 778-85, 2004. Disponível em: <https://www.ncbi.nlm.nih.gov/pubmed/15337404>.

12. TORBAY, N. et al. "Insulin Increases Body Fat Despite Control of Food Intake and Physical Activity". *American Journal of Physiology*, 248 (1 pt. 2), p. R120-R124, 1985. Disponível em: <https://www.ncbi.nlm.nih.gov/pubmed/3881983>.

13. BERGMAN, M. et al. "One-Hour Post-Load Plasma Glucose Level during the OGTT Predicts Mortality: Observations from the Israel Study of Glucose Intol-

erance, Obesity and Hypertension". *Diabetic Medicine*, 33 (8), p. 1060-6, 2016. Disponível em: <http://onlinelibrary.wiley.com/doi/10.1111/dme.13116/abstract>.

14. CAVALOT, F. et al. "Postprandial Blood Glucose Predicts Cardiovascular Events and All-Cause Mortality in Type 2 Diabetes in a 14-Year Follow-Up". *Diabetes Care*, 34 (10), p. 2237-43, 2011. Disponível em: <http://care.diabetesjournals.org/content/34/10/2237>.

15. BARDINI, G. et al. "Inflammation Markers and Metabolic Characteristics of Subjects with One-Hour Plasma Glucose Levels". *Diabetes Care*. Nov. 2009. Disponível em: <http://care.diabetesjournals.org/content/early/2009/11/12/dc09-1342.abstract>.

16. TEMELKOVA-KURKTSCHIEV, T. S. et al. "Postchallenge Plasma Glucose and Glycemic Spikes Are More Strongly Associated with Atherosclerosis Than Fasting Glucose or HbA1c Level". *Diabetes Care*, 23 (12), p. 1830-4, 2000. Disponível em: <https://www.ncbi.nlm.nih.gov/pubmed/11128361>.

17. RABBANI, N. et al. "Glycation of LDL by Methylglyoxal Increases Arterial Atherogenicity". *Diabetes*, 60 (7), p. 1973-80, 2011. Disponível em: <http://diabetes.diabetesjournals.org/content/60/7/1973>.

18. "Research Connecting Organ Damage with Blood Sugar Level". *Blood Sugar* 101. Disponível em: <http://www.phlaunt.com/diabetes/14045678.php>.

19. S. APPLE. "An Old Idea, Revived: Starve Cancer to Death". *New York Times Magazine*, 12 mai., 2016. Disponível em: <http://www.nytimes.com/2016/05/15/magazine/warburg-effect-an-old-idea-revived-starve-cancer-to-death.html?_r=2>.

20. BLOOD SUGAR 101: WHAT THEY DON'T TELL YOU ABOUT DIABETES. "Research Connecting Organ Damage with Blood Sugar Level". Disponível em: <http://www.phlaunt.com/diabetes/14045678.php>.

21. STATTIN, P. et al. "Prospective Study of Hyperglycemia and Cancer Risk". *Diabetes Care*, 30 (3), p. 561-7, 2007. Disponível em: <https://www.ncbi.nlm.nih.gov/pubmed/17327321>.

22. DAVIES, M. "'Quitting Carbs Has Saved My Life': Cancer Victim Given Months to Live Refuses Chemo and Claims Diet of Meat and Dairy Is Why He's Still Alive Two Years Later". *Daily Mail*. 15 jul. 2016. Disponível em: <http://www.dailymail.co.uk/health/article-3691808/Quitting-carbs-saved-life-Cancer-victim-given-months-live-refuses-chemo-claims-diet-meat-dairy-s-alive-two-years-later.html>.

23. HO, V. W. et al. "A Low Carbohydrate, High Protein Diet Slows Tumor Growth and Prevents Cancer Initiation". *Cancer Research*, 71 (13), p. 4484-93, 2011. Disponível em: <http://cancerres.aacrjournals.org/content/early/2011/06/10/0008-5472.CAN-10-3973>.

24. UNIVERSITY OF TEXAS MD ANDERSON CANCER CENTER. "Sugars in Western Diets Increase Risk for Breast Cancer Tumors and Metastasis". 4 jan. 2016. Disponível em: <https://www.sciencedaily.com/releases/2016/01/160104080034.htm>.

25. JIANG, Y. et al. "Abstract 3735: Dietary Sugar Induces Tumori-genesis in Mammary Gland Partially through 12 Lipoxygenase Pathway". *Cancer Research*, 75 (15, Supplement). Disponível em: <http://cancerres.aacrjournals.org/content/75/15_Supplement/3735>.

26. ZHAO, W. Q. et al. "Insulin Resistance and Amyloidogenesis as Common Molecular Foundation for Type 2 Diabetes and Alzheimer's Disease". BBA *Molecular Basis of Disease*, 1792 (5), p. 482-96, 2009. Disponível em: <http://www.sciencedirect.com/science/article/pii/S0925443908002093>.

27. Ibid.

28. CRANE, P. K. et al. "Glucose Levels and Risk of Dementia". *New England Journal of Medicine*, 369, 540-8, 2013. Disponível em: <http://www.nejm.org/doi/full/10.1056/NEJMoa1215740>.

29. CHERBUIN, N. "Higher Normal Fasting Plasma Glucose Is Associated with Hippocampal Atrophy". *Neurology*, 79 (10), p. 1019-26, 2012. Disponível em: <http://www.neurology.org/content/79/10/1019>.

30. ROBINSON SINGLETON, J. et al. "Increased Prevalence of Impaired Glucose Tolerance in Patients with Painful Sensory Neuropathy". *Diabetes Care*, 24 (8), p. 1448-53, 2001. Disponível em: <http://care.diabetesjournals.org/content/24/8/1448.full>.

31. SUMNER, C. J. et al. "The Spectrum of Neuropathy in Diabetes and Impaired Glucose Tolerance". *Neurology*, 60 (1), p. 108-11, 2003. Disponível em: <http://www.neurology.org/content/60/1/108.abstract>.

32. ADAMS, O. P. "The Impact of Brief High-Intensity Exercise on Blood Glucose Levels". *Diabetes, Metabolic Syndrome and Obesity: Targets and Therapy*, 6, p. 113-22, 2013. Disponível em: <https://www.ncbi.nlm.nih.gov/pmc/articles/PMC3587394>.

33. COLBERG, S. R. et al. "Blood Glucose Responses to Type, Intensity, Duration, and Timing of Exercise". *Diabetes Care*, 36 (10), p. e177, 2013. Disponível em: <http://care.diabetesjournals.org/content/36/10/e177>.

34. GANNON, M. C. & NUTTALL, F. Q. "Effect of a High-Protein, Low-Carbohydrate Diet on Blood Glucose Control in People with Type 2 Diabetes". *Diabetes*, 53 (9), p. 2375-82, 2004. Disponível em: <http://diabetes.diabetesjournals.org/content/53/9/2375>.

35. FEINMAN, R. D. et al. "Dietary Carbohydrate Restriction as the First Approach in Diabetes Management: Critical Review and Evidence Base". *Nutrition*, 31 (1), p. 1-13, 2015. Disponível em: <http://www.sciencedirect.com/science/article/pii/S0899900714003323>.

36. MAYER-DAVIS, E. J. "Low-Fat Diets for Diabetes Prevention". *Diabetes Care*, 24 (4), p. 613-14, 2001. Disponível em: <http://care.diabetesjournals.org/content/24/4/613>.

37. BARNARD, N. D. et al. "A Low-Fat Vegan Diet Improves Glycemic Control and Cardiovascular Risk Factors in a Randomized Clinical Trial in Individuals with Type 2 Diabetes". *Diabetes Care*, 29 (8), p. 1777-83, 2006. Disponível em: <http://care.diabetesjournals.org/content/29/8/1777>.

38. DE MUNTER, J. S. et al. "Whole Grain, Bran, and Germ Intake and Risk of Type 2 Diabetes: A Prospective Cohort Study and Systematic Review". *PLoS Medicine*, 4 (8), p. e261, 2007. Disponível em: <https://www.ncbi.nlm.nih.gov/pubmed/17760498>.

39. AMERICAN DIABETES ASSOCIATION. "Glycemic Index and Diabetes". 2 out., 2013. Disponível em: <http://www.diabetes.org/food-and-fitness/food/what-can-i-eat/understanding-carbohydrates/glycemic-index-and-diabetes.html>.

40. RADULIAN, G. et al. "Metabolic Effects of Low Glycaemic Index Diets". *Nutrition Journal*, 8 (5), 2009. Disponível em: <https://www.ncbi.nlm.nih.gov/pmc/articles/PMC2654909>.

41. JOHNS HOPKINS MEDICINE. "Healthy Eaters: Ignore Glycemic Index. Clinical Trial Shows No Beneficial Effects on Key Measures of Heart Disease and Diabetes Risk". 16 dez. 2014.

42. KNUTSON, K. L. "Impact of Sleep and Sleep Loss on Glucose Homeostasis and Appetite Regulation". *Sleep Medicine Clinic*, 2 (2), p.187-97, 2007. Disponível em: <https://www.ncbi.nlm.nih.gov/pmc/articles/PMC2084401>.

43. GOYAL, N. et al. "Non Diabetic and Stress Induced Hyperglycemia [SIH] in Orthopaedic Practice: What Do We Know So Far?" *Journal of Clinical and Diagnostic Research*, 8 (10), p. LH01-LH03, 2014. Disponível em: <https://www.ncbi.nlm.nih.gov/pmc/articles/PMC4253199>.

44. DIABETES IN CONTROL. "390 Drugs That Can Affect Blood Glucose Levels". 2016. Disponível em: <http://www.diabetesincontrol.com/drugs-that-can-affect-blood-glucose-levels>.

45. WEBMD. "What Medicines Can Make Your Blood Sugar Spike?". 2017. Disponível em: <http://www.webmd.com/diabetes/tc/medicines-that-can-raise-blood-sugar-as-a-side-effect-topic-overview>.

46. MEDLINEPLUS. "Drug-Induced Low Blood Sugar". 2016. Disponível em: <https://medlineplus.gov/ency/article/000310.htm>.

47. CHIOLERO, A. et al. "Consequences of Smoking for Body Weight, Body Fat Distribution, and Insulin Resistance". *American Journal of Clinical Nutrition*, 87 (4), p. 801-9, 2008. Disponível em: <http://ajcn.nutrition.org/content/87/4/801.long>.

48. GLICK, D. "Women's Monthly Cycle Affects Blood Glucose Control, but Not Consistently". *Diabetes Health*. 15 ago. 2009. Disponível em: <https://www.diabeteshealth.com/womens-monthly-cycle-affects-blood-glucose-control-but-not-consistently>.

49. KISHORE, P. "Hypoglycemia (Low Blood Sugar)". *Merck Manual*. Disponível em: <http://www.merckmanuals.com/home/hormonal-and-metabolic-disorders/diabetes-mellitus-dm-and-disorders-of-blood-sugar-metabolism/hypoglycemia>.
50. CHANG, K. "Artificial Sweeteners May Disrupt Body's Blood Sugar Controls". *New York Times*. 17 set. 2014. Disponível em: <http://well.blogs.nytimes.com/2014/09/17/artificial-sweeteners-may-disrupt-bodys-blood-sugar-controls/?_r=0>.
51. THE UNIVERSITY OF SYDNEY. "Glycemic Index Testing & Research". Disponível em: <http://www.glycemicindex.com/testing_research.php>.
52. CONN, J. W. & NEWBURGH, L. H. "The Glycemic Response to Isoglucogenic Quantities of Protein and Carbohydrate". *Journal of Clinical Investigation*, 15 (6), p. 665-71, 1936. Disponível em: <https://www.ncbi.nlm.nih.gov/pmc/articles/PMC424828>.

Capítulo 7: Projeto de Nutrição Personalizada

1. CUNNINGHAM, K. M. & READ, N. W. "The Effect of Incorporating Fat into Different Components of a Meal on Gastric Emptying and Postprandial Blood Glucose and Insulin Responses". *British Journal of Nutrition*, 61 (2), p. 285-90, 1989. Disponível em: <https://www.ncbi.nlm.nih.gov/pubmed/2650735?dopt=Abstract>.
2. MEDICAL NEWS TODAY. "What Is Obesity?". Jan. 2016. Disponível em: <http://wwwmedicalnewstoday.com/info/obesity/what-is-bmi.php>.
3. KARAN, L. "HbA1c Explained". *Type 1 Diabetes Network*. 2010. Disponível em: <http://t1dn.org.au/our-stuff/all-about-type-1-articles/hba1c-explained>.
4. MAYO CLINIC. "Tests and Diagnosis". 2014. Disponível em: <http://www.mayoclinic.org/diseases-conditions/diabetes/basics/tests-diagnosis/con-20033091>.
5. XIAO, S. et al. "A Gut Microbiota-Targeted Dietary Intervention for Amelioration of Chronic Inflammation Underlying Metabolic Syndrome". FEMS *Microbiology Ecology*, 87 (2), p. 357-67, 2014. Disponível em: <https://www.ncbi.nlm.nih.gov/pubmed/24117923?dopt=Abstract>.
6. DUNCAN, S. H. et al. "Reduced Dietary Intake of Carbohydrates by Obese Subjects Results in Decreased Concentrations of Butyrate and Butyrate-Producing Bacteria in Feces". *Applied and Environmental Microbiology*, 73 (4), p. 1073-8, 2007. Disponível em: <https://www.ncbi.nlm.nih.gov/pubmed/17189447?dopt=Abstract>.
7. RIDAURA, V. K. et al. "Gut Microbiota from Twins Discordant for Obesity Modulate Metabolism in Mice". *Science*, 341 (6150), 2013. Disponível em: <https://www.ncbi.nlm.nih.gov/pubmed/24009397?dopt=Abstract>.
8. TURNBAUGH, P. J. et al. "An Obesity-Associated Gut Microbiome with Increased Capacity for Energy Harvest". *Nature*, 444 (7122), p. 1027-31, 2006. Disponível em: <https://www.ncbi.nlm.nih.gov/pubmed/17183312?dopt=Abstract>.

Capítulo 8: Como testar sua resposta glicêmica

1. BRIFFA, J. "Study Links Blood Sugar Imbalance with Increased Appetite". *Dr. Briffa*. 3 set. 2007. Disponível em: <http://www.drbriffa.com/2007/09/03/study-links-blood-sugar-imbalance-with-increased-appetite>.
2. JOSPE, M. R. et al. "Adherence to Hunger Training Using Blood Glucose Monitoring: A Feasibility Study". *Nutrition & Metabolism*, 12 (22), 2015. Disponível em: <https://www.ncbi.nlm.nih.gov/pmc/articles/PMC4465140>.

Capítulo 9: Ajustando com precisão a sua dieta personalizada

1. TURNBAUGH, P. J. et al. "The Effect of Diet on the Human Gut Microbiome: A Metagenomic Analysis in Humanized Gnotobiotic Mice". *Science Translational Medicine*, 1 (6), 2009. Disponível em: <https://www.ncbi.nlm.nih.gov/pmc/articles/PMC2894525>.
2. OREGON STATE UNIVERSITY. "Fat, Sugar Cause Bacterial Changes that May Relate to Loss of Cognitive Function". 22 jun. 2015. Disponível em: <http://oregonstate.edu/ua/ncs/archives/2015/jun/fat-sugar-cause-bacterial-changes-may-relate-loss-cognitive-function>.
3. SONNENBURG, J. L. & BÄCKHED, F. "Diet-Microbiota Interactions as Moderators of Human Metabolism". *Nature*, 535 (7610), p. 56-64, 2016. Disponível em: <http://www.nature.com/nature/journal/v535/n7610/full/nature18846.html>.
4. VORDEADES, N. et al. "Diet and the Development of the Human Intestinal Microbiome". *Frontiers in Microbiology*, 5 (494), 2014. Disponível em: <https://www.ncbi.nlm.nih.gov/pmc/articles/PMC4170138>.
5. KUO, S. M. "The Interplay between Fiber and the Intestinal Microbiome in the Inflammatory Response". *Advances in Nutrition*, 4, p. 16-28, 2013. Disponível em: <http://advances.nutrition.org/content/4/1/16.full>.
6. COURAGE, K. H. "Fiber-Famished Gut Microbes Linked to Poor Health". *Scientific American*. 23 mar. 2015. Disponível em: <https://www.scientificamerican.com/article/fiber-famished-gut-microbes-linked-to-poor-health1>.

Capítulo 11: O futuro das dietas

1. BOYLE, M. "Nestlé Wants to Personalize Your Food". *Bloomberg*. 26 jun. 2014. Disponível em: <https://www.bloomberg.com/news/articles/2014-06-26/star-trek-inspires-nestles-food-nutrition-project>.
2. MUKHOPADHYAY, S. C. "Wearable Sensors for Human Activity Monitoring: A Review". IEEE *Sensors Journal*, 15 (3), p. 1321-30, 2015. Disponível em: <http://www.dreamerindia.com/IEEE/IEEE2015/Wearable%20Sensors%20for%20Human%20Activity.pdf>.

ÍNDICE

Números de páginas de ilustrações, tabelas e gráficos aparecem em itálico.

Abbott (empresa), 304-5
acetato (um metabólito), 143
acidente vascular cerebral, 63, 142, 189
açúcar alimentar
  troca de carboidratos e, 283
  prejudicial, 108, 120, 173
  interesses da indústria e, 88-9
  em refrigerantes, 177
adoçantes artificiais, 58, 105, 108, 166-74, *169*, 195, 288
  aspartame, 167-8
  intolerância à glicose e, 168-73, *169*
  sacarina, 98, 168, 170
água
  resposta glicêmica pós-prandial média à, 216, *217*
  redução da glicemia e, 291
alimentos processados, 288-9
American Diabetes Association (ADA)
  recomendações sobre adoçantes artificiais/refrigerantes dietéticos, 105, 167
  valores de referência para a glicemia, *251*, 263
  opções alimentares e, 194
American Dietetic Association, 96
American Heart Association (AHA)
  recomendações sobre adoçantes artificiais/refrigerantes dietéticos, 105, 167

posição de que a "gordura faz mal", 112, 116
dieta recomendada, 102, 116
apigenina, 157, 158
arroz, 1, 11, 86, 99, 140, 177, 257, 296
  resposta glicêmica individual ao, 28, 67, 104, 176, 201, 206, 226, 232, 281
  manipulação da resposta glicêmica ao, 277, 278, 279, 280

bactérias, 60-61
  C. diff, 132, 161, 162
  E. coli, 134
  nas fezes, 133-34
  resposta glicêmica pós-prandial e, 223-24
  tifo, 130, 131-2
  Veja-se também microbioma; tipos específicos
Box, George, 93

café, 1, 28, 127, 229, 243, 257
  adoçantes artificiais no, 58, 98, 170, 172, 173
  com creme, 273, 274
calorias
  oriundas de carboidratos, aumento na ingestão, 106-7, *107*
  crenças comuns a respeito de, 109-11

contagem de, dietas e, 109-10
dietas de alta e baixa gordura, 110
aumento na ingestão, 1966 a 2015
    80
restrição de, 97, 118, 122, 123
câncer
    glicemia e, 187, 190-1, 192
    pão e, 40
    de mama, 71, 73, 163
    carboidratos, açúcar e, 120, 190
    colorretal, 132
    dados e capacidade de prever o,
        308
    doenças metabólicas e, 61, 62, 63
    microbioma e, 138, 139, 159
    novos casos anuais, 63
    histeria nutricional e, 86
    medicina personalizada, 159-60
    como uma das maiores causas de
        morte, 65
    efeito Warburg, 190
cansaço, 57
    glicemia e, 176
    pico glicêmico e, 7, 188
    glicemia e exemplos extremos de,
        140-1, 175-6, 193
carboidratos
    desempenho atlético/esportivo e, 7,
        10, 280-1
    glicemia e, 7, 212-13, 213, 228
    como baixar a glicemia e ainda
        consumir, 275-84
    calorias oriundas de, aumento da
        ingestão, 106-7, 107
    câncer e, 120, 190
    crença comum: dietas de alto
        carboidrato/baixa gordura são
        ruins, 117-21
    conversão em glicose, 177, 178
    pesquisa alimentar e, 6-7
    energia e, 6, 8, 10, 276, 281
    ricos em fibras, 276
    glicogênio e, 9, 23, 179, 194
    respostas individuais aos, 7, 10-11,
        28, 117-18, 119, 121, 277
    inexistência de uma necessidade
        nutricional de, 111

dieta-padrão norte-americana e, 119
tipos de, 7, 120, 276
ganho de peso e, 112
o que são, 275-6
carga glicêmica (CG), 199
carne, 2, 11, 35, 81, 91, 96, 99, 100,
    102, 113, 116, 125, 285, 288
    microbioma e carne vermelha, 144,
        145
células betas
    morte das, 179
    secreção de insulina, 178-79, 181,
        182, 264
cereais integrais, 10, 11, 35, 58, 91, 101,
    104, 118, 120, 125, 194, 288
    troca de cereais, 279-80
    aumento da ingestão de fibras com,
        281
    mitos sobre a nutrição e, 101
    em comparação com o pão branco,
        38-53, 51
cereal (refeição), 58, 99, 206, 207, 232,
    239, 260, 283
cerveja
    apigenina na, 157
    glicemia e, 67, 98, 232, 243
chocolate, 1, 67, 140, 210, 211, 229,
    243, 257, 260, 289
Clostridium difficile (*C. diff*), 132, 161,
    162
Coca-Cola (empresa), 88-9
colesterol
    glicemia e, 50, 189
    pão e, 41, 47
    alimentar, 96, 120, 121-2
    alto, 11, 61, 62, 63, 65, 102, 183
    dietas de baixo carboidrato e, 11,
        100, 110, 115, 119
    dietas de baixa gordura e, 110,
        119-20
    microbioma e, 142, 143, 223
    carne vermelha e, 144
contagem de carboidratos, 200-2
cookies, 1, 127, 201, 207, 212, 224, 225,
    243, 277

DayTwo, 305-6

Death by Food Pyramid (Minger), 103
demência, 71, 141, 191, *192*
depressão, 71, 73, 138, *138*
desinformação, 83-94
 ciência equivocada e, 89-93
 política alimentar e, 89, 104
 interesses da indústria e, 87-9, 103
 mídia e, 85-6
 motivos da, 91-2
 financiamento de pesquisas e, 89, 90
 progresso científico e, 92-3
 estudos científicos e, 84-7
diabetes (adquirido ou tipo 2), 40, 61, 62, 63, 184-5
 adoçantes artificiais e, 166, 167
 morte das células betas e, 182
 glicemia e, 23, 50, 98, 184
 exames de sangue e, 305
 transtorno do ritmo circadiano e, 163
 diagnóstico do, 184, 186
 dieta, estilo de vida e, 184
 exemplo de nutrição personalizada e, 104
 exame de glicemia de jejum e, 220-1
 intolerância à glicose e, 168, 169
 resistência à insulina e, 181
 microbioma e, 142, 143
 dano neural e, 192
 obesidade ou sobrepeso e, 186
 incidência do, 63, 64
 carboidratos refinados e, 120
 como fator de risco da demência, 191
 transtorno do sono e, 71
 terapias para o, 184-5
diabetes (juvenil ou tipo 1), 178-9, 180, 184, 201-2
dieta asiática, 104
dieta cetogênica, 286, 287
dieta de Atkins, 125, 286
dieta mediterrânea, 3, 104, 115
dieta ocidental, 105, 141-2
dieta paleolítica, 28, 35, 100, 104, 112, 125, 286-7

dieta personalizada, 15, 104-5
 aplicativo para, 30, 254-8
 comparação de peso e glicemia pós-prandial, 22
 criação de refeições para, 30
 criação da própria dieta, 30
 gorduras alimentares e, 116
 história de Elinav e, 97-9
 exemplo de família com problemas de peso, 126-7
 exemplo de ex-seguidor da dieta da AHA, 102-3
 opções alimentares e, 35-6
 indústria alimentícia e, 304
 futuro da, 303-9
 melhoras na saúde e, 308-9
 respostas individuais à comida e, 26, 28, 30, 31, 176, 200, 206-7, 224-6, 225
 como novo modelo científico, 93-4
 carne vermelha e, 144, 145
 resposta ao pão, 47-55, 51
 estudo da glicemia, 20-7
 perda de peso e, 125-8, 126
 Veja-se também glicemia; picos glicêmicos; glicemia, autoexames de
dieta personalizada, organizador da, 295-302
 experimentar alimentos e, 300
 fibras e, 296-7
 diversidade de alimentos e, 296, 300
 refeições grandes e, 297-8
 lista de comidas e refeições "boas", 298-300, 299
 porções e, 297, 298, 300
 tabela semanal de programação das refeições, 301
dieta vegetariana/vegana, 3, 11, 28, 35, 101, 104, 124-25, 144, 194
dietas de baixa gordura/alto carboidrato, 6, 28, 35, 110, 119-20, 124, 194, 287
 crenças comuns sobre, 117-21
 ciência equivocada e, 118-20
 respostas individuais às, 117-18, 121
 microbioma e, 276

dietas de baixo carboidrato, 3, 6, 11, 28, 35, 100, 110, 112, 124, 125, 194, 286-8
respostas individuais às, 121, 287
microbioma e, 276
aspectos negativos das, 287
resultados das pesquisas, 115, 287
dietas detox, 97
diretrizes alimentares dos Estados Unidos, 88, 99-103
pirâmide alimentar, 99-100, 103
diagrama do prato, 100
epidemia de obesidade e, 106
disposição. *Veja-se* energia
doença inflamatória intestinal (DII), 138, 161
doenças cardíacas. *Veja-se* doenças cardiovasculares
doenças cardiovasculares
glicemia e, 188-90
pão e, 40
transtorno do ritmo circadiano e, 163
mortes por ano, 63
gorduras alimentares e, 104, 114-16
porcentagem de HbA1c e, 185
dieta de alto carboidrato e, 118
doenças metabólicas e, 61, 62, 63, 142
picos pós-prandiais como fator de risco, 23, 50
carne vermelha e, 144, 145
pesquisa sobre gorduras saturadas e açúcar, 88
açúcar, cereais refinados, e risco 120
doenças metabólicas (síndrome metabólica), 16-17, 61-7, 62, 64, 66, 102, 110, 183
pão e, 40
causas, 66-7
em crianças, 65-6
transtorno do ritmo circadiano e, 72
transplante fecal e, 161
genética e, 77-9, 79
microbioma e, 142-4

como fator de risco à saúde, 61, 62, 63, 142
trabalhar à noite e, 165
exames diagnósticos de, 186
o que são, 16, 61, 63
doenças renais, 16, 142

Einstein, Albert, 92, 94
Elinav, Eran, 2, 14-20
como "cobaia" da nutrição personalizada e resultados, 28, 97-9
síndrome metabólica como área de interesse de, 16-17
estudo do microbioma por, 19
estudo da nutrição personalizada e, 20-7
parceria com Segal, 20
tentativas de perder peso e, 97
Em defesa da comida (Pollan), 105
energia
glicemia e, 176-80, 188, 193-4
pão e, 53
carboidratos e, 6, 8, 10, 276, 281
exemplo de redução extrema da, pós-refeição 140-1
opções alimentares e, 36
respostas individuais à comida e, 110
vegana de baixa gordura e morosidade, 101
microbioma e, 110, 137
envelhecimento
atrofia cerebral e, 191
microbioma e, 141-2, 158
resposta glicêmica pós-prandial e, 222
epigenética, 78
Escherich, Theodor, 134
Escherichia coli (*E. coli*), 134
Eshhar, Zelig, 17-18
esportes
dieta e desempenho, 5-6, 8, 10
queima de gordura e, 8-9
troca de cereais para obter energia, 280-1
"atletas de baixo carboidrato", 8, 11

esteatose hepática, 61, 62, 63, 142, 183
estévia, 173
estilo de vida
    glicemia e, 29, 194-96
    problema da luz azul, 73-5
    reação do corpo à comida e ao,
        12-13
    prevenção de doenças e mudanças
        no, 65
    perda de peso e mudanças no, 124
    transtorno do ritmo circadiano e,
        72
    diabetes e, 184
    afetando o microbioma, 158-61
    redução da glicemia e, 290-3
    doenças metabólicas e, 66
    moderno, 57, 59
    sedentarismo, 75-7, 80
    mudanças no, século XXI, 67-77
estresse, glicemia e, 195, 291-2
Eubacterium rectale, 223
exercício, 6, 21, 22, 75-7, 175
    controle da glicemia e, 29, 193-5,
        290-1
    carboidratos ou alimentos pró-
        desempenho no, 7, 8, 12
    microbioma e, 160
    perda de peso e, 122, 123, 123

fadiga. *Veja-se* cansaço
fast-food, 288-9
fezes, 133-34, 135
fibras alimentares, 173, 276
    resposta glicêmica pós-prandial
        média às, 214-15, 215
    benefícios, 120, 143
    resposta glicêmica pós-prandial
        retardada e, 214-15, 297
    aumento da ingestão, 281
    programação das refeições e,
        296-7
    microbioma e, 141-2, 159, 168, 296
    do que você precisa, 111
fígado
    atividade da alanina
        aminotransferase (ALT), 222
    pão e, 41

transtorno do ritmo circadiano e,
    166
glicose, glicogênio e, 179
Veja-se também esteatose hepática
fígado gorduroso. *Veja-se* esteatose
    hepática
Finlândia, 104
Flavell, Richard, 18
flavonoides, 156-7
folato (vitamina B9), 138
fome, 8, 9
    glicemia e, 23, 180, 188
    monitoramento da glicemia e, 179,
        260-2, 261
    dieta de emagrecimento e, 289
    grelina e, 143
Food Politics (Nestle), 103
Framingham Heart Study, 115
França, 104
frutas, 11, 35, 39, 108, 117, 118, 120,
    177, 283, 296, 297
    maçãs, 99, 103, 197, 198, 257, 260,
        281
    bananas, 1, 28, 80, 127, 197, 198,
        224, 225, 227, 243, 277, 281
    glicemia e, 127, 260, 273, 274, 289
    orientações alimentares e, 96, 97,
        98, 99, 100, 102, 125
    flavonoides nas, 156, 157
    suco, 108, 282-3
    troca, 281-2
Fundação para a Pesquisa do Açúcar.
    Veja-se Sugar Research Foundation

ganho de peso. *Veja-se* obesidade ou
    sobrepeso
genética, 61
    avanços, 135
    transtorno do ritmo circadiano e, 72
    risco de doenças e, 77
    DNA nas fezes, 133-4, 135
    epigenética e, 78
    alergias alimentares, 12, 77
    digestão da comida e, 12
    expectativa de vida e, 65
    doenças metabólicas e, 77-9, 79
    microbioma e, 78, 160

glicemia (glicose no sangue), 175-203
pão e, 41, 50-2, 51, 54, 67, 98, 103,
    176
metabolismo das células
    cancerosas e, 120
parâmetros clínicos que afetam a,
    50
melhoria do controle da, 26, 30,
    190, 193-4, 230
variação diabética, 98, 184
estudo Elinav-Segal, 20-7
de Elinav, 98
energia e, 176-80, 188, 193-4
exemplo de dieta familiar e, 126-7
exercício e, 193-5
opções alimentares e, 7, 192-3, 194,
    199
índice glicêmico e, 194, 196-200, 198
fatores de risco à saúde, 218-22,
    219, 220, 221
elevada e fatores de risco à saúde,
    180-93, 192
patamar alto, 177
como funciona, 29-30, 178-80, 180
fome e, 179, 188
instabilidade da, 176, 200
estilo de vida e, 194-6
patamar baixo, 177
complexidade da refeição e, 52, 193
doenças metabólicas e, 102
variação normal, 98, 142, 177
Projeto de Nutrição Personalizada,
    tendências gerais encontradas,
    212-26, *213-17, 219-21, 225*
Projeto de Nutrição Personalizada,
    monitoramento, 208, 210-12,
    211
variação pré-diabética, 98, 183
níveis estáveis de, como condição
    ótima, 50
horário e, 30
Veja-se também pico glicêmico;
    resposta glicêmica pós-prandial
    ou pós-refeição
glicemia, autoexames de, 24, 30, 103,
    193, 237-71
aplicativo para, 254-56, 262

gráfico, *256*
tabela, *257*
exemplo de, 238-39
de jejum e pós-prandial, valores de
    referência, 250-1, *251*, 263-4
picada no dedo, 239, 240, 241, 263,
    304
perguntas frequentes, 263-71
informações gerais sobre, 241-2
importância de voltar à linha basal,
    253
refeições prolongadas/refeições
    com sobremesa/refeições
    próximas e, 264-5
organização dos dados, 257-9,
    258-9
planejamento dos testes com
    alimentos, 242-5, *245*
itens necessários para, 240, 246-7
só para praticar, 247-9
cronograma de testes, 249-50, 252,
    253-4
monitoramento pelo grau de fome,
    260-2, *261*
resultados extraordinariamente
    altos ou baixos, 266-7
quando consultar um médico, 267
glicemia de jejum, exame de 220-1,
    221
glicogênio, 9, 23, 179, 194
glicose pós-prandial ou pós-refeição
resposta, 22, 23, 186-7, 189
contagem de carboidratos e,
    200-201
e comparação do peso como
    indicadores de nutrição
    saudável, 22
vínculos com problemas
    cardiovasculares, 189
mortalidade e, 23
elevada e dano neural, 192
dieta personalizada para controlar
    a, 189-90
Veja-se também glicemia,
    autoexames de; pico glicêmico
glicose, 6, 23, 111, 177, 196
câncer e, 190

metabolismo da, 42, 143, 152, 170, 178-9, 190, 191, 195, 230
microbioma e, 170
Veja-se também glicemia; picos glicêmicos; insulina
glicosímetro. *Veja-se* monitor de glicose
glúten, 38, 39
Good Calories, Bad Calories (Taubes), 103
Gordon, Jeffrey, 18-19
gordura alimentar, 58
  desempenho atlético/esportivo e, 8-9
  resposta glicêmica pós-prandial média à, 213-14, 214
  abrandamento dos picos glicêmicos e, 274, 284-6, 286
  crença comum: toda gordura é ruim, 112-16
  risco de doenças e, 114
  dietas baseadas em gordura, efeitos das, 115
  consumo finlandês e francês de, 104
  respostas individuais à, 116
  mitos sobre a nutrição e, 101, 106
  resultados das pesquisas, 113-16
  dieta-padrão norte-americana e, 119
  gorduras trans, 114
  tipos de (lista), 285
  do que você precisa, 111
  Veja-se também dietas de baixo carboidrato
gordura corporal
  glicemia e, 179, 180, 187-8, 218-19, 219
  picos glicêmicos e, 297
  IMC, 218
  genética e, 78
  insulina e, 187, 260, 297
  dietas de baixo carboidrato e, 11
  circunferência da cintura e, 77, 183
Grande perdedor, o (programa de TV), 123
grelina, 143

HbA1c, exame de, 184, 185, 187, 219-20, 220, 269-70
Hegsted, D. Mark, 88
hipercolesterolemia, 142, 143
hiperglicemia, 177-8, 267-8
hipoglicemia, 177, 179, 267-8
horário das refeições, 291, 292
Hornstein, Eran, 19-20
hortaliças, 11, 35, 91, 96, 97, 98, 99, 100, 101, 102, 117, 118, 120, 125, 177, 296-7
  flavonoides nas, 156, 157
  folato nas, 138

índice glicêmico (IG), 194, 196-200, 198
indústria alimentícia, 87-9, 103, 116, 304
inflamação, 41, 43, 46, 62, 116, 172, 189, 222, 276
  pâncreas e, 179, 184, 201
ingredientes artificiais, 66
Instituto Weizmann de Ciências, 2, 17, 19, 20, 24, 42-8, 45, 96
insulina, 23, 29, 178-79, 183, 184, 195, 264
  morte das células betas, 182
  gordura corporal e, 187-8, 260, 297
  metabolismo de células cancerosas e, 120
  estimulada pela glicose, 143
  injeções de, 179, 185, 201-2, 267
  pico de, 188, 297
  muito alta, 179, 181, 202, 260
  intolerância à glicose, 62, 72, 119, 143, 153, 165, 168-73, 169

jejum, 195

Knight, Rob, 19

L-carnitina, 144
leite, 58, 283-4
Levy, Avraham, 42
longevidade e mortalidade, 60, 65
  glicemia e, 23, 188

porcentagem de HbA1c e, 185
principais causas de morte, 65
obesidade ou sobrepeso e, 63
sedentarismo e, 76
luz azul, problema da, 73-5

mal de Alzheimer, 61, *62*, 65
mal de Parkinson, 61, *62*, 65
Mallon, Mary "Mary Tifoide", 129-31
manteiga
   evitar a, boa ou má ideia, 59, 98, 113
   como "truque" para controlar a glicemia, 30, 213, 285, 286
   pão ou torrada com, 28, 44, 52, 98, 141, 209, 239, 273, 274
   IG e, 199
massas, 177, 200, 243, 296
   carregar carboidratos e, 1, 8, 10
   resposta glicêmica individual às, 140, 176, 239, 260, 271
   manipulação da resposta glicêmica às, 278, 285
medicação e glicemia, 195
melatonina, 70-1
   transtorno, 70, 71, 73-5
   suplementação, 70-1
metabolismo, 12, 20, 144
   adoçantes artificiais e, 170, 173, 195
   de células cancerosas, 120, 190
   dieta de emagrecimento e, 123, 152
   da glicose, 143, 152, 170, 191, 195, 230
   microbioma e, 139, 143, 153
Metchnikoff, Élie, 134-5
microbioma, 12, 18-19, 29, 129-74
   análise do, 305-6
   antibióticos, medicamentos e, 158-9
   adoçantes artificiais e, 166-74, 169
   pão e, 41, 44-6, 52
   carboidratos e, 276-7
   ritmo circadiano e, 71-2, 163-6
   descoberta/pesquisa, 134-7, 136, 149
   doenças e transtornos do, 139
   energia e, 110

ambiente e, 78
epigenética e, 78
flavonoides e, 156, 157
funções do, 137-9
futuro do monitoramento, 304
genética e, 78, 160
metabolismo da glicose e, 170
desequilíbrio no, 141-5, 145
influências sobre o, 158-61
estilo de vida e, 71-2
mensagens (comunicação por parte do), 157
"Ação do microbioma no efeito ioiô das dietas e na retomada do peso", 149-56, 153, 154
mundo moderno e, 183
modulação do, 137
Projeto de Nutrição Personalizada e, 140-1, 208, 209, 223-4
ganho de peso pós-dieta e, 124
resposta glicêmica pós-prandial e, 223-4, 93-4
carne vermelha e, 144, 145
colegas de quarto, animais de estimação e, 160
exames, 223
singularidade do, 44, 45, 110-11, 146
peso e, 146-7, 148, 276
quem vive no seu intestino, 132-3
Minger, Denise, *Death by Food Pyramid*, 103
mitos sobre nutrição, 95-128, 123, 126
   colesterol alimentar e, 121-2
   de onde vêm, 99-104
   diretrizes alimentares dos Estados Unidos e, 101-2
monitor de glicose, 24, 127, 193, 238, 246, 292, 304-5
monitoramento biométrico, 304
   análise do microbioma, 305-6
   monitores de glicose contínuos e não invasivos, 304-5
   métodos "ômicos", 307-8
   sensores portáteis (p.e., Fitbit, Apple Watch), 306-7

naringenina, 156, 157
Nestlé (empresa), 304
Nestle, Marion, 89
  Food Politics, 103
Newton, Isaac, 94
Nurses' Health Study, 115
nutrição e dieta 157
  diretrizes da ADA, 96
  diretrizes da AHA, 102
  alterações no consumo de
    macronutrientes em homens
    adultos de 20 a 39 anos, 107
  modelos nutricionais
    contraditórios, 93, 94
  política alimentar, 89
  recomendações "de ouro", 97
  respostas individuais à comida e,
    79-82
  produção industrial de alimentos e,
    79-82
  interesses da indústria e, 87-9
  ingestão excessiva de calorias e, 80,
    106-7
  alimentos de produção local, 80
  metanálises sobre, 115, 117
  microbioma e, 157, 160-1
  desinformação sobre, 83-94, 95-128
  histeria nutricional, 86
  organizador da dieta
    personalizada, 295-302
  pesticidas na, 81
  progresso científico e, 93
  dieta-padrão norte-americana, 118,
    119, 205, 286
  diretrizes alimentares dos Estados
    Unidos, 88, 99-100
  do que você precisa, 111
  Veja-se também dieta
    personalizada

obesidade ou sobrepeso
  abdominal, 63, 77
  adoçantes artificiais e, 166-7
  comparação do peso médio em
    1960 e 2014, 65
  glicemia e, 23, 179, 187-8, 262, 282
  calorias e, 80, 111

  ingestão de carboidratos e, 106-7,
    107, 112
  crianças e, 65, 66, 126-7
  transtorno do ritmo circadiano e,
    163
  diabetes e, 186
  dietas de emagrecimento e, 122-8,
    123, 126
  exemplos de pessoas com
    problemas de peso, 57-9, 126-7,
    205-6
  genética e, 77
  doenças metabólicas e, 61-7, 78
  microbioma e, 110-11, 124, 142,
    143, 146-56, 148, 153, 154, 223
  dieta personalizada e ajuda com,
    126-7, 240, 308-9
  terapia pós-biótica para, 156
  picos pós-prandiais como fator de
    risco, 23, 50
  incidência de, 63, 64
  recorrente, 150
  ciência por trás da atual crise da
    saúde, 29
  sedentarismo e, 77
  transtornos do sono e, 71
  diretrizes alimentares dos Estados
    Unidos e, 106
  dieta ocidental e, 105
oligossacarídeos, 138-9
ovos, 39, 96, 121-22, 229, 230, 273, 277,
  285, 288, 296

pâncreas
  células betas, 178, 179, 181, 182
  fases da secreção de insulina, 264
  resistência à insulina e, 181
  ilhotas de Langerhans, 178, 179
  diabetes juvenil e destruição do,
    184
pão, 37-55
  antigo em comparação com o
    moderno, 38-9
  glicemia e, 30, 273-4
  manteiga e, 28, 44, 52, 98, 141, 209,
    239, 273, 274
  Elinav e picos glicêmicos, 98

exemplo, piloto comercial e, 175-6, 193
teor de glúten e amido, 38, 39
opções saudáveis, 39
pesquisa de Levy sobre, 42
microbioma e, 41
absorção de minerais e, 39, 41-2
porcentagem de calorias diárias, 37
resultados das pesquisas, 40-1, 52-3
perguntas investigativas sobre, 40
horário em que se come, 30
trigo utilizado no, 37, 38
PCR (proteína C-reativa), 222
perda de peso
dieta ocidental, 268-9
vinho, 105
monitoramento da glicemia e, 268-9
restrição de calorias, 97, 118, 122-3, 277
crença comum: fazer dieta funciona, 122-8, 123, 126
contagem de calorias, 109-10
Elinav e, 97-9
exemplos de participantes do estudo e, 140-1, 260-1, 289-90
exercício e, 122, 123, 123
futuro das dietas, 303-9
comparação das dietas de alto carboidrato e alta gordura 110, 115, 118, 119, 286, 297
mudanças no estilo de vida e, 124
taxa metabólica e, 123
microbioma e, 146-56, 153, 154, 276
dieta personalizada e, 26, 31, 125, 126
organizador da dieta personalizada para, 295-302
Segal e, 95-7
pico glicêmico (hiperglicemia pós-prandial ou pós-refeição), 178
pão e, 50-1, 51, 52, 54, 67, 98, 103, 176, 274
contagem de carboidratos e, 200-1
troca de carboidratos para prevenir, 274-84

determinação dos alimentos que provocam, 202-3
determinação individual do, 250
como fator de risco de doenças, 23, 50, 189
Elinav e, 98
exemplos de, em participantes do estudo, 53-4, 67, 102-3, 104, 126-7, 206
fatores em respostas à comida, 271
gordura como controladora de, 274, 284-6, 286
uvas, tomates e, 127, 140-1, 282
riscos à saúde do, 1, 23, 50, 193
alimentos de IG elevado e, 196
fome e, 23
mudanças no estilo de vida para afetar, 290-3
obesidade e, 179
dieta personalizada e, 48-9
alimentos processados e, 288-9
monitoramento sem exames de sangue, 260-2
ganho de peso e, 23
Pollan, Michael, *Em defesa da comida*, 105
pós-bióticos, 156
pré-bióticos, 156
pré-diabetes, 26, 57, 63, 183-4, 186
algoritmo planejou dietas para, 228-31, 229, 231
glicemia e, 98
exemplos de participantes do estudo, 67, 231-2
exame de HbA1c e, 185
dieta personalizada e ajuda com, 240
picos pós-prandiais como fator de risco, 67
pressão sanguínea
pão e, 41, 47, 50
alta, 57, 58, 61, 62, 63, 183
dieta de alto carboidrato/baixa gordura e, 119
sistólica e resposta glicêmica pós-prandial, 221-2, 224
ingestão de sódio e, 117
monitoramento, 303, 306

probióticos, 137, 138, 142
processos inflamatórios. *Veja-se*
  inflamação
programação das refeições, 295-302
  lista para o, 298-300, 299
  comidas e refeições personalizadas,
    298-302
  tabela semanal de programação
    das refeições, 301
Projeto de Nutrição Personalizada, 2,
  20-31, 205-34
  algoritmo para, 14, 26, 97, 210, 226-
    31, 228, 229, 231, 305
  monitoramento da glicemia e, 208
  carboidratos, resposta média aos,
    212-13, 213
  Elinav como "cobaia" do, 97-9
  gorduras, resposta média às,
    213-14, 214
  fibras, resposta média às, 214-15,
    215
  resultados, 26, 210-12, 211
  fatores de risco à saúde e resposta
    glicêmica pós-prandial, 218-22,
    219, 220, 221
  refeições e, 23, 210
  cobertura da mídia ao, 25-26
  microbioma no, 208, 209
  pontos fora da curva e, 224-6, 225
  participantes, 25, 207, 208
  resultados publicados, 25-6
  preparação do estudo, 207-10
  teor de sódio e água, resposta
    média ao, 216, 216-17
  horário das refeições e resposta
    glicêmica pós-prandial, 217-18
  o que a pesquisa significa, 27-31,
    232-4
Projeto Intervenção dos Pães, 42-8, 45
  quantidade de pão ingerida
    diariamente, 44
  pão de fermentação natural
    integral em comparação com
    pão branco comercial, 38-53, 51
  exemplo de participante sensível ao
    pão de fermentação natural,
    53-4

respostas individuais ao pão, 47-55,
    51
  medidas aferidas, 43
  microbioma e pão, 44-6, 45, 52
  participantes do, 42
proteínas, 11, 60, 82, 102, 109, 134,
  201, 276, 300
  desempenho atlético/esportivo e, 8
  alterações no consumo de
    macronutrientes e, 106, 107
  resposta individual às, 121
  doenças metabólicas e, 61, 62
  fontes, 81, 113, 125, 144, 145, 283,
    296
  dieta-padrão norte-americana e,
    119
  do que você precisa, 111

refrigerantes dietéticos, 58, 98, 105,
  106, 170, 173
resistência à insulina, 61, 62, 114, 116,
  149, 157, 181-3, 186, 189, 191, 193,
  223
  diabetes e, 181
  sedentarismo e, 77
  como o "assassino silencioso", 181
  tabagismo e, 195
ritmo circadiano
  transtorno do, 69-75, 73, 163
  jet lag e, 70-2, 73, 74, 163, 164-5
  melatonina e, 70, 71
  microbioma e, 71-2, 163-6
  trabalhar à noite e, 69, 74, 163,
    166
  o que é e o que faz, 68-9

sal, 111, 117, 291
  resposta glicêmica pós-prandial
    média ao, 216, 216
Salmonella typhi, 130, 131
saúde, 57-82
  ritmo circadiano e, 69, 70, 71, 73
  infantil e microbioma, 138-39
  jet lag e doenças, 74
  opções de estilo de vida e, 74-5
  doenças metabólicas, 61-7, 62, 64,
    66

microbioma e, 138
desinformação sobre, 67
nutrição personalizada e, 308-9
o que sabemos, 59-61
Segal, Eran, 2, 5-14, 95-6
carboidratos e, 7-8, 28
abordagem baseada em dados na pesquisa, 13-14
gorduras alimentares e, 8-9
parceria com Elinav, 20
como atleta de resistência, 9-10
estudo da nutrição personalizada e quantificação da glicemia, 20-27
perguntas investigativas feitas por, 12-13
tentativas de perder peso e, 95-7
esposa como dietista clínica, 5, 96, 226
sensibilidade à insulina, 115, 143, 152, 194
sistema hormonal
glicemia e, 195, 291
microbioma e, 143
sistema imune
transtorno do ritmo circadiano e, 71
opções alimentares e, 36
microbioma e, 19, 20, 138, 143
sistema nervoso parassimpático, 143
Sociedade Dietética Norte-Americana. *Veja-se* American Diabetes Association
Sociedade Norte-Americana de Cardiologia. *Veja-se* American Heart Association
Sociedade Norte-Americana para o Diabetes. *Veja-se* American Diabetes Association
sono, 66

glicemia e, 195
transtorno, 71, 73-5
exemplo do efeito de comer na hora de dormir, 292
como seu cérebro faz você dormir, 70-1
redução da glicemia e, 290
alterações no, século XXI, 68, 69-70
1, 28, 58, 98, 140-1, 201, 211, 212, 226, 229, 230, 237, 243, 257, 289
succinato, 143
Sugar Research Foundation, 88
sushi, 1, 28, 58, 98, 229, 230, 243, 260, 289

tabagismo, glicemia e, 195
Taubes, Gary, *Good Calories, Bad Calories*, 103
TMAO (N-óxido de trimetilamina), 144, 145
transplante de microbiota fecal (FMT), 143, 161-3
triglicérides, 61, 62, 77, 115, 183
troca de carboidratos, 277-84
dividir a refeição, 279
aumentar as fibras, 281
isolar o vilão, 277-8, 279
reduzir a porção, 278-9, 279
trocar o tipo de fruta, suco, cereal, leite, açúcar, 281-4

vinho, 58, 157, 239, 243, 271, 289
vitamina B12, 137-38
vitaminas e minerais, 111, 137-8
vontade de comer, 58, 167, 188, 287

Warburg, Otto, 190

AUTORES

DR. ERAN SEGAL nasceu em Tel Aviv, Israel. Recebeu o título de bacharel em ciências pela Universidade de Tel Aviv em 1998 com distinção, e o de doutor em ciência da computação e genética pela Universidade de Stanford em 2004. Depois de uma temporada como pesquisador independente na Universidade Rockefeller, entrou para o Instituto Weizmann de Ciências em Israel em 2005, onde é professor doutor no Departamento de Ciência da Computação e Matemática Aplicada. Dr. Segal chefia um laboratório de pesquisa e uma equipe multidisciplinar de bioinformatas e cientistas experimentais no campo da biologia sistêmica computacional. O grupo tem larga experiência com aprendizado de máquina, bioinformática, modelos estatísticos e análise de dados heterogêneos em larga escala. Sua pesquisa se concentra em nutrição, genética, microbioma e regulação gênica, e o seu efeito na saúde e patologia. Seu objetivo é desenvolver a nutrição e a medicina personalizadas. O site de seu laboratório é <http://genie.weizmann.ac.il>.

Dr. Segal tem mais de 120 publicações que já foram citadas em mais de 25 mil artigos de pesquisa, e já recebeu vários prêmios e distinções por seu trabalho, entre eles o prêmio da Alon Foundation (2006); o prêmio de Jovem Pesquisador da EMBO (2007); o prêmio Overton (2007), conferido anualmente a um cientista pela International Society for Computational Biology (ISCB – Sociedade Internacional de Bioinformática) por realizações notáveis na área de bioinformática; o prêmio Levinson de biologia (2009); e o prêmio Michael Bruno (2015). A revista *The Scientist* o incluiu na lista de "Cientistas Notáveis" (2009), e o site Sonima o colocou entre os cinquenta inovadores no campo da saúde. Em 2012, foi eleito membro da Academia Jovem de Ciências de Israel; em 2015, foi eleito membro da EMBO.

Dr. Segal é casado com Keren e vive em Ramat Hasharon, Israel, com os três filhos, Shira, Yoav e Tamar; o gato Blue; e o cão Snow. Ele é um ávido corredor de longas distâncias e já completou dez maratonas.

DR. ERAN ELINAV nasceu em Jerusalém e completou com distinção o curso de medicina na Universidade Hebraica de Jerusalém, prosseguindo, em 2000, como interno no ciclo clínico, residente em medicina interna e clínico pesquisador no Instituto de Gastroenterologia do Centro de Medicina de Tel Aviv. Em 2009, recebeu o título de doutor em imunologia do Instituto Weizmann de Ciências, seguido de um pós-doutorado na Escola de Medicina da Universidade de Yale. Dr. Elinav é professor doutor e lidera um grupo de pesquisa multidisciplinar formado por mais de trinta imunologistas, microbiólogos, especialistas em metabolismo e bioinformatas no Departamento de Imunologia do Instituto Weizmann de Ciências. Seu laboratório se concentra em decifrar a base molecular das interações hospedeiro-microbioma e seus efeitos sobre a saúde e a patologia, com o objetivo de personalizar a medicina e a nutrição. O laboratório do doutor Elinav emprega diversas metodologias experimentais, genômicas e computacionais de ponta para estudar o engajamento dos micróbios intestinais em doenças multifatoriais, como a obesidade e suas complicações metabólicas, transtornos inflamatórios e autoimunes, doença neurodegenerativa e câncer, com o objetivo de desenvolver tratamentos personalizados e dirigidos ao microbioma para esses transtornos. O site de seu laboratório é <http://www.weizmann.ac.il/immunology/elinav>.

Dr. Elinav tem mais de 120 publicações em periódicos relevantes e submetidos à revisão por pares, além de já ter recebido vários prêmios por suas descobertas, entre eles: o prêmio Claire e Emmanuel G. Rosenblatt da American Physicians for Medicine [Médicos Americanos em Prol da Medicina] (2011); o prêmio da Alon Foundation (2013); o prêmio Rappaport de 2015 em pesquisa biomédica, conferido anualmente apenas a um cientista por descobertas biomédicas revolucionárias; o prêmio Lindner de 2016; o prêmio mais importante da Sociedade Israelense de Endocrinologia; e o prêmio Levinson de 2016 em pesquisa básica (2016). Dr. Elinav também é professor adjunto no Canadian Institute for Advanced Research (CIFAR – Instituto Canadense de Pesquisa Avançada), membro eleito da European Molecular Biology Association (EMBO – Associação Europeia de Biologia Molecular), e pesquisador visitante no Howard Hughes Medical Institute (HHMI – Instituto Howard Hughes de Medicina).

Dr. Elinav é casado com Hila e vive em Mazkeret Batya, Israel, com os três filhos, Shira, Omri e Inbal, e o cachorro Herzl. No tempo livre, gosta de excursionar pelas montanhas e esquiar.

1ª **edição** maio de 2019 | **Fonte** Frutiger, Minion Pro
Papel Holmen Vintage 70 g/m² | **Impressão e acabamento** Graphium